Burrack

Leben hoch zwei –

Fragen und Antworten zu Organspende und Transplantation

Du lebst in mir,
ich lebe mit Dir.

Dieses Buch ist für Dich.

Life is what happens to you
while you're busy making other plans.

John Lennon

Leben hoch zwei –

Fragen und Antworten zu Organspende und Transplantation

von

Heiko Burrack

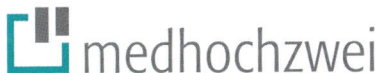

Bibliografische Information der Deutschen Nationalbibliothek

Die Deutsche Nationalbibliothek verzeichnet diese Publikation in der Deutschen Nationalbibliografie; detaillierte bibliografische Daten sind im Internet über

http://dnb.d-nb.de abrufbar.

Bei der Herstellung des Werkes haben wir uns zukunftsbewusst für umweltverträgliche und wiederverwertbare Materialien entschieden.

Der Inhalt ist auf elementar chlorfreiem Papier gedruckt.

ISBN 978-3-86216-544-5

© 2019 medhochzwei Verlag GmbH, Heidelberg
www.medhochzwei-verlag.de

Satz: Reemers Publishing Services GmbH, Krefeld
Druck: mediaprint solutions GmbH, Paderborn
Umschlaggestaltung: Klinkdesign, Köln
Titelbild: Jolygon/shutterstock.com #551219491

Vorwort

Man darf nie an die ganze Straße auf einmal denken, verstehst du?
Man muss nur an den nächsten Schritt denken,
an den nächsten Atemzug, an den nächsten Besenstrich.
Und immer wieder nur an den nächsten.
Dann macht es Freude!

aus Momo von Michael Ende

Im „normalen" Leben berate ich Kommunikationsagenturen bei der Frage, wie sie neue Kunden gewinnen können. Ich beschäftige mich also mit Marketing- und Werbefragen. „So", werden Sie sich jetzt vielleicht denken, „was will mir denn ein ‚Werbefuzzi' zu so komplexen Themen wie der Organspende, dem Hirntod und der Transplantation sagen können?" Recht haben Sie mit dieser Frage.

Als ich begann mich mit der Organspende zu beschäftigen, betrat ich keine luftige Blumenwiese, auf der alle notwendigen Informationen wohlfeil aufbereitet vorliegen. Ganz im Gegenteil – es gibt viele sich widersprechende Informationen. Ich hatte es mit einem Gelände voller Hindernissen und Fallgruben zu tun. Schwierig zu beantwortende Fragen stellten sich: Ist ein Hirntoter wirklich tot? Wird ein Patient, bei dem man einen Spenderausweis findet, optimal behandelt? Was ist überhaupt dieser mysteriöse Hirntod? Obwohl ich nierentransplantiert bin und mich deswegen schon mit dem Thema beschäftigt hatte, stellten sich immer wieder neue Zweifel, je mehr ich mich mit diesen Fragen beschäftigte. Auch das Netz war keine wirkliche Hilfe, weil hier oftmals widersprüchliche Informationen ohne Einordnung nebeneinanderstehen. Der einzige Weg zur Klarheit war das Gespräch mit Fachleuten.

Gesagt, getan. Aber so einfach war es dann doch nicht. Worin denn meine Kompetenz bestünde, wurde gefragt. Ich als Laie könne doch diese komplizierte Materie überhaupt nicht verstehen. Ohne Medizinstudium gehe das nicht, und wenn mich das interessiert, solle ich halt Fachbücher lesen. Die allermeisten Ärzte hat aber überzeugt, dass ich ein wirkliches Interesse an dem Thema habe. Da ich mehr als 24 Jahre nierentransplantiert bin, wollte und musste ich verstehen, auf welchen Grundlagen ich mein Organ bekommen habe.

Aber ist denn einem Organempfänger überhaupt zu trauen? Bin ich nicht per se parteiisch? Kann ich Informationen objektiv einordnen? Natürlich habe ich als Transplantierter eine Meinung. Die Frage sei gestattet, wer hier neutral bleiben könnte? Aber auch als Profiteur dieses Systems, möchte ich wissen, unter welchen Umständen ich ein Organ erhalten habe. Es kann nicht in meinem Interesse sein, dass zum Beispiel die Spender, aber auch deren Angehörige, darunter gelitten haben. Dass ein solcher Prozess, für die die zurückbleiben, immer schwierig ist, ist keine Frage. Aber er darf sich durch die Spende nicht verschlimmern. Im besten Falle finden die Angehörigen hierin Trost und es verbessert ihre Lage. Gleiches gilt für den Spender. Es wäre unerträglich, wenn dieser zum Beispiel während der Organentnahme Schmerzen empfinden würde. Ich möchte nicht mein Leben verbessern, wenn andere Menschen leiden müssen. Aus diesen Gründen kann der Leser durchaus auch von einem Organempfänger eine Einordnung erwarten. Genau das soll mit diesem Buch erreicht werden.

Freiburg, im Dezember 2018

Heiko Burrack

Inhalt

Vorwort 5

Willkommen in der Banalität 11

I   Das Gehirn 17

Der Aufbau des Gehirns 19

Ist das Gehirn der Boss über den Rest des Körpers? 29

Interview mit Dr. Axel Rahmel: „Dass der Hirntod eingeführt wurde, um straffrei Organe zu entnehmen, ist eine klassische Verdrehung der Geschichte." 33

II   Organspendebasics 39

Wie stark und warum sind die Organspenden gesunken? 41
In welchen Kliniken wird wie viel gespendet? 47

Ist der Organspendeausweis amtlich? 53

Heiner Röschert hat seine Kinder verloren: „Ich wollte natürlich den Willen meines Sohnes umsetzen!" 65

III   Der Hirntod 69

Was ist der Hirntod genau? 71

Fragen und Antworten zum Hirntod 75

Dürfen Ärzte Leichen beatmen? 91

Hans Schmolke ist seit vielen Jahren herztransplantiert: „Heute ist mein Leben von großer Dankbarkeit geprägt" 103

IV   Der Hirntod unter der Lupe..................................... **105**

Wie sicher ist die Hirntoddiagnostik? 107

Wie beurteilen Skeptiker den Hirntod? 111
Was sagt der Nationale Ethikrat? 111
Welche Argumente gegen die Organspende gibt es? 115

Marion Strauß sagt: „Mein Sohn konnte mit der Organspende Spuren hinterlassen!" 121

V   Fragen aus dem Netz **123**

Vorurteile gegenüber der Organspende 125

Was sind die Voraussetzungen für die Hirntoddiagnostik? 133

Wie wird der Hirntod festgestellt? 141
Der Unwiederbringlichkeitstest sagt, nichts geht mehr! 143

Wie können hirntote Schwangere Kinder gebären? 153

Franziska Liebhardt ist mehrfachtransplantierte Paralympicssiegerin: „Die Spenden schenkten mir bisher fast neun Jahre prall gefülltes Leben" 165

VI   Die Betreuung... **169**

Welche Therapie bekommt ein Hirntoter und warum? 171

Wie hoch ist die Belastung des Pflegepersonals bei der Betreuung eines Hirntoten? 173

Wie ist der Ablauf der Explantation? 181

Sigrid Harner berichtet von der Organspende ihres Sohnes: „Bei aller Dunkelheit ein schöner Gedanke" 195

Petra Wipplinger hat die Organe ihres hirntoten Mannes freigegeben: „Diese Briefe waren echter Balsam für mich." 199

VII   Die Nierentransplantation **203**

Wie alles begann bis zum heutigen Stand 205

Nach der Nierentransplantation heißt es „Back to life!" 211

Wie funktioniert die Nachsorge nach der Transplantation? 221

Wie und wie stark wird das Immunsystem geschwächt? 223

Der Lungentransplantierte Josef Moosmann sagt: „Ich weiß, dass mein Leben jederzeit zu Ende sein kann" 231

VIII Die Organisation **235**

Was sind wichtige organisatorische Aspekte? 237

Ist Deutschland in der Transplantationsmedizin führend? 243

Wie teuer sind Transplantationen? 247

Was ist der Unterschied zwischen dem Sterben und dem Tod? 253

Wie sind die diversen Skandale einzuordnen? 261

Prof. Dr. Friedhelm Beyersdorf sagt: „Nicht hochdringlich gelistete Patienten haben kaum Chancen auf eine Herztransplantation!"......... 273

IX   Was muss sich ändern? 277

Entscheiden oder widersprechen? 279

Interview mit Dr. Georg Nüßlein: „Es sind einfach zu wenige Spenderorgane, und auf Dauer werden wir unter diesen Bedingungen in Deutschland keine erfolgreiche Transplantationsmedizin halten können"... 285

Was heißt Non-Heart-Beating-Donor (NHBD)? 289

Stefan Regenscheit über die Organspende nach Kreislaufstillstand: „Es kann mehr Empfängern mit einer Transplantation geholfen werden, da mehr Organe zur Verfügung stehen"................................... 293

Welche Rolle hat der Transplantationsbeauftragte? 297

Was sich ändern muss, damit die Spendenquote steigt................. 303
Was sich ändert... 312

Elmar Sprink ist herztransplantierter Ironman: „Wenn man sich wieder voll belasten kann, soll man das auch tun!"........................... 315

Danksagung... 319

Gesprächspartner.. 321

Willkommen in der Banalität

Rock & Roll stirbt wiedermal
Wir sind wieder hart wie Stahl
Die Familie ist gesund
Was soll's ich lebe
Ja ich lebe
Und ich lebe immer mehr
Was soll's ich lebe
Ja ich lebe
Das Leben ist gar nicht so schwer

„Lass uns leben" von Marius Müller-Westernhagen

Wissen Sie, wie es Menschen geht, die transplantiert wurden, die also ein Spenderorgan erhalten haben? Die Antwort darauf ist erst einmal sehr langweilig: Die meisten können wieder ein normales Leben führen. Schauen wir genauer: Ein Patient, dessen Nieren vollständig ausgefallen sind, der also eine Nierenersatztherapie, sprich Dialyse, benötigt, hat ein Merkmal: Er hat keinerlei oder nur noch eine geringe Wasserausscheidung. Oder um es salopp zu sagen: Er muss nicht mehr pinkeln. Es versteht sich von selbst, dass mit dem Wasser auch Giftstoffe ausgeschieden werden. Auch dies passiert bei Dialysepatienten nicht mehr. Genau deswegen übernimmt dies eine Maschine. Im Klartext heißt dies, dass eine Tafel Schokolade oder mehrere Bananen einen solchen Menschen umbringen können. Er stirbt nach dem Genuss dieser und anderer Lebensmittel, wenn bestimmte Stoffe nicht schnell aus seinem Körper gefiltert werden. Nach der erfolgreichen Transplantation wird es geradezu banal: Nierentransplantierte können wieder regelmäßig aufs Klo gehen! Sie können auch wieder essen, was sie möchten. Sie kennen vielleicht die Werbung, in der ein älterer Herr nachts aufwacht, genervt auf die Uhr schaut und ins WC trottet. Das Versprechen des beworbenen Medikamentes ist, dass genau dies in Zukunft bei einer regelmäßigen Einnahme nicht mehr nötig sei. Für einen Nierentransplantierten ist dieser Gedanke geradezu absurd. Ich freue mich, wenn sich meine Blase füllt und ich diese entleeren kann. Es ist mir egal, wann dies der Fall ist.

Patienten, die auf eine Lunge warten, geht es ähnlich und doch ganz anders. Sie können in aller Regel nicht mehr ohne künstlichen Sauerstoff leben. Auch wenn sie damit versorgt sind, bekommen sie bei geringer Anstrengung zu wenig Luft. Atemnot ist bei ihnen allgegenwärtig. Diese ist manchmal so stark, dass die Angst aufkommt, zu ersticken. Dramatisch ändert sich dieser Zustand nach einer erfolgreichen Transplantation. Sie können wieder alleine und normal gehen, ohne dass sie Atemnot verspüren. Sie können wieder, ohne eine Pause einlegen zu müssen, sprechen – und dies geht auch laut, was vorher unmöglich war. Patienten, die eine neue Lunge bekommen haben, müssen auch das Atmen wieder ganz neu lernen. Vorher haben sie durch eine absichtlich erzeugte „zu kleine" Öffnung am Mund dafür gesorgt, dass die Luft langsamer entweicht. So baut sich ein Rückstau gegen die Atemwege auf und die Luft kann besser kontrolliert werden. Viele Patienten haben diese Technik auch nach ihrer Operation so verinnerlicht, dass sie diese Lippenbremse erst wieder verlernen müssen. Die Transplantation ist für Empfänger eine Welt voller hocherfreulicher Banalitäten. Ich erwarte nicht, dass diese jemand versteht, aber sie ist wunderbar. Leben hoch zwei eben.

BEISPIEL

Zuletzt noch ein Beispiel, diesmal von der Leber: Professor Dr. Peter Galle, Direktor der I. Medizinischen Klinik und Poliklinik des Universitätskrankenhauses Mainz, antwortet auf die Frage, wie es Patienten vor und nach einer Lebertransplantation geht: „Ich finde gerade das Ergebnis einer Lebertransplantation sehr beeindruckend, wenn man den Zustand der Patienten vor und nach der Operation vergleicht. Vorher haben Sie es mit Menschen zu tun, denen Sie ihre schwere Krankheit ansehen. Meistens sind sie auf der einen Seite dünn oder fast schon abgemagert. Auf der anderen Seite haben sie dicke Bäuche. Sie sind blass und

---

dies oft mit gelblicher Hautfarbe. Das Aussehen und die Konstitution ändern sich nach einer geglückten Operation komplett. Manchmal verwandeln sich die Patienten so, dass ich sie nicht wiedererkenne. Sie haben wieder ein normales Gewicht und sehen wie jeder andere gesunde Mensch aus."

Werfen wir einen Blick auf die Spenderseite, so ist das Thema Transplantation wieder einmal in aller Munde. Aktuell wird die sinkende Spenderquote beklagt, die von einem Negativrekord in den nächsten wandert. Zu anderen Zeiten geht immer dann ein Zittern durch die Presselandschaft, wenn über den nächsten Spendenskandal berichtet wird. Über zu wenig Aufmerksamkeit kann man sich bei uns also nicht beklagen. Will sich jemand aber mit dem Thema intensiver beschäftigen, so gilt es, eine Hürde zu überspringen. Es ist notwendig, sich mit der eigenen Endlichkeit und dem eigenen Tod zu befassen. Dieses Hindernis ist in Zeiten, in denen der Fokus darauf liegt, ein tolles Leben zu führen, keine einfache Herausforderung. Sich mit diesen Aspekten zu beschäftigen, dabei kann und will dieses Buch nicht helfen. Dieser Impuls muss von einer anderen Seite kommen. Manchmal hat jemand einen Menschen kennengelernt, der selbst von einem gespendeten Organ profitiert hat. Manchmal mag es auch darum gehen, nicht nur seine finanziellen Dinge regeln zu wollen, sondern auch darüber zu entscheiden, was mit dem eigenen Körper am Lebensende passieren soll. Die Gründe können sehr verschieden sein. Es ist aber auch keine Frage, dass einige Menschen sich weigern, an dieses Thema auch nur einen Gedanken zu verschwenden. Auch das ist zu akzeptieren, den Lesespaß an diesem Buch fördert das aber nicht unbedingt.

Für wen ist dieses Buch geschrieben? Zunächst wendet es sich sicherlich an betroffene Menschen. Dies sind sicherlich Patienten, die auf ein Organ warten oder dies erhalten haben. Aber auch für Menschen, die zum Beispiel beim Thema Hirntod den aktuellen Stand der Dinge wissen möchten, ist dieses Buch wichtig und richtig. Es kann aber auch für Ärzte interessant sein. Auch wenn es dem einen oder anderen schwerfallen wird, das Buch eines

Patienten zu lesen, können sie aus diesem Buch gerade über die emotionale Seite der Organspende und der Transplantation mehr erfahren. Diese Seite der Medaille ist wichtig und vervollständigt das Bild. Ärzte haben von Berufswegen eher mit der rationalen Seite zu tun und erleben die emotionalen Themen eher weniger. Das Buch wendet sich aber auch an die allgemeine Öffentlichkeit, da es gerade die Organspende immer schnell in die Top-Ten der Nachrichten schafft. Da hier die Journalisten nicht immer alle grundlegenden Informationen vorliegen haben, soll genau dabei dieses Buch helfen. Dies setzt allerdings voraus, dass grundlegende Fragen mitunter mehrfach besprochen werden. Diese Redundanz lässt sich leider nicht immer vermeiden, wenn man ein so komplexes Thema wie Organspende vollumfänglich durchleuchten möchte.

Ohne die Inhalte im Detail vorwegnehmen zu wollen, möchte ich gerne auf einige wenige Vorurteile eingehen, die die Debatte sehr stark bestimmen. Ich halte mich hier kurz, da Details später folgen:

Bin ich auch wirklich tot, wenn meine Organe entnommen werden?

Wenn es nach dem diagnostizierten Hirntod zu keiner Organentnahme kommen sollte, werden die Maschinen abgestellt. Es gibt dazu keine Alternative oder eine weitere Therapieoption. Ist das Gehirn tot, ist der Mensch tot. War es vorher noch auf Messers Schneide, ob es Hoffnung gibt, so gibt es diese Hoffnung nach dem Hirntod und dessen Diagnose nicht mehr.

Kann ein Mensch, obwohl der Körper noch warm und die Organe durchblutet sind, trotzdem tot sein?

Der Hirntod ist eine künstliche Situation, die nur auf einer Intensivstation mit der dazu entsprechenden Technik möglich ist. Genau diese Technik ist der Grund, warum es auf der Intensivstation zu keinem „normalen Tod" kommt.

Können auch am Unfallort meine Organe entnommen werden?

Um hirntot zu sein, muss eine Person auf der Intensivstation liegen, dort künstlich beatmet sein und sich im Koma befinden. Ohne diese Voraussetzungen denken Ärzte noch nicht einmal an den Hirntod.

Es ist mittlerweile bekannt, dass die Organspende in Deutschland von Tiefpunkt zu Tiefpunkt fällt. Das ganze Drama wird aber erst dann deutlich, wenn wir die Zahlen hierzulande mit anderen Ländern vergleichen. Genau dies tut die folgende Abbildung 1. Als Grundlage dienen alle Verstorbenen. Um die Spenden in unterschiedlichen Ländern vergleichen zu können, gehen wir jeweils von einer Spendenrate pro eine Millionen Einwohner aus. Jeder sieht auf den ersten Blick, wie groß die Unterschiede zwischen dem „Europameister" Spanien und Deutschland sind.

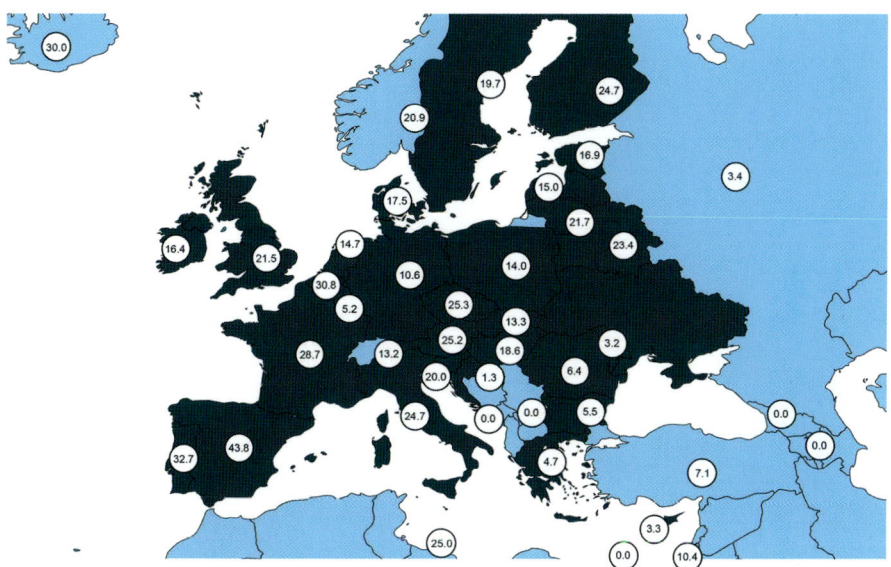

Abb. 1: Organspenden von Verstorbenen (2016)

Quelle: Europäisches Direktorat für die Qualität von Arzneimitteln, Grafik: BrawandRieken.

Auch wenn Spanien so gute Ergebnisse erzielt, kann diese Zahl aber noch gesteigert werden. Diverse Studien, die unterschiedliche Methoden nutzen, gehen davon aus, dass sich bis zu 50 Spender pro eine Millionen Einwohner gewinnen lassen können.[1]

---

1   Organ shortage:current status and strategies for improvement of organ donation – A European consensus document (2016): EDQM.

Das Gehirn

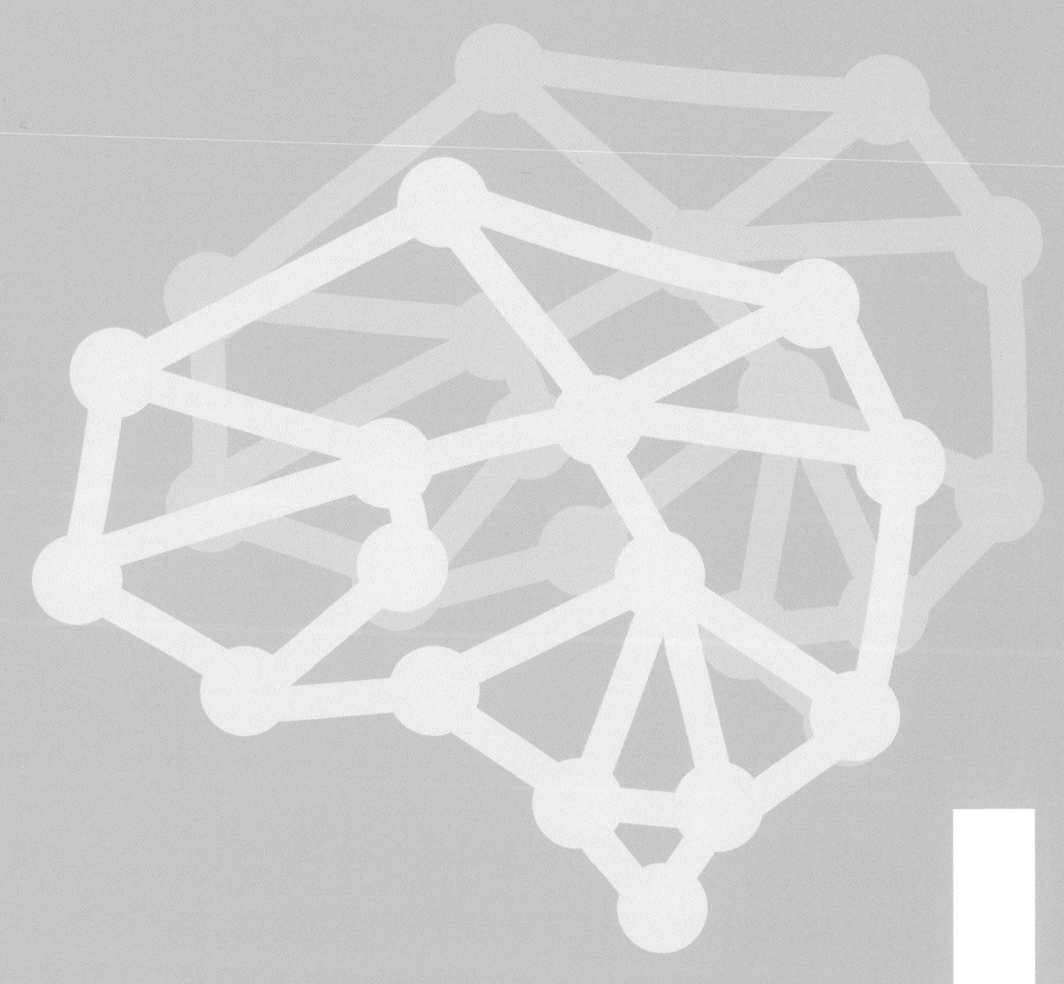

Der Aufbau des Gehirns

Was ist der Körper, wenn das Haupt ihm fehlt?
William Shakespeare

Wenn das Herz gesund ist, ist der Kopf nie ganz schlecht.
Theodor Fontane

„Warum starten wir mit dem Aufbau des Gehirns?", werden Sie sich jetzt vielleicht fragen. Der Hirntod ist die entscheidende Voraussetzung für die Organspende. Und um den zu verstehen, werfen wir einen kurzen Blick in unsere grauen Zellen, um zu zeigen, wie die entsprechenden Strukturen aufgebaut sind.

Beamen wir uns 500 Millionen Jahre zurück: Natürlich gibt es schon Lebewesen, aber von einem Gehirn kann noch lange keine Rede sein. Aber – und das ist die gute Nachricht – ein einfaches Nervensystem gibt es bereits. Dieses ist zum Beispiel mit dem eines Wurms[2] vergleichbar. Es ist sicherlich noch ein weiter Weg bis zu der Entwicklung des menschlichen Gehirns, aber die Natur baut genau auf diesen einfachen Strukturen auf. Der Prachtbau des heutigen menschlichen Gehirns beruht auf einer grundlegenden Zusammensetzung, die sich schon bei den Quallen finden lässt.

Der große Sprung war dabei die Entwicklung der Nervenzelle, also einer spezialisierten Zelle, die äußere Reize empfangen, verarbeiten und weiterleiten kann. Dies geschah im Verlaufe der Evolution, die stattfand, als es schon Schwämme gab, und sich aus diesen dann Quallen entwickelten. Die Nervenzelle entstand als Zelle der äußeren Hautschicht und hatte direkten Kontakt zur Umgebung. Aus einer Zelle entwickelten sich mehrere; diese begannen dann, sich entsprechend zu spezialisieren. Das heißt bekanntlich

---

2   https://www.welt.de/wissenschaft/article836622/Ursprung-unseres-Gehirns-im-Wurm-gefunden.html [abgerufen am 3.4.2018].

Arbeitsteilung. Davon haben sich dann einige Zellen so spezialisiert, dass sie eine Steuerungsfunktion ausführen konnten. Weil es einen Vorteil im Überleben brachte, erhielt das Gehirn im Laufe der Entwicklung mehr Volumen und wurde so leistungsfähiger. Dies geschah nur, weil es mehr Neuronen gab; ihr grundsätzlicher Aufbau und ihre grundsätzliche Struktur haben sich dabei nicht verändert. Es liegt ein sehr ähnlicher Aufbau bei allen Nervenzellen vor, auch wenn es verschiedene Arten von Neuronen gibt und ihre jeweilige Anordnung charakteristische Züge hat. Daneben finden sich Varianten, die typisch für eine jeweilige Region im Gehirn sind.[3] Bei allen Lebewesen steuert der Hirnstamm die lebenserhaltenden Funktionen wie Herzschlag und Atmung, das Kleinhirn ist für die Abstimmung der Bewegungen verantwortlich.[4]

Das Gehirn steht in einem engen Zusammenhang mit dem Rückenmark. Beides zusammen bildet das Zentralnervensystem (ZNS). Das Gehirn wird dabei von den Hirnhäuten umhüllt. Das Hirngewebe wiederum setzt sich aus Nervenzellen zusammen, die ein dichtes Netz aus Leitungsbahnen bilden. Über das Rückenmark gelangen die Nervenbahnen in nahezu alle Regionen des Körpers.[5]

INFORMATIONEN

Das Hirn eines Menschen besteht aus drei Bereichen. Diese sind zum einen das Großhirn, dann das Kleinhirn und schließlich der Hirnstamm. Beim Hirntod sind alle drei Bereiche – und damit das gesamte Gehirn – unwiederbringlich zerstört. Schauen wir uns im nächsten Abschnitt die einzelnen Teile des Gehirns genauer an.

---

3 https://www.dasgehirn.info/grundlagen/anatomie/der-cortex [abgerufen am 3.4.2018].
4 https://www.geo.de/natur/tierwelt/7222-rtkl-das-gehirn-evolution-des-gehirns [abgerufen am 20.3.2018].
5 https://www.apotheken-umschau.de/Gehirn [abgerufen am 20.3.2018].

Das Stammhirn haben auch Reptilien

Der älteste Teil unseres Gehirns heißt Hirnstamm oder auch Stammhirn. Es ist eine winzige, wurzelförmige Struktur, die sich am Übergang des Gehirns in das Rückenmark befindet.[6] Dieser Hirnteil war schon bei den Reptilien vorhanden. Hier werden deswegen auch die ganz grundlegenden Lebensfunktionen gesteuert. Dazu gehört die Herzfrequenz, der Blutdruck oder auch die Atmung. Es ist ebenfalls bei Reflexen, die über das Gehirn gesteuert werden, von Bedeutung. Ohne diesen Teil gibt es keinen Lidschluss-, Schluck- oder Husten-Reflex. Das Stammhirn bildet die Schnittstelle zwischen dem übrigen Gehirn und dem Rückenmark.[7]

Das Stammhirn ist also gleichsam das Fundament, auf dem alle weiteren Gehirnteile aufbauen. Kommt es hier zu Störungen oder gar zu einem Ausfall, sind auch alle Funktionen, die übergeordnet sind, gefährdet. Ein Vergleich mit einem Haus hilft: Ist das Fundament schwach, so sind auch die Räume, die darauf aufbauen gefährdet und können leichter ins Wanken geraten. Aber unser Bild stimmt noch nicht ganz: Im Stammhirn sind auch lebenswichtige Funktionen wie das Atmen oder die Blutdrucksteuerung untergebracht. In unserem Fundament müssen, gleichsam wie in einem Keller, auch die Strom- und Wasserversorgung installiert sein. Fällt diese aus, so kann das gesamte Leben in den Wohnungen darüber nur noch kurze Zeit stattfinden.

Aus dem oben Gesagten ergibt sich, dass im Stammhirn lebenswichtige Funktionen gesteuert werden. Fällt es aus, so ist das Atmen unmöglich, auch der Herzschlag lässt sich nicht mehr regulieren. Bei einem hirntoten Menschen wird dies von außen und durch die intensivmedizinische Technik übernommen.[8] Wir werden auch noch sehen, dass die oben genannten Reflexe wichtig bei der Diagnostik des Hirntodes sind. Allerdings ist in Deutschland die Feststellung des isolierten Hirnstammtodes kein sicheres Todeszeichen. Vielmehr muss das gesamte Gehirn in seiner Funktion unwiederbringlich erloschen sein.[9]

---

6 http://www.scinexx.de/wissen-aktuell-7876-2008-02-28.html [abgerufen am 3.1.2018].
7 http://lexikon.stangl.eu/5523/hirnstamm-stammhirn [abgerufen am 3.1.2018].
8 https://www.dasgehirn.info/grundlagen/anatomie/der-hirnstamm [abgerufen am 26.9.2017].
9 Roth, C, Ferbert A. (2016): Aneurysmatische Subarachnoidalblutung und Entwicklung eines „isolierten Hirnstammtodes, Klein Neurophysiol 47, S. 43–50.

Das Kleinhirn greift die Tasse!

Das Zwischenhirn dient als eine Art Umschaltwerk und entscheidet darüber, welche der aufgenommenen Reize, schließlich auch wahrgenommen werden sollen. Dazu werden die eingehenden Informationen gefiltert und weiter angereichert. Erst danach gelangen sie in das Großhirn, wo wir sie als Bewusstsein wahrnehmen.[10] Da sich dieser Teil unmittelbar an das Stammhirn anschließt, werden hier aber auch noch grundsätzliche Funktionen wie Wachen und Schlafen, Hunger und Durst, aber auch Schmerz- und Temperatursinn gesteuert.[11]

Das Kleinhirn ist das Integrationszentrum für das Erlernen, die Koordination und Feinabstimmung von Bewegungen. Es ist durch eine starke Furchung der Kleinhirnrinde gekennzeichnet, wodurch es zu einer Vergrößerung der Oberfläche kommt. Ähnlich sieht es beim Großhirn aus, hier ist die Furchung aber noch stärker ausgeprägt, da das Kleinhirn mehr Zellen beherbergt als das Großhirn, obwohl es bedeutend weniger Volumen hat.[12] Menschen, die eine Verletzung am Kleinhirn z. B. durch eine Schussverletzung haben, können speziell ihre Feinmotorik nicht mehr richtig kontrollieren. Sie können zum Beispiel eine Kaffeetasse nicht mehr richtig greifen, weil sie nicht richtig einschätzen können, wann sie die Tasse erreicht haben, um dann die Hand um den Henkel zu schließen.[13]

Das Großhirn macht den Menschen aus!

Das menschliche Großhirn ist das Ergebnis der jüngsten Geschichte der menschlichen Hirnentwicklung und nimmt auch den größten Teil des Organs ein. Wir sprechen von ungefähr 85 Prozent. Es wölbt sich wie ein Helm über das Gesamthirn. Im Großhirn werden menschliche Fähigkeiten, wie Denken, Merken, Fühlen usw. gesteuert. Kommt es an dieser Stelle zu einer Schädigung, so ist es dem Betroffenen nicht mehr möglich zu sehen, sich zu erinnern oder zu sprechen. Auch die intellektuellen Fähigkeiten sind nicht mehr vorhanden.[14] Im Großhirn ist also untergebracht, was den

---

10   https://www.lecturio.de/magazin/das-zwischenhirn [abgerufen am 3.1.2018].
11   https://www.onetz.de/deutschland-und-die-welt-r/vermischtes/von-grosshirn-zwischenhirn-kleinhirn-und-hirnstamm-die-schaltzentrale-d1675201.html [abgerufen am 26.9.2017].
12   http://www.gehirnlernen.de/gehirn/das-kleinhirn [abgerufen am 17.5.2018].
13   https://www.youtube.com/watch?v=tBnIGd5Hn4k [abgerufen am 17.5.2018].
14   http://www.lernpsychologie.net/gehirn/aufbau-des-gehirns [abgerufen am 26.9.2017].

Menschen zum Menschen macht. Würde man die Oberfläche des Großhirns ausbreiten, so ist die Fläche ungefähr so groß wie die Titelseite einer
Tageszeitung.

Hier sollen nicht alle Funktionen der Bereiche des Großhirns beschrieben
werden. Beispielhaft beschreibe ich die Funktion des Frontallappens: Dieser
ist das oberste Kontrollzentrum für situationsbezogenes Handeln sowie die
Verarbeitung emotionaler Prozesse.[15]

BEISPIEL

Der Bauarbeiter Phineas Gage hatte einen massiven Unfall,
der primär seinen Frontallappen betraf. Eine Eisenstange
bohrte sich bei Sprengarbeiten durch seinen Kopf. Dies
geschah als er 25 Jahre alt war und trug sich im Jahre 1848
zu. Obwohl er so schwer verletzt war, verlor er nicht einmal
das Bewusstsein. Nachdem der Eisenstab entfernt wurde,
ging es ihm schnell wieder besser. Nach zwei Monaten galt
er als geheilt. Es ging ihm erstaunlich gut. Er hatte keine
Probleme mit der Feinmotorik, zeigte keine Lähmungen,
sprach normal und hörte gut. Und doch war er nicht mehr
der alte. Vor dem Unfall war der Mann freundlich, selbst-
bewusst, unterhaltsam und rücksichtsvoll. Doch nach dem
Arbeitsunfall änderte sich dies massiv. Er beleidigte seine
Mitmenschen mit obszönen Äußerungen, war einsilbig,
unkontrolliert und aggressiv. Offensichtlich hatte der Eisenstab die Bereiche seines Gehirns zerstört, die für sein
Verhalten wichtig waren.[16,17] Im Mai 1860, es waren zehn
Jahre seit dem Unfall vergangen, starb Phineas Gage an den
Folgen eines epileptischen Anfalls, ohne sein Bewusstsein

15 http://www.lernpsychologie.net/gehirn/aufbau-des-gehirns [abgerufen am 3.1.2018].
16 Poeck, K., Hacke, W. (2001): Neurologie, Springer, Berlin.
17 https://www.youtube.com/watch?v=yXbAMHzYGJo [abgerufen am 3.5.2018].

je wiederzuerlangen. Diese Anfälle hatte er schon vorher durchleben müssen. Auch dadurch wurde er immer ängstlicher und unzufriedener.[18]

Und wie ist es mit den Gefühlen? Wo sitzen die? Im Herzen? Nein. Emotionen, wie Glück und Ärger, Angst oder Verliebtsein haben ihren Ausgang im Gehirn, und zwar genauer im sogenannten limbischen System. Es liegt unter dem Großhirn. Das limbische System ist nicht nur der Sitz unserer Gefühle, hier entstehen auch Stimmungen bzw. Emotionen – auch die unter Alkohol- oder Drogeneinfluss unkontrollierbaren Emotionen.[19]

Das Gehirn verfügt über keinerlei Nährstoff- oder Sauerstoffreserven, es ist daher vollkommen abhängig von der kontinuierlichen Blutzufuhr. Eine Unterbrechung der Blutzufuhr, die nur ungefähr zehn Sekunden betragen muss, führt bereits zur Bewusstlosigkeit des Menschen. Stockt diese für ungefähr fünf bis acht Minuten, wird Hirngewebe permanent geschädigt, das heißt die Nervenzellen sterben ab. Bei arteriellen Verschlüssen (Thrombosen, Embolien), die unterhalb des ringförmigen Arterienkreis verlaufen, kann die Blutversorgung unter Umständen durch die anderen Arterien sichergestellt werden. Verschlüsse oberhalb der als Willis-Kreis bezeichneten Blutversorgung können nicht mehr kompensiert werden, es kommt dann zu Störungen im Versorgungsgebiet der betroffenen Arterie.[20] Das Gehirn muss auch deswegen stetig mit Blut versorgt werden, weil die Nervenzellen einen hohen Sauerstoffbedarf haben. Dieser ist ebenso hoch wie der der Skelettmuskulatur bei intensiver körperlicher Arbeit. Im Gegensatz zu den Muskeln haben die Neuronen keine Enzyme zum Abbau von Fettsäuren. Sie können also nur Zucker und in Ausnahmefällen Ketonkörper zur Energieverwendung nutzen.[21]

---

18 https://www.lecturio.de/magazin/frontalhir [abgerufen am 3.5.2018].
19 https://www.br.de/telekolleg/faecher/biologie/biologie-03-gehirn102.html [abgerufen am 3.1.2018].
20 http://www2.ims.uni-stuttgart.de/sgtutorial/blutversorgung.html [abgerufen am 18.11.2017].
21 http://vmrz0100.vm.ruhr-uni-bochum.de/spomedial/content/e866/e2442/e6328/e6331/e6338/e6350/index_ger.html [abgerufen am 19.10.2017].

Wie oben schon beschrieben, sterben die Neuronen, wenn sie fünf bis acht Minuten nicht mehr mit Blut, und damit mit Sauerstoff und Glukose versorgt wurden, ab. Dieser Zustand lässt sich nicht mehr rückgängig machen. Aus toten Neuronen können also nie wieder lebendige werden. Die Hirnzellen können auch im Vergleich zu anderen Zellen keine Vorräte an Sauerstoff oder Glukose bilden. Deswegen müssen sie ständig damit versorgt werden. Wissenschaftler können daher sehr genau sagen, ab welchem Zeitpunkt das Hirn bei fehlender Sauerstoffversorgung geschädigt sein wird. Andere Zellen kommen sehr viel länger ohne Sauerstoffzufuhr aus. So geht der Herzmuskel irreparabel nach 15 bis 30 Minuten zu Grunde, bei der Skelettmuskulatur ist dies erst nach etwa acht Stunden der Fall.

Die Folgen des Sauerstoffentzugs haben aber schon nach 20 bis 40 Sekunden Konsequenzen; dann schaltet das Gehirn in einen Energiesparmodus, indem die elektrische Aktivität eingestellt wird. Sind keine Energiereserven mehr vorhanden, kann man eine starke Entladungswelle beobachten. Als Folge entstehen Schadenskaskaden, die zu einer Vergiftung der Nervenzellen führen. Setzt jetzt die Sauerstoffversorgung wieder ein, gesundet die Zelle. Bleibt der Sauerstoff immer noch aus, stirbt sie.

Nach dem Hirntod, und dies ist entscheidend, fallen die anderen Systeme wie Herzschlag oder Verdauung aus. Diese können bei einem Hirntoten nur noch funktionieren, solange diese von außen ersetzt werden. Wenn das Gehirn aber tot ist, also die Nervenzellen abgestorben sind, ist auch kein Weg zurück ins Leben mehr möglich.

BEISPIEL

Die Situation nach dem Hirntod ist mit dem Betreten einer Brücke vergleichbar, auf der der Erkrankte ungefähr auf der Mitte steht. Tritt der Hirntot ein, so ist der Weg zurück nicht nur versperrt, dann ließe er sich ja noch umgehen. Er ist vielmehr nicht mehr vorhanden. Den Teil der Brücke, auf der der Mensch gekommen ist, gibt es gleichsam nicht mehr. Außerdem lässt sich dieser Teil der Brücke auch nicht wiederaufbauen.

Gehirnzellen, die einige Minuten nicht durchblutet wurden, können nicht mehr ihre alte Funktion wiedererlangen. Sie sind dann so massiv geschädigt, dass dies nicht mehr möglich ist. Jeder Querschnittsgelähmte, der auf den Rollstuhl angewiesen ist, kann davon ein Lied singen.[22]

Das Rückenmark ist die Zentrale, die schaltet

Das Rückenmark ist zwar Teil des zentralen Nervensystems, aber nicht des Gehirns. Es schließt sich an das Gehirn an und reicht von der Unterseite des Kopfes bis in die Wirbelkörper vom Lendenbereich. Da es keine Steuerungsfunktionen besitzt und als eine Art Umschaltwerk dient, spielt es bei der Hirntoddiagnostik keine Rolle. Bei einem Hirntoten ist das Rückenmark, wenn es nicht verletzt ist, noch funktionsfähig. Das Rückenmark hat, weil es nicht Teil des Gehirnes ist, auch keine Bedeutung bei der Entstehung und Steuerung von Denken, Fühlen oder Bewegungen. Es ist die oben schon genannte Schaltzentrale, die das Gehirn mit den inneren Organen, der Haut und den Muskeln verbindet. Dementsprechend finden sich im Rückenmark auch die typischen Reflexe, spinale Reflexe genannt, die dort gesteuert werden, wieder.

„Alle Bewegungen eines Hirntoten sind Reflexe, die sich auf der Ebene des Rückenmarks abspielen. Das Gehirn hat hierbei keinerlei Funktion mehr, da sämtliche Teile des Gehirns – Großhirn, Kleinhirn und Hirnstamm – abgestorben sind. Es ist deswegen an diesen Bewegungen nicht beteiligt. Die spinalen Reflexe, darunter versteht man unwillkürliche stereotype Reizantworten, die im Rückenmark generiert werden, können auch während der Organentnahmeoperation z. B. während des Hautschnitts, zu Reaktionen führen. Das kann ein Blutdruckanstieg oder eine Erhöhung der Herzfrequenz sein. Sie stehen jedoch in keinem Zusammenhang zu irgendeiner Aktivität des Gehirns", sagt Dr. Christina Schleicher, die Geschäftsführende Ärztin der DSO in Baden-Württemberg. Sie ergänzt: „Wie funktionslos das Gehirn bei einem Hirntoten tatsächlich ist, zeigt sich in einigen Situationen besonders prägnant: Bei Verstorbenen, die vor ihrem Tod am Schädel operiert wurden, bleiben als Folge die Operationsnähte zurück. Bei Hirntoten kann man gelegentlich beobachten, dass an diesen Stellen bereits

---

22 Bundeszentrale für gesundheitliche Aufklärung. Was ist der Hirntod? Köln 2017.

verflüssigte Gehirnmasse austritt. Ich möchte nochmals darauf hinweisen, dass das Herz bei diesen Menschen schlägt, und sie sich warm anfühlen. Dies ist allerdings nur möglich, weil sie künstlich beatmet und intensivmedizinisch versorgt werden. Die Hirntoddiagnostik gilt als eine der sichersten Diagnosen der Medizin."[23]

---

23 Persönliches Gespräch.

Ist das Gehirn der Boss über den Rest des Körpers?

Das Herz hat schon immer eine zentrale Rolle im Selbstverständnis des Menschen gespielt. Wir verlieren unser Herz oder tragen es auf der Zunge. Dies liegt daran, dass wir es immer spüren. Auch in der Kulturgeschichte des Menschen war es wichtig. Die Azteken opferten es und auch bei den Ägyptern spielte das Herz eine besondere Rolle: Im Herzen saßen nämlich die Gefühle und Seele und es bestimmte sogar über das Weiterleben im Jenseits. Das Herz sollte als unbestechlicher Zeuge über das weitere Schicksal der Menschen entscheiden. Aus diesem Grund wurde das Herz bei Mumien als einziges Organ nicht entfernt. Die Ägypter glaubten, dass in der Unterwelt (Duat) das Herz gegen die Feder der Göttin Maat gewogen wurde. Falls das Herz sich als gleichschwer oder leichter als die Feder herausstellte, galt es als rein und die Seele konnte in das Jenseits (Aaru) eingehen.

Mittlerweile hat auch die breite Öffentlichkeit erkannt, dass die Dinge, wie so oft, komplizierter sind. Zunächst einmal tragen alle Organe ihren Teil zum Erhalt und Zusammenhalt des Körpers bei. Auf einige kann der Organismus verzichten oder ihre Funktion von anderen Organen übernommen werden. Der Blinddarm ist für ersteres ein Beispiel. Auf die Funktion der Nieren kann der Körper zwar nicht vollständig verzichten, aber es steht mittlerweile eine Ersatztherapie in Form der Dialyse zur Verfügung, die viele, wenn auch nicht alle, Funktionen der körpereigenen Nieren erfüllt und als Überbrückung bis zu einer Transplantation genutzt werden kann. Diese Möglichkeit eines extrakorporalen Ersatzes gibt es – noch weiter eingeschränkt – für das Herz, kaum für die Lunge und in den Anfängen für die Leber.

Viele Organfunktionen finden auch ohne, dass das Gehirn diese zentral steuert, statt. Dazu gehört die Verdauungsleistung des Magens oder die Kreislauffunktion des Herzens. So hat das Herz seinen eigenen Taktgeber, der unabhängig vom Gehirn tätig ist. Aus diesem Grund funktioniert der Herzschlag bei Hirntoten, auch wenn er mit künstlicher Hilfe von außen unterstützt werden muss. Dies funktioniert, weil das Herz abgewandelte

Muskelzellen besitzt, die Erregung am Herzen bilden, koordinieren und weiterleiten. Dieser Sinusknoten sorgt dafür, dass die Pumpfunktion des Herzens geordnet ablaufen kann, und es nicht zu Störungen des Rhythmus kommt. Dabei können die Zellen des Sinusknotens schnell ihre Frequenz ändern. Der Sinusknoten findet sich am Übergang der oberen Hohlvene in dem rechten Herzvorhof. Er zwingt quasi dem gesamten Herzen seine Frequenz auf.[24]

Diese Eigensteuerung des Herzens gilt allerdings nicht für den Blutdruck. Um diesen zu regulieren, kommen noch andere Prozesse zum Einsatz. In den menschlichen Gefäßen befinden sich sogenannte Barorezeptoren. Sie registrieren Veränderungen des Blutdrucks und der Herzfrequenz. Sie merken sich aber auch die Änderungsgeschwindigkeiten im Vergleich zur Blutdruckamplitude. Diese Informationen werden dann an das Gehirn, genauer an das Stammhirn, weitergeleitet. Im Kreislaufzentrum wird der Blutdruck entsprechend reguliert. Fällt das Stammhirn nun aus, kann der Blutdruck auch nicht mehr selbstständig reguliert werden.[25]

Und hier kommen wir zum grundsätzlichen Unterschied, der das Gehirn ausmacht. Neben seiner ursprünglichen Funktion, sorgt es auch für solche Aufgaben, die dem übergeordneten Rahmen dienen. Die Atmung als zentrale Sauerstoffversorgung des Körpers, ohne die auch ein kurzfristiges Überleben des Körpers nicht denkbar ist, kommt nicht von der Lunge selbst, sondern wird über das Gehirn, genauer über den Hirnstamm, gesteuert. Als weitere Beispiele der vom Gehirn gesteuerten Funktionen seien die Aufrechterhaltung der Körpertemperatur oder wichtige Regulationen der Wasserausscheidung genannt.

Wichtig

 Es bleibt festzuhalten, dass die meisten Organe eine gewisse Autonomie haben, um überlebenswichtige

---

24 https://www.onmeda.de/anatomie/herz-reizleitung-1683-6.html [abgerufen am 10.1.2018].

25 https://medlexi.de/Barorezeptor [abgerufen am 28.8.2018].

Funktionen alleine auszuführen. Ohne die Unterstützung des Gehirns brechen diese aber schon kurzfristig zusammen. Genau hier liegt auch das große Missverständnis, wenn die Frage gestellt wird, was denn ein hirntoter Körper noch von sich aus leisten kann. Gerade die Kritiker des Hirntodkonzepts antworten, dass Wunden noch alleine heilen, Infekte bekämpft werden usw. Dies ist alles ohne Frage richtig. Richtig ist aber auch, dass dies nur möglich ist, weil die vom Gehirn nicht mehr ausgeführten Funktionen jetzt von außen übernommen werden. Wird die Beatmung eingestellt, so bricht der Körper innerhalb von wenigen Minuten zusammen. Zusammengefasst lässt sich daher sagen, dass Hirntote ohne massive Unterstützung von außen nicht überlebensfähig sind und keine körperlichen Funktionen mehr haben

Bei aller Autonomie gibt es also ein Organ, das eine Integrationsfunktion hat; nur so können die einzelnen Organe zu einer übergeordneten Einheit des Lebens werden, sie können nur so eine funktionale Ganzheit bilden. Genau dies leistet das Gehirn. Ist das Hirn tot, so zerbricht diese Ganzheit. Unabhängig davon können einzelne Teilsysteme noch eine Zeit lang alleine weiterarbeiten, wenn sie durch Maschinen ausgeführt werden. Wird der Hirntod diagnostiziert, so ist dies keine Prognose, sondern eine Feststellung des Todes. Ob Organe entnommen werden oder nicht, ändert nichts an dieser Feststellung. Durch den Hirntod wird der Tod nicht neu- oder umdefiniert. Der Hirntod ist ein sicheres, inneres Todeszeichen.[26]

---

26 Wittwer u. a: Sterben und Tod, Geschichte, Theorie, Ethik, Verlag J. B. Metzler, 2010.

Interview mit Dr. Axel Rahmel: „Dass der Hirntod eingeführt wurde, um straffrei Organe zu entnehmen, ist eine klassische Verdrehung der Geschichte."

Dr. Axel Rahmel

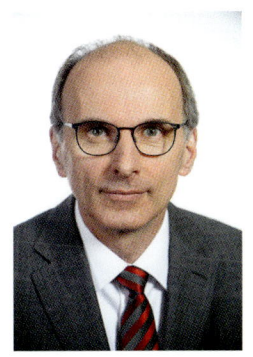

Um in das Thema des Hirntodes einzuführen, folgt nun ein erstes Interview. Dieses habe ich mit Dr. Axel Rahmel geführt. Er ist medizinischer Vorstand der Deutschen Stiftung Organtransplantation mit Sitz in Frankfurt am Main.

© DSO

Für Spenden von Toten übernimmt die Stiftung die Aufgabe der Koordination. Sie soll die Zusammenarbeit mit den Entnahmekrankenhäusern intensivieren und die Erkennung der Spender unterstützen. Die Spenderbetreuung soll von der DSO sichergestellt werden und die Angehörigen, aber auch das Krankenhauspersonal begleiten. Außerdem fällt ihr die Aufgabe der operativen Organvermittlung zu, und sie soll die Sicherheit der Transplantation sicherstellen.[27] Wir haben uns über den irreversiblen Ausfall des Gesamthirns unterhalten.

---

27 https://www.dso.de/dso/aufgaben-und-ziele.html, [abgerufen am 7.2.2018].

HEIKO BURRACK: Was ist aus Ihrer Sicht einzigartig am Konzept des irreversiblen Ausfalls des gesamten Gehirnes (sog. „Hirntod")?

DR. AXEL RAHMEL: Schlägt das Herz eines Menschen nicht mehr, so kann dieses grundsätzlich durch schnelles Eingreifen mit Notfallmedizin, aber auch selbst Laienreanimation, wieder zum Schlagen gebracht werden. Das Kriterium der Irreversibilität, das beim „Hirntod" vorliegt, finden Sie beim Herzstillstand demnach nicht. Hinzu kommt, dass beim „Hirntod" die integrative Funktion des Gehirns verloren ist. Das, was die Persönlichkeit des Menschen zentral ausmacht, gibt es dann unwiederbringlich auch nicht mehr.

Es gibt zudem keinen einzigen belegbaren Fall, wo sich nach einer korrekt durchgeführten Diagnostik des „Hirntodes" im Nachhinein herausgestellt hätte, dass es auch nur bei einem Patienten zu einer Wiedererlangung der Hirnfunktion gekommen wäre. Das gilt weltweit und unterscheidet das Hirntodkonzept grundsätzlich vom Herztod. Um in Deutschland den „Hirntod" zu diagnostizieren, muss der komplette und irreversible Ausfall der Gesamthirnfunktion festgestellt werden – und zwar nach streng festgelegten Regeln. Mit der Feststellung des irreversiblen Hirnfunktionsausfalls ist naturwissenschaftlich-medizinisch der Tod des Menschen festgestellt.

BURRACK: Aber es gab immer wieder Protokollverletzungen. Was hat es damit auf sich?

RAHMEL: Um den Tod durch den Nachweis des irreversiblen Hirnfunktionsausfalls in Deutschland formal korrekt bestätigen zu können, müssen drei Voraussetzungen erfüllt sein: Erstens muss natürlich ein irreversibler Hirnfunktionsausfall vorliegen, zweitens müssen die Untersuchungen zur Feststellung des irreversiblen Hirnfunktionsausfalls nach den Regeln der Bundesärztekammer durchgeführt worden sein und drittens müssen die Untersuchungen und die erhobenen Befunde formal korrekt in den dafür vorgesehenen Protokollbögen dokumentiert werden.

Leider hat es in der Vergangenheit mitunter im dritten Schritt, also bei der Dokumentation, Fehler gegeben. In den von Ihnen angesprochenen Einzelfällen konnte im Nachhinein durch vorliegende andere Untersuchungsergebnisse, z. B. pathologische Untersuchungen sicher festgestellt werden, dass die Hirnfunktion irreversibel ausgefallen war. Typische Dokumentationsfehler passieren, wenn ein Arzt zum Beispiel vergisst, ein Kreuz auf dem Protokollbogen zu setzen. Er hat die Pupillenreaktion getestet, diese gab es nicht mehr, aber er hat das Kreuz bei „keine Pupillenreaktion" vergessen. Das ist nicht akzeptabel, weil es im Nachhinein zu Unsicherheiten führen kann. Um das zu vermeiden, unterstützen wir die Entnahmekrankenhäuser mit einer Checkliste, anhand derer die formal korrekte und adäquat dokumentierte Durchführung der Feststellung des irreversiblen Hirnfunktionsausfalls überprüft werden kann. Im Zweifelsfall wird bei Unklarheiten der gesamte Untersuchungsprozess wiederholt. 100-prozentige Sicherheit ist das oberste Gebot.

BURRACK: Eine Behauptung besagt, dass der Hirntod eingeführt wurde, um straffrei Organe entnehmen zu können. Wie stehen Sie dazu?

RAHMEL: Das ist eine klassische Verdrehung der Geschichte. Das Konzept des irreversiblen Hirnfunktionsausfalls, des „Mort de l'encéphale", wurde durch Wertheimer in Lyon bereits 1960, also 9 Jahre vor der Publikation der sog. Harvard-Kriterien öffentlich dokumentiert und existiert somit viel länger als die Organspende. Warum ist diese Diskussion über die Kriterien zur Feststellung des Todes damals überhaupt aufgekommen? Weil es durch die damalige moderne Intensivmedizin möglich wurde, Menschen nach Herzstillstand zu reanimieren und das Herz-Kreislauf-System wiederherzustellen. Gleichzeitig zeigte sich, dass das Gehirn besonders empfindlich auf Sauerstoffausfall reagiert. Ohne eine Versorgung mit Sauerstoff sterben als erstes die Neuronen ab. Das Herz kann aber mitunter selbst mehr als eine Stunde, nachdem es zum Stillstand gekommen ist, wieder zum Schlagen gebracht werden. Währenddessen sind aber ohne Sauerstoffzufuhr die Nervenzellen im Gehirn schon längst abgestorben. In einer solchen Situation, in der die Ärzte die Kreislauffunktion wiederherstellen konnten, es aber zu einem irreversiblen Ausfall der Hirnfunktion gekommen war, ist eine Fortsetzung der Behandlung nicht mehr sinnvoll.

Es musste damals entschieden werden, ob die Mediziner in einem solchen Fall die intensivmedizinische Behandlung fortsetzen sollen. Damals wurde klar: Wenn das Gehirn abgestorben ist, das Herz aber noch schlägt, gibt es keinerlei weitere Therapieoptionen mehr. Dieser Mensch kann nie mehr sein

Bewusstsein zurückerlangen. Diese Situation war letztendlich ein Ergebnis der neu eingeführten modernen Intensivmedizin. Die Geräte dann noch weiter laufen zu lassen und den Körper intensivmedizinisch zu versorgen ist sinnlos und auch gegenüber dem Verstorbenen ethisch nicht mehr vertretbar. Im späteren Harvard-Dokument, das immer wieder zitiert wird, findet sich der Satz, dass diese Situation die Voraussetzung für eine Organspende ist; dafür ist dieses Dokument primär aber nie geschaffen worden. Es ist bedauerlich, dass nicht auf historisch ältere Dokumente und Untersuchungen verwiesen wurde.

BURRACK: Das Konzept des Hirntodes ist nicht einfach zu verstehen, weil das Herz des Toten noch schlägt und seine Haut noch warm ist. Wie erklären Sie diese Verständnisschwierigkeiten?

RAHMEL: Wir verknüpfen mit dem Tod die klassischen äußeren Todeszeichen, dass der Verstorbene bleich, kalt und starr ist. Beim „hirntoten" Menschen liegen diese klassischen äußeren Todeszeichen natürlich nicht vor, da es hier aufgrund der Beatmung und intensivmedizinischen Behandlungen mit aufrechterhaltener Kreislauffunktion noch zu einer Durchblutung des Körpers kommt, der „Hirntod" ist sozusagen ein „inneres" sicheres Todeszeichen. Genau deswegen muss die Fachwelt den „Hirntod" sorgfältig und transparent erklären. Für die Angehörigen kann es hilfreich sein, wenn ein Neurologe ihnen anbietet, bei der Diagnostik des Hirntodes dabei zu sein. Dann erleben diese zum Beispiel mit, wie lichtstarr die Pupillen sind. Sie erkennen, dass es beim Absaugen aus dem Rachen und der Lunge zu keinem Würgereflex kommt. Sie sehen auch, dass sich bei ausgeschalteter Beatmung der Brustkorb nicht bewegt. Wenn die Angehörigen diese Untersuchungsschritte mit eigenen Augen erleben, verstehen viele Angehörige besser, dass der Mensch verstorben ist, dass es keine Hoffnung mehr auf ein Weiterleben gibt.

BURRACK: Warum finden in großen Kliniken und selbst Unikliniken zum Teil nur wenige oder gar keine Organentnahmen statt?

RAHMEL: Dafür gibt es verschiedene Ursachen. An das Thema Organspende wird mitunter in den Krankenhäusern angesichts der enormen Leistungsverdichtung nicht gedacht. Gerade wenn es um Therapieentscheidungen am

Lebensende geht, wird dann mit den Angehörigen die Möglichkeit einer Organspende nicht besprochen. Diese Gespräche sind aber wichtig, um den Wunsch des Verstorbenen zu kennen und dann auch zu erfüllen. Hinzu kommt, dass eine Organspende für die meisten Kliniken ein eher seltenes Ereignis ist, mit dem die Mitarbeiter oft wenig Erfahrung haben. In einer Uniklinik gibt es zwar in der Regel mehr Patienten mit diesem Krankheitsverlauf, aber in den kleineren Kliniken kommt es jedes Jahr allenfalls ein- oder zweimal vor, dass ein Patient am irreversiblen Hirnfunktionsausfall verstirbt. Zudem fehlt es aus unserer Sicht an einer Wertschätzung der Organspende, sowohl in der Gesellschaft als auch in manchen Kliniken Ein Indiz für die fehlende Wertschätzung ist die aus unserer Sicht häufig nicht aufwandsgerechte Honorierung der Kliniken für ihre Tätigkeit im Rahmen der Organspende. Einen Motivationsschub erzeugt man so sicher nicht.

BURRACK: Wie schätzen Sie die Rolle der Transplantationsbeauftragten ein?

RAHMEL: Die verpflichtende Einführung von Transplantationsbeauftragten in jedem Entnahmekrankenhaus ist ein sehr wichtiger und guter Schritt. Aber das alleine reicht nicht aus, solange die Rahmenbedingungen nicht festgelegt sind. Die Details dafür müssen per Landesausführungsgesetze jeweils separat geregelt werden; das dauerte viele Jahre und ist bis heute noch nicht in allen Bundesländern abgeschlossen. Auch inhaltlich hätten wir uns häufig klarere Festlegungen gewünscht: Hierbei geht es um die Freistellung der Transplantationsbeauftragten für ihre Tätigkeit und um ihre Fortbildungsmöglichkeiten. Zudem gibt es Kollegen, denen diese wichtige Aufgabe ähnlich wie bei Strahlenschutz- oder Datenschutzbeauftragten einfach zugewiesen wurde. Auf diese Weise erreicht man sicherlich kein maximales Engagement.

Ob ein Transplantationsbeauftragter seinen Aufgaben nachkommt, hat formal weder Einfluss auf seine Position noch auf die Vergütung, die das Krankenhaus erhält. Wir stellen immer wieder fest, dass es allein vom persönlichen Engagement einzelner Mitarbeiter in den Kliniken abhängt, ob potentielle Organspender erkannt und an die DSO gemeldet werden. Hier sind klare Rahmenbedingungen erforderlich. Auch die Wertschätzung die dem Thema Organspende und den Transplantationsbeauftragten innerhalb des Krankenhauses entgegengebracht wird, ist ein wichtiger Punkt. Hier muss insgesamt noch viel getan werden.[28]

BURRACK: Im Moment haben wir eine Entscheidungslösung. Vor der Novellierung wurde aber auch die Widerspruchslösung diskutiert. Wie ist Ihre Meinung dazu?

RAHMEL: Es wird immer wieder behauptet, die Widerspruchslösung sei der allesentscheidende Weg zum Erfolg. Fakt ist, dass die Entscheidungslösung in Deutschland unter der Passivität der Menschen leidet und die Widerspruchsregelung von der Passivität profitiert. In Österreich, wo es ein Widerspruchsregister gibt, sind nur weniger als ein Prozent der Bevölkerung dort eingetragen. Werden diese Menschen nach ihrer Meinung zur Organspende gefragt, so erreichen wir in Deutschland eine Zustimmung von ungefähr 80 Prozent. In Deutschland wären 70 Prozent der Bevölkerung bereit, ihre Organe nach ihrem Tod zu spenden. Unentschieden sind lediglich ungefähr 20 Prozent. Exakte Vergleichsdaten aus Österreich liegen hierzu nicht vor. Aber auch in Ländern mit einer Widerspruchslösung ist es gelebte Praxis, die Angehörigen nach dem Willen des Verstorbenen zu befragen. Statistisch gesehen lässt sich allerdings feststellen, dass es in den Ländern mit dieser Regelung mehr Spender gibt. Aber dabei spielen auch andere Faktoren eine Rolle, wie die strukturellen Voraussetzungen und die gesellschaftliche Verankerung der Organspende.

BURRACK: Vielen Dank für das Gespräch!

---

28 Die hier angesprochenen strukturellen Schwachpunkte werden durch das „Zweite Gesetz zur Änderung des Transplantationsgesetzes – Verbesserung der Zusammenarbeit und Strukturen bei der Organspende", das am 2.11.2018 vom Bundeskabinett auf den Gesetzgebungsweg gebracht wurde, erfreulicherweise angegangen!

Organspende-basics

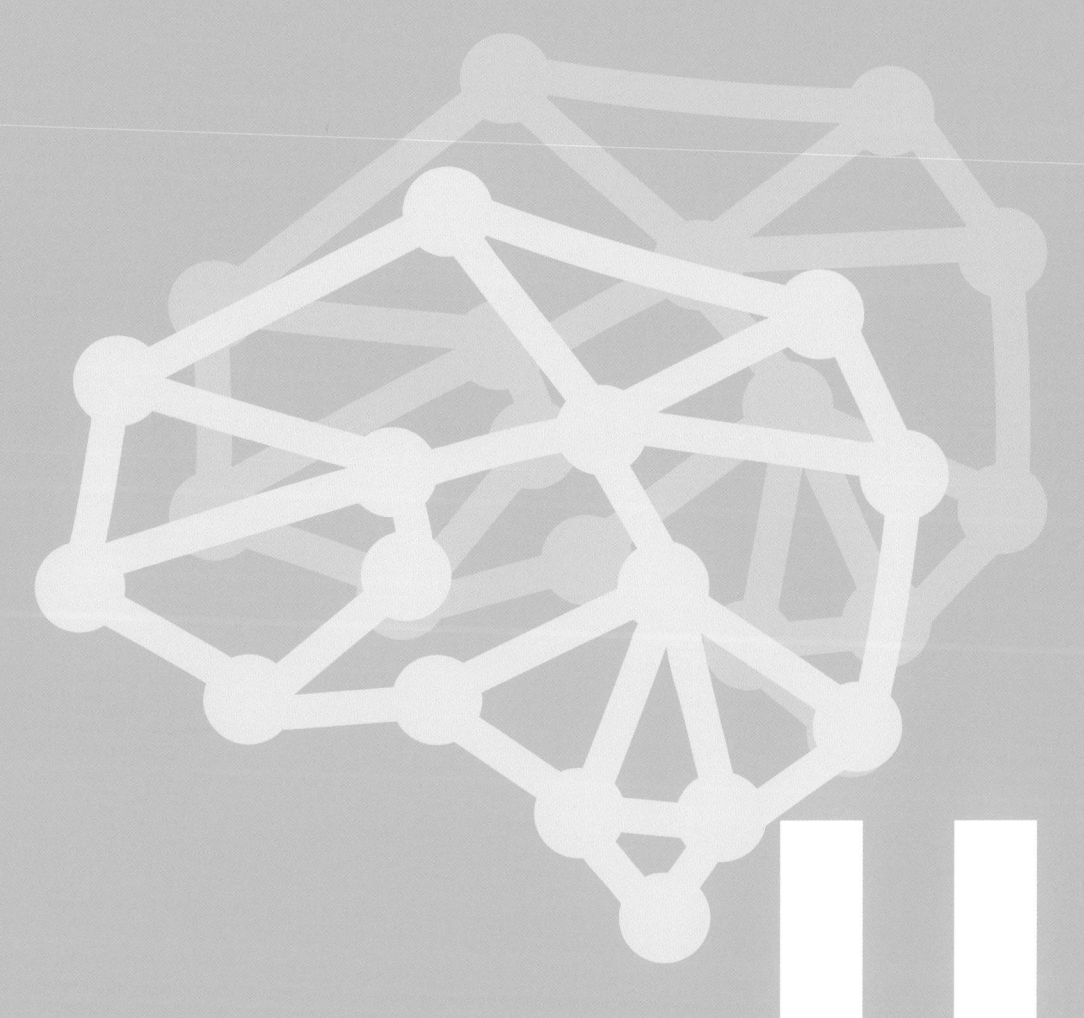

Wie stark und warum sind die Organspenden gesunken?

Du bist ein Geschenk
Seit ich Dich kenne
Seit ich Dich kenne
Trag ich Glück im Blick

„Glück" von Herbert Grönemeyer

Der Hirntod, also der unwiederbringliche Ausfall aller Hirnfunktionen, ist eine wichtige Fragestellung, wenn es um die Organspende geht. Dies gilt nicht nur aus der Sicht eines Menschen, der über eine Spende nach seinem Ableben nachdenkt. Dies gilt auch für einen Patienten, der sich dafür entschieden hat, auf ein Organ zu warten. Für mich war und ist es massiv wichtig, die Gewissheit zu haben, dass der Tod meines Spenders eindeutig war, nichts Konstruiertes vorliegt und man über jeden Zweifel erhaben ist. Außerdem wollte ich sicher sein, dass die Hinterbliebenen des Spenders durch die Organentnahmen keinen Schaden nehmen. Schaden kann zum Beispiel meinen, dass sie leiden, weil sie am Tod der Verstorbenen zweifeln. Oder dass es andere Manipulationen, welcher Art auch immer, gegeben haben könnte. Solche Zweifel sollte und darf es bei einer guten Transplantationspraxis nicht geben. Dazu sagt Christina Schleicher, Geschäftsführende Ärztin der DSO (Deutsche Stiftung Organtransplantation) für die Region in Baden-Württemberg: „Es ist sehr wichtig, im Rahmen der Aufklärung über Hirntod und Organspende den Zustand, in dem sich ein Hirntoter befindet, auch in Bezug auf intensivmedizinische Maßnahmen, sehr transparent und verständlich zu erklären und in seiner Bedeutung zu erläutern. Wenn jemand sich dann entschließt, dass er oder sie keine Organe spenden möchte, ist dies in vollem Umfang zu respektieren und zu akzeptieren."[29]

---

29 Persönliches Gespräch.

Hinweis

 Eine Kleinigkeit ist mir noch wichtig: Ich werde in diesem Buch nie die Formulierung ein „fremdes Organ" nutzen. Der Grund dafür ist sehr einfach: Ich habe kein fremdes Organ erhalten. Es ist keine Diskussion wert, ob ich eine Niere von einem Fremden geschenkt bekommen habe; dies ist eindeutig. Eine Niere, die aber so gut zu mir passt, kann nicht fremd sein. Sie wurde mir geschenkt und ich habe dieses Geschenk angenommen bzw. es gehörte mir, als mein Blut die gespendete Niere durchströmte.

Sie fährt fort: „Im vergangenen Jahr (2017) hat sich die Organspende erneut rückläufig entwickelt. Bundesweit gab es 797 Organspender, 60 weniger als im Jahr zuvor. Die Anzahl der gespendeten Organe ist um 9,5 % auf 2594 Organe gesunken. Im Jahr 2016 waren es noch insgesamt 2867 Organe, die von der Deutschen Stiftung Organtransplantation (DSO) an die internationale Vermittlungsstelle Eurotransplant (ET) gemeldet wurden. Insgesamt 2764 Spenderorgane wurden im vergangenen Jahr erfolgreich verpflanzt und haben Patienten das Leben gerettet oder zu einer besseren Lebensqualität verholfen. Im Vergleichszeitraum 2016 konnten bundesweit noch 3049 Organe transplantiert werden."[30] Die gesamte Dramatik zeigt die folgende Abbildung. Hier wird deutlich, dass in den letzten zehn Jahren die Organspenden kontinuierlich gesunken sind. Bitte beachten: Das Spendenaufkommen hat schon vor den Unregelmäßigkeiten in Göttingen und Co. abgenommen.

---

30   https://www.dso.de/dso-pressemitteilungen/einzelansicht/article/niedrigster-stand-der-organspenden-seit-20-jahren.html [abgerufen am 1.2.2018].

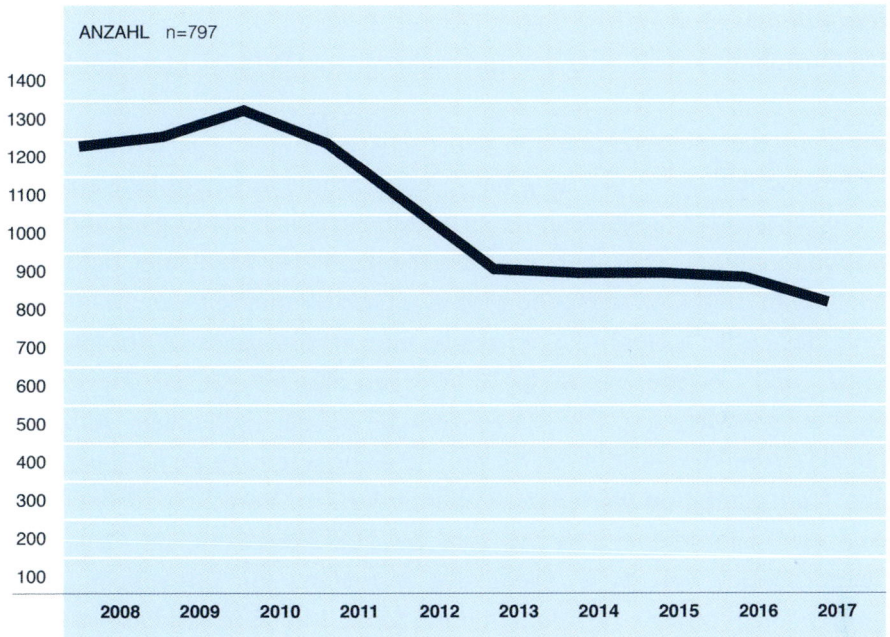

ANZAHL n=797

Abb. 2: Anzahl der Organspender in der Zeitachse (2016)

Quelle: DSO, Grafik: BrawandRieken.

Gibt es aber auch in Deutschland Unterschiede in den einzelnen Regionen? Um hier überhaupt vergleichen zu können, wird die Anzahl pro Spenden je eine Million Einwohner angegeben. Dabei lag der Bundesdurchschnitt im Jahr 2017 bei 9,7 Spendern pro eine Million Einwohner. Damit ist eine Abnahme im Vergleich zum Vorjahr zu erkennen, wo 10,04 Spender pro eine Millionen Einwohner gewonnen werden konnten. In den Regionen Bayern und Mitte (Hessen, Rheinland-Pfalz, Saarland) hat sich diese Zahl allerdings erhöht: Hier gab es eine Zunahme an Organspenden gegenüber dem Jahr 2016 von 18 bzw. 12 %. Die folgende Abbildung zeigt für das Jahr 2017 auch auf, wie sich das Aufkommen innerhalb Deutschlands unterscheidet. Besonders beeindruckend ist, wie gut im Jahre 2017 Hamburg und die Region Mecklenburg-Vorpommern abschneiden. Vergleichen wir diese Zahlen hierzulande mit denen aus dem Ausland – und dort speziell mit Spanien, das weltweit besonders gut abschneidet, so werden die Unterschiede nochmals dramatisch deutlich. Dieser Teil der Balearen kommt pro einer Millionen Einwohner auf 40 Spender und mehr als 100 Transplantationen.[31]

Wie sieht aber die Akzeptanz in den Fachkreisen aus? Die Bundeszentrale für gesundheitliche Aufklärung hat in einer Studie aus dem Jahr 2011 nach der Akzeptanz bei niedergelassenen Ärzten bezüglich der Organ- und Gewebespende gefragt. Die überwiegende Mehrzahl der Mediziner befürwortet eine Organ- und Gewebespende (87 %). Eine Minderheit von zwei Prozent sieht dies kritisch. Nephrologen zeigen eine erhöhte passive Akzeptanz der Organ- und Gewebespende. 94 % befinden dies als gut, ein Prozent sind gegenteiliger Meinung. Die Bundeszentrale für gesundheitliche Aufklärung gibt als Grund dieser höheren Akzeptanz einen intensiveren Kontakt mit auf eine Transplantation wartenden Patienten an. Im Vergleich zu den Ärzten zeigt die Allgemeinbevölkerung eine passive Akzeptanz der Organ- und Gewebespende von 73 %. Die aktive Akzeptanz zur Organspende nach dem Tod liegt bei den Nierenärzten bei 84 %. Mit 78 % ist dieser Wert nur geringfügig höher als bei der aktiven Akzeptanz für Organ- und Gewebespende bei der Allgemeinbevölkerung; hier liegt der Wert bei 74 %.[32]

---

31 Matesanz,u. a: How Spain Reached 40 Deceased Organ Donors per Million Population, American Journal of Transplantation 2017.
32 Bundeszentrale für gesundheitliche Aufklärung (BZgA): Befragung von niedergelassenen Ärztinnen und Ärzten zum Thema Organ- und Gewebespende, Köln 2011.

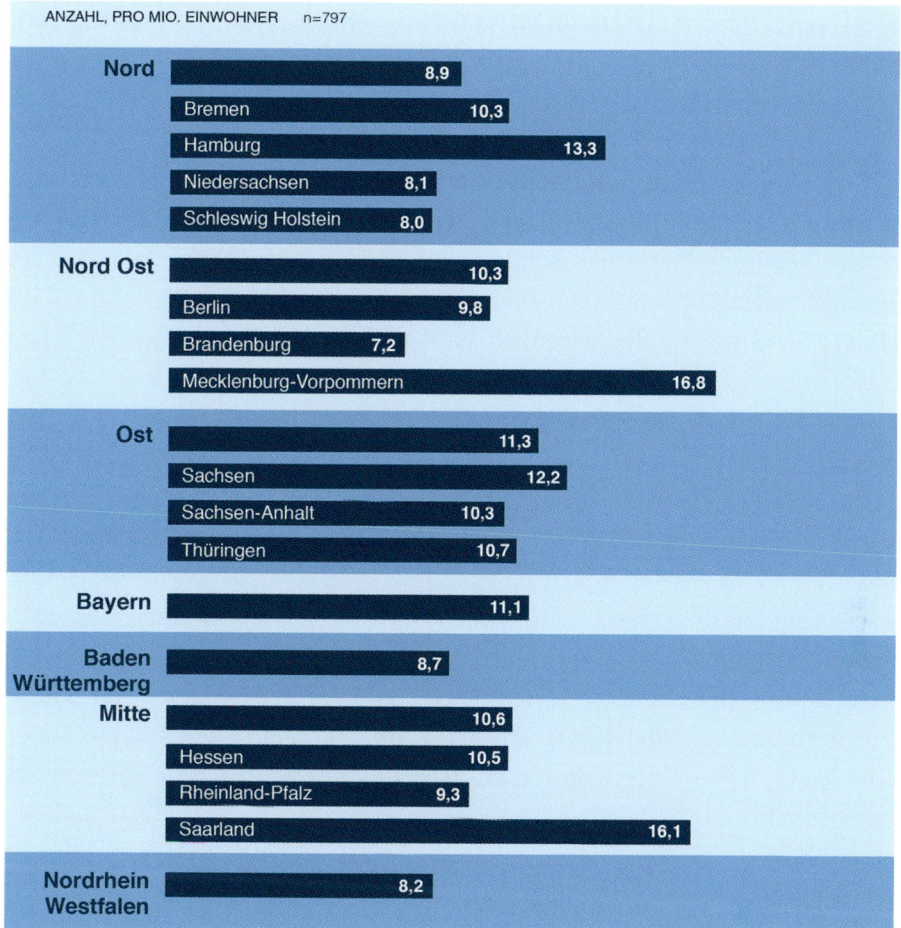

ANZAHL, PRO MIO. EINWOHNER   n=797

Nord	8,9
Bremen	10,3
Hamburg	13,3
Niedersachsen	8,1
Schleswig Holstein	8,0
Nord Ost	10,3
Berlin	9,8
Brandenburg	7,2
Mecklenburg-Vorpommern	16,8
Ost	11,3
Sachsen	12,2
Sachsen-Anhalt	10,3
Thüringen	10,7
Bayern	11,1
Baden Württemberg	8,7
Mitte	10,6
Hessen	10,5
Rheinland-Pfalz	9,3
Saarland	16,1
Nordrhein Westfalen	8,2

Abb. 3: Organspender pro Region und Bundesland 2017

Quelle: DSO, Grafik: BrawandRieken.

Dieses massiv rückläufige Spenderaufkommen hat sicherlich unterschiedliche Gründe. Einer davon ist, dass sich die Anzahl der Organspender, die auf Verkehrsunfälle zurückzuführen sind, abgenommen hat. Obwohl das Verkehrsaufkommen in den letzten Jahren extrem gestiegen ist, ist gleichzeitig die Anzahl der Verkehrstoten deutlich gesunken. Diese, ohne Zweifel, positive Entwicklung ist auf Maßnahmen wie die Gurtpflicht und eine verbesserte Sicherheit der Autos zurückzuführen. Aber auch der medizinische Fortschritt spielt hier mit hinein. Versterben heute Menschen auf einer Intensivstation, so sind diese meist so schwer erkrankt, dass eine Organspende keinen Sinn mehr macht. Die meisten Menschen versterben eben nicht, weil ihr Gehirn tot ist, sondern weil andere Organe versagen. Ein Indiz für diese These ist, dass die Organspender in den letzten Jahren immer älter geworden sind.

Ein weiterer wichtiger Grund ist aber auch darin zu sehen, dass es immer wieder Organspendeskandale gibt. Hier drängt sich der Eindruck auf, dass dieses Thema sehr schnell einen hohen Stellenwert in den überregionalen Medien erhält. Vielen Medien scheint es auch weniger darum zu gehen, über einen Sachverhallt aufzuklären, als eine schnelle Geschichte unter die Leute zu bringen. Sie sollten sich hier darüber bewusst sein, dass es um Menschenleben geht, die mit einer solchen reißerischen Berichterstattung gefährdet werden.

Die wirklich spannende Frage ist natürlich, ob jemand im Fall seines Hirntodes bereit ist, seine Organe zu spenden. 55 % willigen hier sofort ein. Nur 27 % beantworten diese Frage mit Nein. 18 % sind unentschlossen. In Schweden liegt die Zustimmung bei 83 % und in Deutschland bei 47 %. Makedonien liegt mit 26 % am Ende. Hier gibt es einen interessanten Zusammenhang: Wer dieses Thema in der Familie schon einmal besprochen hat, zeigt in der Regel auch eine positive Einstellung zur Spendenbereitschaft.

Wiederum mehr als die Hälfte der befragten Gesamteuropäer ist bereit der Organspende eines Angehörigen zuzustimmen (53 %). Hier bilden auch die Schweden wieder die Spitze mit einer Zustimmung von 73 % – und im Gegensatz dazu stehen die Makedonier mit 32 %. Auf die Frage, was die Gründe für eine Nichtzustimmung sind, antworten die meisten mit der Befürchtung, dass der Körper des Verstorbenen manipuliert werden könnte (25 %). 21 % misstrauen dem System und 31 % können keine Angaben machen.[33]

---

33 Umfrage „Organ donation and transplantation" (Eurobarometer 72,3) durchgeführt von TNS Opinion and Social Brüssel im Auftrag von Directorate General Health and Consumers.

In welchen Kliniken wird wie viel gespendet?

Dazu muss man wissen, dass die Krankenhäuser in Deutschland in drei Kategorien unterteilt werden. In der Kategorie A finden wir alle Universitätskliniken. Davon gibt es in Deutschland 37, und sie haben alle zusammen 4915 Intensivbetten. Sämtliche Zahlen beziehen sich auf das Jahr 2017. Als Vergleichsbasis die Intensivbetten zu nehmen, kann nur eine gute Näherung sein. Viel besser ist es die Anzahl der Verstorbenen zu nehmen. Diese liegt mir leider nicht vor. Insgesamt hat es in den Unikliniken 657 Spendenkonsile gegeben. Darunter verstehen wir Anfragen, bei denen die medizinischen Voraussetzungen für eine Organspende geklärt werden. Es kann dabei um organisatorische Fragen, aber auch um die Durchführung der Hirntoddiagnostik und Organspende als solcher gehen.[34] Insgesamt konnten 263 Organspenden bei 657 Konsilen realisiert werden. Der Großteil, nämlich 235 Spenden, waren Multiorganentnahmen. In allen anderen Fällen haben die Chirurgen einzelne Organe entnommen.[35] Schauen wir uns dazu im Vergleich die B-Krankenhäuser an: Diese sind solche, die zwar keine Universitätskliniken sind, die aber über eine Intensivstation speziell für die Neurochirurgie verfügen. Von diesen Häusern gibt es in Deutschland 119 mit 5342 Intensivbetten. Hier hat es 824 Konsile gegeben und das Ergebnis waren 336 Organspenden. Diese gliedern sich in 308 Mehrorgan- und 28 Einzelorganspenden.[36] Es bleiben die C-Krankenhäuser. Sie zeichnet aus, dass sie eine Intensivstation haben, die aber keine neurologische Spezialisierung umfasst. Hiervon finden wir bundesweit 1036 Kliniken mit insgesamt 1365 Intensivbetten. Im Jahre 2017 konnten in dieser Kategorie 719 Konsile abgehalten werden und die Verantwortlichen haben 183 Organ-

---

34 Middel, C.-D., Pühler, W., Vilmar, K.: Förderung der Organspende, Deutscher Ärzteverlag, Köln 2012.

35 https://www.dso.de/fileadmin/templates/media/Uploads/PDFs/Berichte_Entnahmekrankenhaeuser/2017/Krankenhaus-Kategorien/A_-_Universitaetsklinik.pdf [abgerufen am 6.11.2018].

36 https://www.dso.de/fileadmin/templates/media/Uploads/PDFs/Berichte_Entnahmekrankenhaeuser/2017/Krankenhaus-Kategorien/B_-_Krankenhaus_mit_Neurochirurgie.pdf [abgerufen am 6.11.2018].

spenden realisiert. Davon waren 158 Mehrorganentnahmen und in 25 Fällen haben die Chirurgen einzelne Organe entnommen.[37]

Hier eine kurze Zusammenfassung:

Kategorie:	A-Kliniken	B-Kliniken	C-Kliniken
Intensivbetten	4915	5342	1365
Konsile	657	824	719
Spenden	263	336	183
Quotient	5,35	6,29	13,41

Bei genauerer Betrachtung der Zahlen finden sich bei den C-Kliniken viele Konsile. Dies kann daran liegen, dass der Hirntod in diesen ein seltenes Ereignis ist und bei den Verantwortlichen entsprechend öfter Fragen auftauchen. In einem solchen Fall die DSO zu kontaktieren, ist natürlich sehr sinnvoll. Bildet man den Quotienten aus der Anzahl der Intensivbetten und den erreichten Spenden, so wird die Bedeutung der C-Häuser sichtbar. Diese erreichen bei geringerer Anzahl an Intensivbetten normiert mehr Organspenden.

Interessant wird es nun, wenn man sich speziell die A- und die B-Krankenhäuser anschaut. Hier gibt es Kliniken, die außerordentlich gut arbeiten. Bei den Universitätsklinken ist dies zum Beispiel Bochum. Bei nur 30 Intensivbetten haben die Verantwortlichen hier 10 Organspenden erreicht. Zu den besten gehört auch das Klinikum der Technischen Universität München. Mit 65 Intensivbetten waren hier 17 Organspenden zu verzeichnen. Auch das Klinikum in Jena muss genannt werden. Hier gab es im Jahre 2017 bei 91 Intensivbetten zehn Organspenden. Es gibt allerdings auch negative Beispiele. An drittletzter Stelle steht das Uniklinikum Heidelberg. Hier gab es zwar sechs Organspenden, aber das Haus hat auch 279 Intensivbetten. Am Uniklinikum Marburg gab es eine Organspende im gesamten Jahr 2017 bei

---

37 https://www.dso.de/fileadmin/templates/media/Uploads/PDFs/Berichte_Entnahmekrankenhaeuser/2017/Krankenhaus-Kategorien/C_-_Krankenhaus_ohne_Neurochirurgie.pdf [abgerufen am 6.11.2018].

76 Intensivbetten. Am schlechtesten schneidet das Universitätskrankhaus in Göttingen ab, wo die Verantwortlichen ebenfalls nur eine Spende realisieren konnten.

Schauen wir auf die B-Häuser: Spitzenreiter ist das Klinikum in Kassel, wo es 14 Organspenden bei 74 Intensivbetten gab. Das Klinikum Stuttgart konnte 13 bei 114 Intensivbetten zählen. An dritter Stelle ist das Klinikum Deggendorf zu nennen, das 32 Intensivbetten hat, aber 12 Organspenden erzielte. In dieser Kategorie gibt es aber viele Häuser, die überhaupt keine Spenden gewinnen konnten. Genannt seien hier die Kliniken Hildesheim und Ruppin mit jeweils 36 Intensivbetten sowie die Sana Kliniken Duisburg mit 48 Intensivbetten. Dies gilt auch für das Klinikum Bogenhausen, das 60 Intensivbetten zu verzeichnen hat. Noch erstaunlicher ist es aber, dass eine ganze Reihe von Kliniken noch nicht einmal ein Konsil durchgeführt hat. Dazu gehören die Kliniken Kulmbach, Frankfurt an der Oder, Berlin-Buch und das Bundeswehrkrankenhaus Berlin.

Hier fällt auf, dass von insgesamt 119 B-Häusern 17 überhaupt keine Organspende erzielen konnten. Dies sind immerhin 14 % dieser Kategorie. Rechnen wir noch die 24 Kliniken mit nur einer Spende hinzu, so umfassen diese Krankenhäuser mehr als ein Drittel dieser Kategorie.[38] Ich finde es schlicht skandalös, dass sich auf der einen Seite Mediziner über zu wenig Spenden beklagen. Auf der anderen Seite haben gerade diese Spezialisten in der Hand dies zu ändern und tun es offensichtlich nicht. Es mag immer wieder Gründe geben, die die außerordentlich niedrigen Spenden in einzelnen Kliniken erklären. Dies können aber nur Ausnahmen sein und erklären nicht die desaströse Gesamtsicht.

In einem C-Krankenhaus findet man meist nur eine Intensivstation. In einer Uniklinik gibt es hingegen mehrere. Die Intensivstation in der C-Klinik umfasst oft 15 Betten. In Ausnahmefällen können dies auch deutlich weniger sein und manchmal auch bis zu 40 Betten. Organspenden finden in den Krankenhäusern dieser Kategorie sehr selten statt. In einigen wenigen Häusern können es aber auch bis zu vier pro Jahr sein. Daraus ergeben

---

38 Daten aus einer Mail von Frau Hötzel (DSO) vom 5.11.2018, frei zugänglich unter: https://www.dso.de/servicecenter/krankenhaeuser/berichte-zur-taetigkeit-der-entnahmekrankenhaeuser-2017.html [abgerufen am 14.11.2018].

sich mehrere Fragen: Die erste ist die nach dem möglichen Organspende-Potenzial. Diese kann man nur beantworten, wenn man sich die einzelnen Patientenfälle anschaut und eine retroperspektive Betrachtung vornimmt. Genau dies hat die DSO getan. Konrad Pleul ist Koordinator in der DSO-Region Ost und er hat gemeinsam mit den Kliniken und Mitarbeitern der Region diese Fälle analysiert. Er sagt dazu:

> „Nach unserer Untersuchung sind in 2016 rund 500 Fälle identifiziert worden, in denen die Chance auf eine Organspende möglicherweise verpasst wurde. Dies gilt nur für die DSO-Region Ost, die die Bundesländer Sachsen, Sachsen-Anhalt und Thüringen umfasst. Es versteht sich von selbst, dass nicht in allen Fällen dann auch wirklich eine Organspende realisiert werden kann. Aber auch wenn wir konservativ schätzen, ist das Potenzial trotzdem beachtlich. Und es hätte die begründete Aussicht bestanden, eine relevante Zahl weiterer potentieller Organspender zu identifizieren. Entscheidend hierfür wäre gewesen, dass man bei den insgesamt 500 Patienten (also 6,3 % aller Verstorbenen in dieser Untersuchung) die Prüfung des Patientenwillens am Lebensende in Bezug auf die Organspende in Erwägung gezogen und gegebenenfalls eine Diagnostik des irreversiblen Hirnfunktionsausfalls durchgeführt hätte."

Die zweite Frage ist die nach den Gründen, warum mögliche Organspender nicht erkannt werden. Dazu sagt Konrad Pleul:

> „Hier können wir nicht verallgemeinern, da man sich jede Klinik einzeln anschauen muss. Es gibt Fälle, in denen gar keine Diagnostik des irreversiblen Hirnfunktionsausfalls durchgeführt wurde. Teilweise wurde auch bei sehr ungünstigen Prognosen die Intensivtherapie aufgrund von Patientenverfügungen oder Gesprächen mit den Angehörigen reduziert, ohne die Frage nach einer möglichen Organspende in Betracht zu ziehen. Die Einzelbetrachtungen zeigen immer wieder, dass aufgrund der hohen Arbeitsverdichtung auf den Intensivstationen zu wenig an das Thema Organspende gedacht wird. Gerade auch in kleineren C-Häusern ist die Organspende ein sehr seltener Fall, so

> dass es an den Strukturen zur Erkennung und Meldung von poten-
> tiellen Organspendern mangelt. Das bedeutet aber, dass unter Um-
> ständen dem Willen eines Patienten, Organe zu spenden, nicht nach-
> gekommen wird."

Ich habe natürlich gerade die Transplantationsbeauftragten bzw. die ärztlichen Leiter der Universitätskrankhäuser mit sehr geringen Organspenden
angeschrieben. Gleiches gilt für die B-Häuser mit keinem Konzil. Leider habe
ich von keinem B-Haus eine Antwort erhalten. Angeschrieben habe ich das
Klinikum Frankfurt/Oder, das Bundeswehrkrankenhaus Berlin und die He-
lios Klinik Berlin Buch. Auch die Unikliniken in Göttingen, Ulm und Greifswald haben nicht reagiert. Die Antwort aus Mainz schien mir eher allgemeiner Natur, aber bei der Nachricht aus Heidelberg habe ich schon den
Eindruck, dass hier Veränderungen durchgesetzt werden.

Ist der Organspendeausweis amtlich?

Wenn ein Mensch seine Organe spenden möchte, oder auch genau dies ausschließen möchte, sollte er oder sie dies schriftlich festlegen und seine Entscheidung auch mit seinen Angehörigen besprechen. Schriftlich kann heißen, dass jemand ein vorgefertigtes Papier, zum Beispiel einen Organspendeausweis, benutzt. Aber auch jede andere schriftliche Äußerung, wie zum Beispiel im Rahmen einer Patientenverfügung, kann diesen Zweck erfüllen. Natürlich ist dafür auch ein beliebiges Papier geeignet, um dort seinen entsprechenden Wunsch zu dokumentieren. Die Fixierung des Wunsches nach Organspende sollte zwar schriftlich erfolgen, wie dies geschieht, ist aber sekundär.

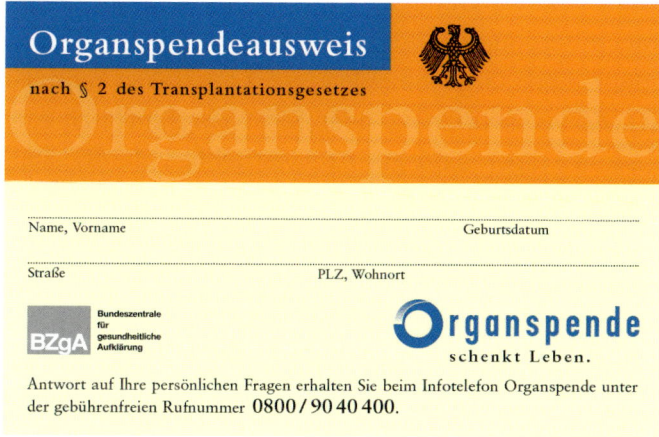

Abb. 4a: Vorderseite des Organspendeausweises

Quelle: BZgA.

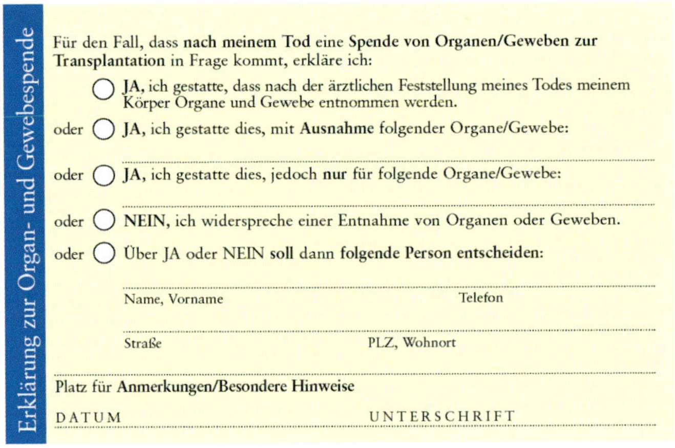

Erklärung zur Organ- und Gewebespende

Für den Fall, dass **nach meinem Tod** eine **Spende von Organen/Geweben zur Transplantation** in Frage kommt, erkläre ich:

◯ **JA**, ich gestatte, dass nach der ärztlichen Feststellung meines Todes meinem Körper Organe und Gewebe entnommen werden.

oder ◯ **JA**, ich gestatte dies, mit **Ausnahme** folgender Organe/Gewebe:

oder ◯ **JA**, ich gestatte dies, jedoch **nur** für folgende Organe/Gewebe:

oder ◯ **NEIN**, ich widerspreche einer Entnahme von Organen oder Geweben.

oder ◯ Über JA oder NEIN **soll** dann **folgende Person entscheiden:**

Name, Vorname Telefon

Straße PLZ, Wohnort

Platz für **Anmerkungen/Besondere Hinweise**

DATUM UNTERSCHRIFT

Abb. 4b: Rückseite des Organspendeausweises

Quelle: BZgA.

Als ich bei Google den Suchbegriff Organspendeausweis eingegeben habe, förderte die Suchmaschine 121.000 Treffer zu Tage. Natürlich lässt sich der Organspendeausweis auch herunterladen. Andererseits taucht immer wieder die Frage auf, wer denn einen Organspendeausweis ausstellen kann. Ist dazu der Besuch eines Arztes notwendig oder führt ein Amtsarzt eine Untersuchung durch? Diese Fragen sind gut nachvollziehbar, da die allermeisten Menschen mit einem Ausweis ein offizielles Dokument verbinden.

Rein rechtlich betrachtet, ist ein Organspendeausweis ein einseitiger Vertrag. Solche Konstruktionen sind keine Seltenheit. Zum Beispiel immer dann, wenn ein Mensch einer anderen Person etwas verschenken möchte. Dies kann bis zu einem Testament reichen, welches aber an eine bestimmte Form gebunden ist. Diese Pflicht liegt bei einer Organspende nicht vor. Mit einem solchen Dokument wird nur ausgesagt, dass nach dem eigenen Tod die Organe explantiert werden können. Dieser Wille muss noch nicht mal schriftlich vorliegen. Es ist ausreichend dies auszusprechen, zum Beispiel sich mit seinen nahen Angehörigen darüber ausgetauscht zu haben. Dies ist sicherlich ein guter erster Schritt. Aber wie immer gilt auch hier, dass eine schriftliche Dokumentation einfach sinnvoller ist. Kurz und gut: Um einen Organspendeausweis auszustellen, ist jedes Stück Papier ausreichend, auf der der potenzielle Organspender beschreibt, was er/sie spenden möchte und was nicht. Ein offizielles Dokument ist dafür nicht notwendig. Fällt einem der Wunsch, eine Spende schriftlich festzuhalten an einem x-beliebigen Ort ein, an dem Papier und Stift vorhanden sind, kann es losgehen. Der Begriff des Ausweises bei einer Organspende ist also mehr als schwierig. Ein weniger formeller Ausdruck als „Ausweis" wäre besser, da er eventuelle Barrieren beim Ausfüllen beseitigen könnte.

Auch wenn ein Verstorbener mit einem ausgefüllten Organspendeausweis seinen Willen dokumentiert hat, werden die Angehörigen nochmals nach einer Spende gefragt. Daher ist es immer sinnvoll, über diese Entscheidung auch innerhalb der Familien bzw. mit Freunden zu sprechen. Diese müssen schließlich die finale Entscheidung nach Feststellung des Hirntodes treffen. Ohne deren nochmalige Zustimmung wird nicht operiert. Hat er/sie dies nicht mit den oben genannten besprochen, so kennen sie diesen Wunsch nicht und können ihm nicht entsprechen.

Wie viele Menschen haben tatsächlich einen Ausweis?

Die wichtige Frage ist nun, wie viele Menschen einen Organspendeausweis besitzen. Fakt ist, dass es eine große Menge an Menschen gibt, die zwar äußern, dass im Falle ihres Sterbens ihre Organe entnommen werden dürfen, dies jedoch nicht dokumentieren.

INFORMATIONEN

Laut unterschiedlichster Umfragen stehen 70 % der Deutschen einer Organspende positiv gegenüber.[39] Die Anzahl der Menschen, die in Deutschland einen Organspendeausweis besitzen, ist deutlich angestiegen; so verfügen derzeit 32 % über einen solchen Ausweis. Im Jahre 2012 waren dies erst 22 %. 58 % haben angegeben, bereits eine Entscheidung zur Organspende getroffen zu haben. Bei 41 % ist dies bisher nicht der Fall. Neben dem Organspendeausweis spielt auch die Patientenverfügung bei der Dokumentation

---

39 https://www.aerzteblatt.de/nachrichten/94984/Mehr-Menschen-besitzen-einen-Organspendeausweis?xing_share=news,[abgerufen am 7.5.2018].

der Entscheidung zur Organspende eine Rolle. 9 % haben dies dort schriftlich festgehalten. 22 % der Entscheidungen wurden nicht dokumentiert.

Haben sich die Menschen noch nicht entschieden, so haben sie sich meist mit diesem Thema nicht auseinandergesetzt. Dies gilt für 42 %. 16 % der Menschen ohne Entscheidung vermeiden bewusst eine Auseinandersetzung. 13 % halten sich selbst als Spender für ungeeignet und entscheiden sich deswegen nicht. Andere Menschen treibt Misstrauen gegen das System zu einer Nichtentscheidung, oder sie fühlen sich zu wenig informiert.

Ist eine Entscheidung getroffen worden, ist sie meistens Zustimmung zur Organspende; dies gilt für 74 % der Befragten. 18 % entscheiden sich dagegen und vier Prozent übertragen die Entscheidung auf eine andere Person. Jüngere Menschen zwischen 14 und 25 Jahren, die sich entschieden haben, stimmen signifikant häufiger einer Spende zu als Ältere. Je älter die Menschen sind, desto mehr nimmt die Widerspruchrate zu. Je höher das Bildungsniveau der Befragten ist, desto häufiger sind sie für eine Organspende. Haben die Menschen ein mittleres oder niedriges Bildungsniveau, so stehen sie dem Thema im Schnitt kritischer gegenüber. Fragt man nach den Gründen für eine Spende, so dominiert der Gedanke, dem Tod einen Sinn zu geben und anderen helfen zu können (77 %). Für eine weitere Gruppe von Menschen werden die Organe nach dem Tod nicht mehr benötigt (17 %). 9 % sehen auch, dass sie ein Spenderorgan benötigen könnten.[40]

---

40 Caille-Brillet/Schielke/Stander. Bericht zur Repräsentativstudie 2016 „Wissen, Einstellung und Verhalten der Allgemeinbevölkerung zur Organ- und Gewebespende". BZgA-Forschungsbericht. Köln: Bundeszentrale für gesundheitliche Aufklärung, 2017.

91 % der Menschen, die ihre Entscheidung dokumentiert haben, würden auch selbst ein Organ annehmen. Bei den Menschen, die nicht zustimmen, sind es nur 50 %. 34 % dieser Gruppe würden nur Organe annehmen, wenn die Spenderorgane aus der Familie oder von Bekannten stammen.[41]

Etwas anders sind die Zahlen, wenn wir uns die Situation in den Kliniken anschauen, und uns fragen, wie sich dort die Entscheidungssituation darstellt. Auch hier sind die Menschen, die sich so schriftlich entscheiden, eine Minderheit. Die meisten Organe werden gespendet, wo die Verantwortlichen sich auf den vermuteten Willen beziehen. Das folgende Diagramm zeigt dies nochmals deutlich und führt die weiteren Bereiche auf.

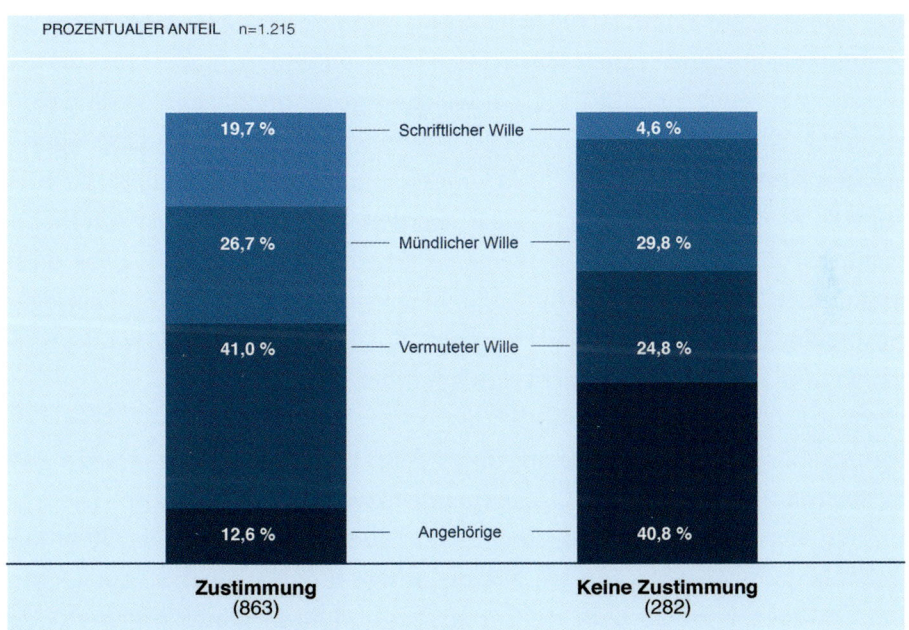

Abb. 5: Entscheidung zur Organspende (2017)

Quelle: DSO, Grafik: BrawandRieken

---

41 https://www.appinio.com/de/blog/organspende,[abgerufen am 25.10.2018].

Auch wenn jemand einer Organspende widersprechen möchte, ist es sinnvoll diese Entscheidung in einem Organspendeausweis zu dokumentieren. Schließlich geht es immer darum, und es ist egal, wie die Entscheidung ausfällt, den Willen des Verstorbenen umzusetzen. Um den aber erfahren zu können, ist diese Dokumentation notwendig. Es lässt sich auf dem Organspendeausweis eben auch der Wunsch dokumentieren, nur einige Organe zu spenden und andere explizit auszuschließen. Als weitere Option kann jeder auf dem Organspendeausweis die Entscheidung über eine Organspende seinen Angehörigen überlassen. Eine, wie ich finde, nicht wirklich gute Idee. Schließlich geht es um den Willen des Verstorbenen und nicht den der Angehörigen.

Sind Untersuchungen vor dem Ausfüllen eines Spenderausweises notwendig?

Eine Untersuchung findet nicht statt. Sie ist auch nicht sinnvoll, da sich der Gesundheitszustand eines Menschen manchmal auch schnell ändern kann. Genau deswegen wäre die Halbwertszeit einer solchen Untersuchung gering. Sie müsste engmaschig wiederholt werden, wenn sich wirklich der Gesundheitszustand eines Menschen stark verändert hätte. Im Vorfeld müsste man auch noch klären, bei welchen gesundheitlichen Veränderungen tatsächlich auch eine Untersuchung notwendig wäre. Die Überlegung, welchen Umfang und wie oft diese Untersuchung stattfinden sollte, ist auch sinnvoll. Es müsste auch noch geklärt werden, wer diese Analyse überhaupt ausführen dürfte. Schon an diesen Unklarheiten wird deutlich, dass diese Frage einen massiv hohen Aufwand nach sich ziehen würde. Deswegen macht ein Gesundheitscheck vor dem Ausfüllen des Spenderausweises keinen Sinn und wird auch nicht durchgeführt.

Daran schließt sich die Frage an, ob es denn eine untere Altersgrenze gibt, ab der man einen gültigen Organspendeausweis ausfüllen kann. Die Vermutung liegt nahe, dass dies ab dem 18. Lebensjahr möglich ist. Aber laut Transplantationsgesetz können Minderjährige ihre Bereitschaft zur Organ- und Gewebespende ab dem 16. Geburtstag und ihren Widerspruch ab dem 14. Geburtstag erklären. Eine Einwilligung der Eltern ist nicht notwendig.[42]

---

42 https://www.hna.de/gesundheit/schon-minderjaehrige-koennen-ueber-organ-spende-entscheiden-mz-1301344.html [abgerufen am 2.3.2018].

Wer von den Angehörigen welche Entscheidung treffen darf, ist im Transplantationsgesetz (§ 1a Nr. 5 TPG) geregelt. Darin ist zuerst der Ehegatte oder eingetragener Lebenspartner genannt, dann folgen volljährige Kinder, dann Eltern, Vormund und Pfleger. Als nächstes volljährige Geschwister und dann die Großeltern. Stehen mehrere gleichrangige nächsten Angehörigen zur Verfügung, so müssen nicht alle gehört werden. Es ist ausreichend, wenn einer von ihnen beteiligt ist und die Entscheidung trifft. Wenn aber ein gleichrangiger Angehöriger bzw. nur ein einziger Angehöriger seinen Widerspruch einlegt, kommt es nicht zu einer Organspende.[43]

In den Artikeln drei und vier des Transplantationsgesetzes ist außerdem geregelt, dass es den nächsten Angehörigen gleichgestellte, volljährige Personen geben kann, die mit dem Verstorbenen in besonderer persönlicher Verbundenheit offenkundig nahe gestanden haben. Dies können zum Beispiel eine Verlobte bzw. Verlobter sein, oder eine Person, mit der der Verstorbene dauerhaft in einer häuslichen Gemeinschaft zusammengelebt hat. Auch getrennte Wohnungen sind denkbar, wenn die gemeinsame Lebensplanung über einen längeren Zeitraum gewachsen ist und eine enge Bindung vorhanden war.[44,45]

Hat ein Gespräch mit einem Arzt zur Organspende eines Angehörigen stattgefunden, so muss sowohl der Ablauf als auch das Ergebnis dokumentiert werden. Wie ein solches Protokoll aussehen kann, zeigt das folgende Beispiel: Das Dokument umfasst insgesamt fünf Seiten. Die erste und die letzte Seite habe ich hier nicht aufgeführt, weil der Kern die Seiten zwei bis vier sind. Als erstes wird dargelegt, wer das Gespräch von Seiten der Angehörigen, aber auch von Seite der Ärzte geführt hat. Es wird auch festgehalten, in welchem Verwandtschaftsgrad die Angehörigen zum Verstorbenen stehen und auch auf die gleichgestellten Personen eingegangen.

---

43 https://www.gesetze-im-internet.de/tpg/BJNR263100997.
    html#BJNR263100997BJNG000102310 [abgerufen am 14.10.2017].
44 https://www.gesetze-im-internet.de/tpg/__3.html [abgerufen am 14.10.2017].
45 https://www.gesetze-im-internet.de/tpg/__4.html [abgerufen am 14.10.2017].

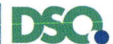

Dokumentation von Ablauf, Inhalt und Ergebnis der Beteiligung der Angehörigen oder gleichgestellter Personen

Hinweis auf eine offenkundige persönliche Verbundenheit ist beispielsweise die Betreuung des Verstorbenen im Verlauf der Behandlung im Krankenhaus.

Der Angehörige bzw. die gleichgestellte Person muss in den vergangenen zwei Jahren persönlichen Kontakt zum Verstorbenen gehabt haben. Der Arzt hat dies durch Befragung der nächsten Angehörigen bzw. der gleichgestellten Person festzustellen.

b) Grundlagen der Entscheidung durch den Angehörigen oder eine gleichgestellte Person

Die gemäß 3. a) entscheidungsbefugte Person hat bei ihrer Entscheidung den mutmaßlichen Willen des Verstorbenen zu beachten. Ist der mutmaßliche Wille nicht ermittelbar, kann eine Entscheidung nach den Wertvorstellungen der entscheidungsbefugten Person erfolgen.

Kommt eine Entnahme eines oder mehrerer Organe und von Gewebe in Betracht, soll die Einholung der Zustimmung für Organe und Gewebe gemeinsam erfolgen. Die Erklärung kann auf bestimmte Organe oder Gewebe beschränkt werden. Vermittlungspflichtige Organe sind Herz, Lunge, Niere, Leber, Pankreas, Darm. Am häufigsten werden folgende Gewebe entnommen: Herzklappen, Cornea, Gefäße, Pankreasinselzellen.

Die mögliche Entnahme und Übertragung eines vermittlungspflichtigen Organs hat Vorrang vor der Entnahme von Geweben, sie darf nicht durch eine Gewebeentnahme beeinträchtigt werden.

Auf Basis der vorgenannten Ausführungen erfolgt die Dokumentation des Gesprächs:

Name des/der Verstorbenen: _____

Geburtsdatum: _____

Adresse: _____

_____

Name des/der Angehörigen: _____

ggf. Name der gleichgestellten Person: _____

Adresse und Erreichbarkeit: _____

_____

Gesprächsführende/r Arzt/Ärztin: _____

weitere anwesende Personen: _____

Datum, Uhrzeit und Dauer des Gesprächs: _____

Gesprächsort: _____

Verwandtschaftsgrad des Angehörigen:

☐ Ehegatte oder eingetragener Lebenspartner
☐ volljährige Kinder
☐ Eltern, Vormund, Pfleger
☐ volljährige Geschwister
☐ Großeltern

K04-0-FB-246-4, Stand: 27.03.18

2/5

Abb. 6a: Dokumentation Organspende

Quelle: DSO, weitere Infos unter: www.dso.de

Im nächsten Schritt schauen wir uns an, auf welche Grundlage eine Organspende stattfindet. Schließlich werden der weitere Ablauf und das Ergebnis dokumentiert. Auch hier gibt es wieder, wie beim Organspendeausweis auch, die Möglichkeit der vollständigen oder teilweisen Zustimmung, aber auch der Ablehnung. Die einzelnen Organe können dabei explizit genannt werden.

Dokumentation von Ablauf, Inhalt und Ergebnis der Beteiligung der Angehörigen oder gleichgestellter Personen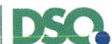

Name des/der Verstorbenen: _____

Gleichgestellte Person:
Beschreibung der besonderen persönlichen Verbundenheit im Falle
einer gleichgestellten Person: _____

_____

Kontakt des Angehörigen oder gleichgestellter Person zum Verstorbenen in den letzten 2 Jahren?

☐ ja   ☐ nein (beachte: dann keine Entscheidungsbefugnis)

Bei Beteiligung eines nachrangigen Angehörigen: Warum war ein vorrangiger Angehöriger
innerhalb angemessener Zeit nicht erreichbar:

_____

_____

☐ keine Angehörigen/gleichgestellte Person erreicht/ermittelbar

I. ENTSCHEIDUNGSGRUNDLAGEN

1. Bekannter Wille des Verstorbenen

a) Schriftlich

☐ Organspendeausweis
☐ sonstige schriftliche Dokumentation (z.B. Patientenverfügung)
☐ von der schriftlichen Dokumentation abweichender Wille im Gespräch ermittelt

b) Mündlich

☐ mündlicher Wille

Name des Zeugen/der Zeugin: _____

Anmerkungen: _____

_____

**2. Entscheidung des Angehörigen/
der gleichgestellten Person**

☐ gemäß mutmaßlichem Willen des Verstorbenen
☐ Entscheidung nach eigenen Wertvorstellungen

II. ABLAUF UND ERGEBNIS DES GESPRÄCHS

1. Keine Zustimmung zur Organentnahme

☐ entscheidungsbefugte Person war nicht in der Lage, eine Entscheidung zu treffen, und hat
sich Bedenkzeit erbeten bis: _____
(Beachte: Ist eine Bedenkzeit vereinbart worden, so darf auf diesem Gesprächsprotokoll
kein Ergebnis dokumentiert werden. In diesem Fall muss zum Ende der Bedenkzeit ein
zweites Protokoll ausgefüllt werden.)

☐ keine Zustimmung zu einer Organ- oder Gewebespende

K04-0-FB-246-4, Stand: 27.03.18

3/5

Abb. 6b: Dokumentation Organspende

Quelle: DSO, weitere Infos unter: www.dso.de

Dokumentation von Ablauf, Inhalt und Ergebnis der Beteiligung der Angehörigen oder gleichgestellter Personen | **DSO.**

Name des/der Verstorbenen: _____

2. Zustimmung zur Organ- und Gewebeentnahme

a) Organe

☐ generelle Zustimmung

☐ eingeschränkte Zustimmung

    ☐ Zustimmung ausschließlich für folgende Organe: _____

    ☐ keine Zustimmung für folgende Organe: _____

☐ keine Zustimmung

b) Gewebe

☐ generelle Zustimmung

☐ eingeschränkte Zustimmung

    ☐ Zustimmung ausschließlich für folgende Gewebe: _____

    ☐ keine Zustimmung für folgende Gewebe: _____

☐ keine Zustimmung

☐ Angehörige/gleichgestellte Person wurden über geplante Organ- und/oder Gewebeentnahme informiert

☐ schriftliche Vereinbarung der Möglichkeit eines Widerrufs bis zum: _____

    (Beachte: Organ-/Gewebeentnahme erst nach Ablauf der Widerrufsfrist möglich)

III. SONSTIGES

☐ Abschiednahme vom Verstorbenen nach OP gewünscht

☐ Informationsschreiben von der DSO gewünscht

Besondere Anmerkungen:

_____

_____

_____

_____

_____

Unterschrift des/der gesprächsführenden Arztes/Ärztin

_____

und ggf. DSO-Koordinator/in bzw. Transplantationsbeauftragte/r

_____

weitere am Gespräch beteiligte Personen (Name, Funktion und Unterschrift)

K04-0-FB-246-4, Stand: 27.03.18

4/5

Abb. 6c: Dokumentation Organspende

Quelle: DSO, weitere Infos unter: www.dso.de

An dieser Stelle wird, wenn einer Organspende zugestimmt wurde, schon geregelt, ob eine Abschiednahme nach der Operation stattfinden soll.

Werden Angehörige auch gefragt, wenn ein Ausweis vorliegt?

Tatsächlich werden die Angehörigen nochmals nach der Organspende gefragt, auch wenn der Verstorbene seinen Willen zuvor dokumentiert hat. Sie haben auch die Möglichkeit, zu widersprechen. Es sei nochmals angemerkt, dass nicht der Wille der Angehörigen, sondern der des Verstorbenen ausgeführt werden soll. Argumentieren die Hinterbliebenen aber zum Beispiel so „Ich bin mir sicher, dass der Verstorbene seine Meinung dazu vor einigen Tagen geändert hat. Obwohl ein entsprechender Organspendeausweis vorliegt, war er sich sicher, dass er doch nicht mehr spenden will", wird keine Entnahme durchgeführt. Es lässt sich darüber streiten, ob ein solches Vorgehen richtig ist, aber auch die seelische Gesundheit der Hinterbliebenen muss geschützt werden.

Es wird an dieser Stelle immer wieder die Frage gestellt, ob jeder denn seine Entscheidung zur Organspende auch wieder rückgängig machen kann, sie also widerrufen kann. Der Entschluss zur Organspende kann jederzeit verändert werden. Weder eine offizielle noch inoffizielle Registrierung ist vorhanden oder wird durchgeführt. Wenn eine Person ihre Meinung geändert hat, ist es allerdings nicht sinnvoll, nur den Organspendeausweis zu vernichten. Vielmehr sollte jeder immer seine veränderte Meinung auch den Menschen mitteilen, die im Todesfall über eine Organspende informierten werden. Noch sinnvoller ist es, einen neuen Organspendeausweis auszufüllen und darin seine neue Meinung zu dokumentieren.

Heiner Röschert hat seine Kinder verloren: „Ich wollte natürlich den Willen meines Sohnes umsetzen!"

Felix und Pia Röschert

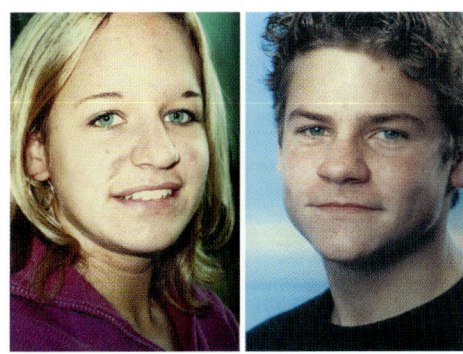

© privat

An Heiligabend hat mein nächster Gesprächspartner seine beiden Kinder verloren – und dies auch noch durch betrunkene Raser. Seine Tochter starb noch am Unfallort; sein Sohn wurde zum Organspender. Hier erzählt er von seinem Schicksalsschlag, der sein Leben veränderte. Für mich war dieses Gespräch mehr als schwierig. Ich war mir nicht sicher, ob ich es ohne Pause durchhalten würde, was mir dann aber doch gelungen ist. Im Folgenden lesen Sie Auszüge aus diesem Gespräch.

HEIKO BURRACK: Wie haben Sie Ihre Kinder verloren?

HEINER RÖSCHERT: Es war an Heiligabend des Jahres 2011. Wir haben zusammen dieses Fest gefeiert, wie wir das jedes Jahr getan haben. Wir, das waren mein Sohn Felix, zum Zeitpunkt des Unfalls war er 25 Jahre alt, meine Tochter Pia, die 27 Jahre alt war, und ich. Die beiden haben dann kurz nach 1:00 Uhr in der Nacht meine Wohnung verlassen und wollten zusammen in Pias Auto in ihre Wohnungen fahren; Pia wollte Felix bei seinem zu Hause absetzen. Da ich mit meinem Sohn angestoßen habe, ist meine Tochter gefahren, sie war natürlich nüchtern. Auf der Bundesstraße sind sie gleich mit zwei, viel zu schnell fahrenden, Wagen kollidiert. Der erste Fahrer, ein verheirateter Vater von ungefähr 40 Jahren, hat das Auto meiner Kinder auf der Bundesstraße vollflächig am Heck gerammt. Er war nach Schätzungen eines hinzugerufenen Sachverständigen und nach Aussagen von Zeugen zwischen 160 und 180 Kilometer pro Stunde schnell und stark alkoholisiert. Der gleichaltrige Fahrer des anderen Fahrzeugs hat sie dann nochmals einen Bruchteil später an der linken Front getroffen. Beide Fahrer waren schon eine ganze Weile so schnell unterwegs und haben sich ein Rennen geliefert. Würde die gleiche Tat heute passieren, könnte ihnen eine Anklage und Verurteilung wegen Mordes drohen.

BURRACK: Wie konnten Sie sich von Ihrem Sohn verabschieden und wie sicher war der Hirntod für Sie?

RÖSCHERT: Ich beginne mit Ihrer zweiten Frage: Es ist schwer zu verstehen, dass ein noch warmer Körper tot sein soll. Hinzu kam, dass Felix – wenn auch kaum sichtbare und spürbare – spinale Reflexe hatte. Sowohl an seinen Armen als auch an seinen Beinen waren Zuckungen zu sehen; diese waren nicht ausgeprägt. Die Ärzte haben uns aber genau darauf vorbereitet – und ihre Erklärungen waren eindeutig. Unabhängig davon haben wir natürlich immer auf ein Wunder gehofft. Aber dafür war es zu spät. Was das Abschiednehmen angeht, so war es für mich eher ein Prozess und nicht auf einen Punkt konzentriert. Wir hatten dafür auch ein wenig mehr Zeit, da seine Freundin in Frankreich war und sich bereits auf dem Weg zurück nach Würzburg befand. Es hat eine Weile gebraucht, bis sie hier eintraf. Ich war noch bei Pia in der Uniklinik. Die Familie konnte sich erst in der Rechts-medizin verabschieden. Ich konnte neben meinem Sohn auf der Intensivstation liegen, mit ihm beten und ihm Lieder singen. All dies war wichtig. Wenn ich von „wir" spreche, so waren damit auch seine Freude und unsere Verwandten gemeint. Sie haben mich begleitet und ebenso geholfen. Mein Sohn hatte im Uniklinikum, wo er dann lag, gearbeitet. Das heißt, ihn kannten einige Pfleger, Schwestern und Ärzte. Sie waren so liebevoll, und auch das hat gutgetan.

BURRACK: Wie wichtig war für Sie die Organspende?

RÖSCHERT: Ich beantworte Ihre Frage auf zwei Ebenen: Zum einen finde ich es eine Schande, dass viele Menschen sterben, die ihre Organe spenden könnten und wo genau dies nicht passiert. Eigentlich ist es noch viel schlimmer, da es nur das hohe Maß an Gleichgültigkeit zeigt. Menschlichkeit scheint hier nicht zu zählen. Gerade in Deutschland achten wir peinlich genau darauf, alle Materialien zu recyceln. Das ist auch gut so. Aber bei den Organen ist uns das egal. Hier akzeptieren wir, dass sie verbrannt oder in der Erde begraben werden. Für mich persönlich habe ich schon darauf hingewiesen, dass ich nur die Entscheidung meines Sohnes umsetzen musste. Es ist immer eine enorm schwierige Situation, wenn ein oder gar beide Kinder sterben. Durch die Organspende war es wenigstens noch möglich, dass mehrere andere Menschen weiterleben konnten. Einige wären gestorben.

BURRACK: Was wünschen Sie sich von den Empfängern?

RÖSCHERT: Ich wünsche mir, dass sie sorgsam mit den Organen meines Sohnes umgehen. Ich weiß nicht, ob ich die Organempfänger meines Sohnes kennenlernen möchte, was aus gutem, rechtlichen, Grund auch nicht möglich ist. Aber wenn der Empfänger, der zum Beispiel das Herz meines Sohnes bekommen hat, verstirbt, würde ich zu dessen Beerdigung gehen. Ich würde mich gar nicht mit den Angehörigen des verstorbenen Empfängers unterhalten wollen, aber an der Beisetzung würde ich teilnehmen; schließlich ist auch damit auch ein Organ meines Sohnes endgültig gegangen.

BURRACK: Wie geht es Ihnen heute?

RÖSCHERT: Meinen Beruf kann ich nicht mehr ausführen, nachdem meine Kinder verstorben waren. Seinerzeit habe ich eine tiefste Einsamkeit und Trauer empfunden. Schwere und tiefe Depressionen folgten. Diesen schlimmen Zustand durchläuft jeder in einer solchen schrecklichen Situation. Menschen, die nicht ihre Kinder, sondern einen deutlich älteren Angehörigen verloren haben, stehen vor ganz anderen Herausforderungen. Ich finde es tröstlich, diesen Personen generell helfen zu können. Es fühlt sich gut an, zu wissen, dass Felix mit seiner Organspende den Empfängern helfen konnte. Die Trauer bzw. deren Bewältigung ändert sich dadurch allerdings nicht.

BURRACK: Vielen Dank für das Gespräch!

Der Hirntod

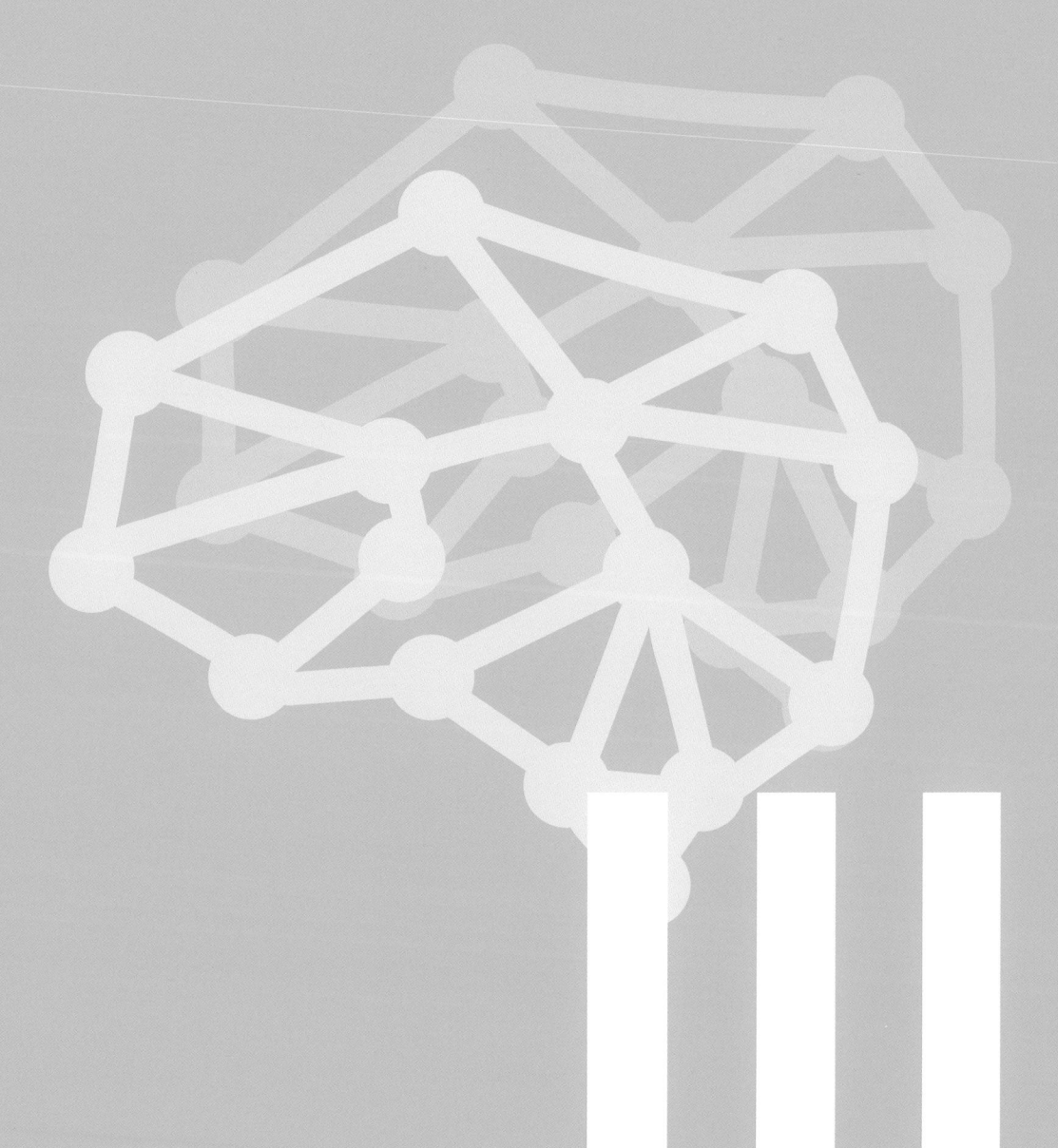

Was ist der Hirntod genau?

Hinweis

 Zu Beginn eine wichtige Vorbemerkung: Die Begrifflichkeit des Hirntodes, von der ich hier immer wieder spreche, ist nicht wirklich korrekt und auch nicht mehr aktuell. Gemäß der aktuellen Richtlinien der Bundesärztekammer sollte dieser Begriff nicht mehr genutzt werden. Es handelt sich dabei um die vierte Fortschreibung vom 30.3.2015 gemäß § 16 Abs. 3 des Transplantationsgesetzes. Stattdessen wird von der Feststellung des endgültigen, nicht behebbaren Ausfalls der Gesamtfunktion des Großhirns, des Kleinhirns und des Hirnstamms gesprochen, also einem irreversiblen Hirnfunktionsausfall. Hiermit wird deutlicher, was mit dem Begriff eigentlich gemeint ist. Es ist der finale und nicht wieder umkehrbare Ausfall der gesamten Hirnfunktion. Damit ist sowohl das Großhirn, das Kleinhirn aber auch der Hirnstamm gemeint. All dies ist gleichbedeutend mit dem Tod des Menschen.[46] Aber dieser Begriff ist mir bei aller Exaktheit zu sperrig. Ich werde daher immer von Hirntod sprechen und meine damit den „irreversiblen Hirnfunktionsausfall". Bedenken sollten wir auch, dass es natürlich nur einen Tod gibt. Der Begriff Hirntod suggeriert, dass es noch mindestens ein zweiter vorhanden sein muss. Dies ist natürlich falsch. Tod ist Tod.[47]

---

46 Bösel/Ellger.: SOP Hirntod. 2017
47 http://www.br.de/radio/bayern2/sendungen/gesundheitsgespraech/tod-hirn-tod-hirn-gehirn-ausfall-nerven-100.html [abgerufen am 10.10.2018].

Ein „Aufwachen" einzelner Hirnfunktionen, und wenn es nur einige Neuronen sind, ist ausgeschlossen, nachdem sie erst einmal untergegangen sind. Genau deswegen ist nicht eine einmalige Untersuchung durch zwei unabhängige Fachärzte vorgeschrieben, sondern diese muss nach einem zeitlichen Abstand nochmals wiederholt werden. Die untersuchenden Fachärzte, von denen zumindest einer ein Neurologe oder ein Neurochirurg sein muss, müssen mehrjährige Berufserfahrung im intensivmedizinischen Umgang mit schwersthirnkranken Patienten haben. Es versteht sich von selbst, dass diese Ärzte unabhängig sind und mit der Transplantation nichts zu tun haben.[48] Sprich, auch in keiner Verbindung zu den späteren möglichen Organempfängern stehen. Außerdem ist ein bestimmtes Vorgehen vorgeschrieben, sodass der Prozess der Diagnostik nicht nur transparent ist, sondern auch eine definierte Abfolge von Schritten erfordert. Das genaue Prozedere wird weiter unten ausführlich beschrieben. Die Einhaltung der Schritte minimiert die Möglichkeit von Fehlern.

Was heißt der Hirntod nun aber für den Körper?

Dieses Konzept mit dem Ausfall von Großhirn, Kleinhirn und Hirnstamm bedeutet, dass sogenannte kritische Funktionen nicht mehr ausgeführt werden können. Dies sind solche, ohne die der Organismus als solches nicht mehr weiterleben kann. Beispielhaft gilt dies für die Atmung, die Flüssigkeitsregulation und insbesondere das Bewusstsein. Mit dem Hirntod können alle diese Funktionen nicht mehr reguliert werden.[49] Das Herz des Patienten hingegen schlägt zwar von sich aus, aber der Kreislauf als solcher muss durch Medikamente unterstützt werden, deren Ausschüttung sonst vom Gehirn gesteuert wird.[50]

Der Hirntod ist eine sehr artifizielle, also künstliche, Situation, die nur auf einer Intensivstation stattfinden kann.[51] Es gibt keinen anderen Ort, wo ein Mensch hirntot werden kann. Das ist auch bislang genau deswegen nie vorgekommen. Dass Patienten kurz nach einem Unfall, vielleicht noch am Unfallort oder auf dem Weg ins Krankenhaus, für Hirntod erklärt wurden, ist eine reine Mär. So etwas kommt nie vor. Stattdessen liegt der Betroffene, dessen Kranken-

---

48 Moskopp: Hirntod: Konzept – Kommunikation. Verantwortung, 2015.
49 Laureys.: Hirntod und Wachkoma, in: Spektrum der Wissenschaft, 2006.
50 Moskopp: Hirntod: Konzept – Kommunikation. Verantwortung, 2015, S. 26.
51 Gespräch und Telefonat mit Dr. Masuhr.

geschichte und Befunde bekannt sind, bewusstlos und künstlich beatmet auf einer Intensivstation. Diese Voraussetzungen, also tiefes Koma und künstliche Beatmung, müssen immer erfüllt sein, bevor die Ärzte überhaupt an eine Hirntoddiagnostik denken. Hiervon gab es nie auch nur eine Abweichung.

Der Hirntod lässt sich dabei aus unterschiedlichen Perspektiven betrachten. Hier zuerst die medizinisch-biologische Sicht: „Zugleich fehlt dem hirntoten Menschen für immer alles was uns dem Grund und nicht nur dem Grad nach von allen anderen Lebewesen unterscheidet. Der hirntote Mensch kann nichts mehr denken, empfinden, wahrnehmen, planen, handeln, entscheiden, verantworten."[52] Die stärker philosophisch-anthropologische Sicht ist zum Beispiel die folgende: „Sowohl an einem Toten, dessen Vitalfunktionen erloschen sind, als auch an einem Hirntoten, dessen Vitalfunktionen künstlich aufrechterhalten werden, ist es, sei es unmittelbar oder durch klinische und apparative Diagnostik, wahrnehmbar, dass eine ursprüngliche Einheit aus Materiellem und Geistigem nicht mehr besteht."[53]

BEISPIEL

Zum Abschluss noch eine, ich gebe es zu, ganz andere Darstellung des Hirntodes. Es ist eine Szene aus dem Kinofilm „Miami Vice". Dieser Film, aus dem Jahre 2006, ist eine Neuverfilmung der Fernsehserie Miami Vice aus den 1980er-Jahren. In diesem Film will sich ein Sonderkommando in eine Drogenschmugglerbande einschleusen, um den Drogenhandel zu verringern.[54] In einer Szene befreit das Sonderkommando eine Kollegin, die mit einer Sprengladung versehen, an einem Stuhl gefesselt ist. Den Zünder dazu hält ein Drogenschmuggler in der Hand, der neben ihr steht:

52 Angstwurm: Der Hirntod aus ärztlicher Sicht, in: Bondolfi/Kostka/Seelmann(Herausgeber): Hirntod und Organspende, 2003.
53 Schmelzer. Den Hirntod verstehen: Auf dem Weg zu einer tragfähigen theologischen Deutung, in: Hilpert, K., Sautermeister, J. (Herausgeber): Organspende – Herausforderung für den Lebensschutz, 2015.
54 https://de.wikipedia.org/wiki/Miami_Vice_(Film) [abgerufen am 30.4.2018].

Polizist: „Zünder sofort fallen lassen!"

Drogenschmuggler: „Wenn ihr mich abknallt, ist sie tot. Drück ab, na los, scheiß drauf, sterben wir eben alle!"

Detective Trudy Joplin: „So wird das nicht laufen. Weißt du warum? Weil nämlich eine Kugel mit 900 Metern pro Sekunde knapp am untersten Punkt dein Gehirn zerdonnert. Dann bist du tot. Deine Finger können nicht mal mehr zucken. Nur du gehst drauf. Sportsfreund, glaubst du mir das?"[55]

Und genau so kam es auch. Der Drogenschmuggler hätte an dieser Stelle mal lieber Detective Trudy Joplin Glauben schenken sollen...

---

55   https://www.imdb.com/title/tt0430357 [abgerufen am 30.4.2018].

Fragen und Antworten zum Hirntod

Es wird immer wieder diskutiert, ob die Angehörigen eines Organspenders Geld für die Spende(n) bekommen sollten. Vielen Menschen ist bekannt, dass Blutspender einen kleinen Obolus erhalten, nachdem sie ihren Lebenssaft gegeben haben.[56] Auch wenn der Körper eines Verstorbenen einer Universität zu Verfügung gestellt wird, damit Studenten hier ihre ersten Anatomiekenntnisse erwerben können, fließt ein wenig Geld. Aber: Bei einer Organspende passiert dies nicht. Werden Organe gespendet, so erhalten die Erben oder Hinterbliebenen keinerlei Geld oder eine andere Form von Honorar.

INFORMATIONEN

Thomas Peters, ein US-amerikanischer Chirurg, hat jetzt in der Zeitschrift JAMA Surgery angeregt finanzielle Anreize zur Steigerung der Spendenbereitschaft vorsichtig zu testen. Eine Befragung von gut 1000 US-Bürgern hat nämlich ergeben, dass eine Zahlung von 50.000 Dollar es für 59 Prozent wahrscheinlicher machen würde, eine Niere zu spenden. Wenig überraschend ist, dass die Bereitschaft, für Geld ein Organ abzugeben, bei Menschen mit geringem Einkommen besonders groß ist.[57] Solche Beträge, die über einen Obolus hinausgehen, sind mehr als ethisch schwierig. Es muss eine genaue Abgrenzung erfolgen, sonst ist die Linie zum Organhandel schnell überschritten.

---

56 https://www.merkur.de/leben/gesundheit/viel-geld-laesst-sich-blut-sperma-oder-muttermilch-verdienen-zr-8176986.html [abgerufen am 20.7.2017].
57 https://www.aerzteblatt.de/treffer?mode=s&wo=17&typ=16&aid=175692&s=organspende [abgerufen am 20.7.2017].

Es ist doch erstaunlich, dass die Empfänger von einer Transplantation profitieren, während dies beim Spender und dem betreuenden Krankenhaus nicht der Fall ist.

>> Die Bereitschaft der Entnahme zuzustimmen würde steigen, wenn damit bspw. das Anrecht auf ein kostenloses Ehrenbegräbnis verbunden wäre.[58]

Professor Hartmut Kliemt, Justus-Liebig-Universität Gießen

Sogar die Beitragszahler zahlen im Falle einer Nierentransplantation, weil die Dialyse höhere Kosten verursacht, als die Betreuung eines Organempfängers. Wir sollten darüber nachdenken, ob nicht zum Beispiel die Beerdigungskosten für Organspender übernommen werden sollten, da diese Finanzierung für viele Menschen wichtig ist.

Die Frage der Organspende stellt sich immer nach dem Hirntod eines Menschen. Es ist natürlich schwierig, sich in einer solchen Situation mit diesem Thema zu beschäftigen. Kommt es dann aber zu einer Zustimmung der Spende, so sprechen Angehörige immer wieder von einem großen Trost, den diese Spende für sie hatte. Ich spreche bewusst von der Familie bzw. den Angehörigen, weil der Spender selbst von dieser Entscheidung nichts mehr mitbekommt. Was heißt das aber konkret?

Nehmen wir nur den Fall, dass bei einer Organspende die Nieren des Toten bei zwei Patienten dazu führen, dass diese nicht mehr dialysieren müssen. Allein durch diese Spende wird, wenn diese erfolgreich ist, ihre Lebensqualität stark verbessert und auch die Dauer ihres Lebens wird sich erhöhen. Diese Aussage ist erst einmal unabhängig davon, wie lange diese Nieren jeweils funktionieren. Ein Nierentransplantierter sagte mir genau dazu: „Auch wenn die Niere nur einen Monat gehalten hätte, wäre dies ein toller Erfolg gewesen." In diesem Fall waren es aber mehr als 15 Jahre. Muss es nicht ein wirklicher Trost sein, dass das Leben eines anderen Menschen wieder ganz normal verläuft? Dass er nicht mehr dialysieren muss und jetzt wieder alles essen kann?

---

58   http://wirtschaftlichefreiheit.de/wordpress/?p=148 [abgerufen am 17.10.2018].

Die meisten Menschen wünschen sich ein neues Organ, wenn sie selbst eines benötigen. Aber nur eine sehr viel geringere Anzahl hat selbst einen Organspendeausweis. Nach einer Forsa-Umfrage sagen ein Drittel der Befragten, dass nur diejenigen ein Organ bekommen sollen, die auch selbst einen Spenderausweis haben.[59,60] Macht das Sinn? Dies kann man kritisch hinterfragen. Gesunde Menschen können sich nur schwer in die Situation von schwerkranken Menschen hineinversetzen. Dies wird schon im täglichen Leben deutlich. Umso schwerer ist es dann auch, die Situation eines schwerkranken Menschen zu verstehen.

Dass diese These ein Fünkchen Wahrheit enthält, wird daran deutlich, dass es auch viele Menschen gibt, die sich ein neues Organ wünschen, obwohl sie vor ihrer Erkrankung der Organspende ablehnend gegenüberstanden.

Muss ein Spender alle Organe spenden?

Eine Frage, die ich immer wieder lese und höre, ist ob denn ein Mensch alle Organe spenden muss? Nutzt jemand den offiziellen Organspendeausweis, so hat er/sie unterschiedliche Optionen. Ich kann zustimmen, dass alle Organe entnommen werden sollen. Alternativ kann ich auch genau die Organe bestimmen, die entnommen werden dürfen und dies auch für solche tun, bei denen genau dies nicht passieren soll. Mit einem solchen Ausweis kann jeder aber auch bestimmen, dass überhaupt kein Organ gespendet werden soll. Auch Menschen, die explizit nicht spenden möchten, sollten also aus genau diesem Grund einen Organspendeausweis ausfüllen und diesen bei sich tragen. Als letzte Option kann ich noch anweisen, dass eine andere Person diese Entscheidung treffen soll. Es sei aber nochmals darauf hingewiesen, dass ich keinen offiziellen Organspenderausweis zur Dokumentation meines Willens benötige. Den Wunsch, nach meinen Hirntod Organspender zu sein, kann ich auch auf jedem normalen Blatt Papier dokumentieren.

Kommen wir zum Zusammenhang zwischen Organspende und einer Patientenverfügung. Die letztgenannte soll eine Regelung zu der Frage schaffen, wie ich mir die letzte Phase meines Lebens wünsche. Welche Maß-

---

59   http://www.focus.de/gesundheit/ticker/umfrage-spenderorgane-nur-fuer-organ-spender_aid_349204.html [abgerufen am 10.1.2018].
60   http://sz-magazin.sueddeutsche.de/texte/anzeigen/45340/Organspenden-nur-fuer-Organspender [abgerufen am 11.1.2018].

nahmen sollen, im Falle eines Sterbeprozesses – wenn ich selbst nicht mehr entscheiden kann – durchgeführt werden? Von welchen möchte ich, dass sie unterbleiben. Auch der Wunsch nach Organspende kann in einem solchen Dokument dargestellt werden.[61]

Die Patientenverfügung kann im Widerspruch zum Wunsch der Organspende stehen, wenn in der erstgenannten zum Beispiel gewünscht wird, dass die Maschinen abgestellt werden, wenn ich keine oder nur noch eine ganz geringe Chance habe, ins Leben zurückkommen; dies kann zum Beispiel heißen, dass ich mit meinen Mitmenschen nicht mehr kommunizieren kann.

Es wurde schon darauf aufmerksam gemacht, dass in einigen Fällen nicht explantiert wird, weil die Intensivmediziner nicht an den Fall der Organspende denken; dies gilt für Ärzte stärker, als für Angehörige. Aber dies ist nicht der einzige Grund, warum nicht in allen möglichen Fällen explantiert wird. Menschen haben nicht nur Angst davor, zu früh für Tod erklärt zu werden: In den letzten Jahren ist auch die Angst gestiegen, dass zu viel behandelt wird. Personen, die diese Befürchtung haben, möchten nicht, dass alle Möglichkeiten der modernen Intensivmedizin genutzt werden. Man überlebt das Prozedere vielleicht, aber das Leben als solches wird dann nicht mehr als lebenswert angesehen. Als Ergebnis sollten Menschen mit dieser Angst eine Verfügung ausstellen, die genau solche Fälle regelt.

Aber auch wenn die Patientenverfügung nicht schriftlich vorliegt, werden die Ärzte von einer Maximaltherapie absehen, wenn die Angehörigen den entsprechen Willen des Patienten zum Ausdruck bringen, sollte dieser nicht mehr ansprechbar sein. Die Frage stellt sich daher, wie Ärzte mit einem Patienten umgehen, der zwar nicht hirntot ist, bei dem aber eine infauste Prognose vorliegt. Gibt es nicht den Wunsch der Organspende, so ist die Sache eigentlich klar: Sobald keine oder nur noch eine ganz geringe Chance einer Verbesserung besteht, wird es nicht zum Hirntod kommen, da die Ärzte vorher die Maschinen abstellen. Was passiert, wenn auch noch Organe gespendet werden sollen? Wie lange können dann alle Beteiligten mit guten Gewissen warten, bis der Hirntod eintritt. Gerade vor dem Hintergrund, dass bei Patienten, die einen Schlaganfall erleiden, ein solcher Status erst

---

61   Bundeszentrale für gesundheitliche Aufklärung: Was ist der Hirntod? 2017.

später zu sehen ist, wird eine solche Frage und die Antwort darauf immer wichtiger. Tritt der Hirntod hier in einem kurzen Zeitrahmen ein, so ist dies durch die Einwilligung zur Organspende abgedeckt. Dehnt sich dieser Zeitrahmen aus, benötigt dies eine explizite Zustimmung, die auch von den Angehörigen eingeholt werden kann.[62]

 BEISPIEL

Dies sind Beispiele typischer Formulierungen von Patientenverfügungen:

Wenn ich mich aller Wahrscheinlichkeit nach unabwendbar im unmittelbaren Sterbeprozess befinde...

Wenn ich mich im Endstadium einer unheilbaren, tödlich verlaufenden Krankheit befinde, selbst wenn der Todeszeitpunkt noch nicht absehbar ist...

Wenn in Folge einer Gehirnschädigung meine Fähigkeit, Einsichten zu gewinnen, Entscheidungen zu treffen und mit anderen Menschen in Kontakt zu treten nach Einschätzung zweier erfahrener Ärztinnen oder Ärzte (...) aller Wahrscheinlichkeit nach unwiederbringlich erloschen ist, selbst wenn der Todeszeitpunkt noch nicht absehbar ist. Dies gilt für direkte Gehirnschädigung z. B. durch Unfall, Schlaganfall oder Entzündung ebenso wie für indirekte Gehirnschädigung z. B. nach Wiederbelebung, Schock oder Lungenversagen. Es ist mir bewusst, dass in solchen Situationen die Fähigkeit zu Empfindungen erhalten sein kann und dass ein Aufwachen aus diesem Zustand nicht ganz sicher auszuschließen, aber unwahrscheinlich ist.[63]

---

62 Erbguth: Hat die Patientenverfügung den Hirntod abgeschafft? Vortrag auf dem 27. Medizin-Theologie Symposium Rothenburg, 27.–29.11.2015.

63 http://www.rechtlichebetreuung.de/pdf/50-formulierungshilfe-patientenverfue-gung.pdf [abgerufen am 10.12.2017].

Die Lösung kann schlicht und ergreifend darin bestehen, dass ich aus-
nahmsweise für den Fall des Hirntodes ein Weiterführen der Intensivmedizin erlaube und zulasse. Auf einer solchen Basis schließen sich Patientenverfügung und Organspende nicht aus. Eine solche Formulierung kann zum
Beispiel so aussehen:

BEISPIEL

„Grundsätzlich bin ich zur Spende meiner Organe und
Gewebe bereit. Es ist mir bewusst, dass Organe nur nach
Feststellung des Hirntodes bei aufrechterhaltenem Kreislauf entnommen werden können. Deshalb gestatte ich aus-
nahmsweise für den Fall, dass bei mir eine Organspende
medizinisch in Frage kommt, die kurzfristige (Stunden bis
höchstens wenige Tage umfassende) Durchführung inten-
sivmedizinischer Maßnahmen zur Bestimmung des Hirntodes nach den Richtlinien der Bundesärztekammer und
zur anschließenden Entnahme der Organe."[64]

Mit Hilfe solcher Formulierungen stehen also Patientenverfügungen und
Organspende nicht im Widerspruch. Es ist wichtig darauf hinzuweisen, da
sowohl Patientenverfügungen als auch die daraus sich ergebende Therapie-
limitierungen einen negativen Effekt auf die Organspende haben.[65]

Kann man Organe vererben?

Mir wurde die Frage gestellt, ob man denn seine Organe vererben kann.
Kann eine Person zum Beispiel einem guten Freund seine Niere vererben?

---

64 Christliche Patientenverfügung mit Vorsorgevollmacht und Betreuungsver-
   fügung: Deutschen Bischofskonferenz und des Rates der Evangelischen Kirche in
   Deutschland, o. J.
65 Blum: Inhousekoordination bei Organspenden – Abschlussbericht, Deutsches
   Krankenhausinstitut, Düsseldorf 2012.

Dazu muss als erste Bedingung erfüllt sein, dass beim Spender der Hirntod eingetreten ist. Dies ist schon sehr unwahrscheinlich. Aber grundsätzlich, und da kommen wir zur nächsten Bedingung, ist ein solcher Gedanke, auch wenn er sehr gut gemeint ist, natürlich nicht sinnvoll, da Spender und Empfänger auch genetisch zusammenpassen müssen. Diese Wahrscheinlichkeit ist bei einer Konstellation, wo der Spenderpool aus einer Person besteht, sehr gering. In einem solchen Fall ist es sinnvoll, einen Organspenderausweis auszufüllen und seine Organe im Falle des Hirntodes auf die gesetzlich geregelte Art zu spenden. Neben der Sinnhaftigkeit ist dies auch nicht anders möglich. Organe wie Niere, Herz, Lunge und Leber sind vermittlungspflichtig. Eine Transplantation muss also zwingend über ein entsprechendes Zentrum abgewickelt werden.[66] Die Passung wird außerdem über Eurotransplant durchgeführt, sodass auch hier keine Möglichkeit des Eingriffs besteht.

Es gab in der Vergangenheit aber mindestens einen Fall, in dem eine solche gerichtete Organspende tatsächlich stattgefunden hat. Dieser ist allerdings schon mehr als zehn Jahre her. In Berlin sind die Angehörigen eines Hirntoten nur dann bereit gewesen Organe zu spenden, falls eine der Nieren an die nierenkranke Frau des Spenders übertragen worden wäre. Obwohl dies eindeutig gegen die Regeln verstoßen hat, hat diese Spende tatsächlich so stattgefunden. Nach den Gesetzen soll die Organvergabe nach den Grundsätzen der Erfolgsaussicht und Dringlichkeit geschehen. Soziale Aspekte spielen keine Rolle.[67]

Kann ein Arzt also dafür sorgen, dass sein kranker Verwandter zum Beispiel eine Niere bekommt? Dazu muss man wissen, dass alle Organe nur über Transplantationszentren vermittelt werden können. Als grundsätzliche Erfolgskriterien gelten dabei insbesondere die Erfolgsaussicht und Dringlichkeit. Außerdem muss Chancengleichheit gewährleistet sein. Der Erfolg der Transplantation wird an der Funktion des Organs festgemacht; damit geht das Überleben des Empfängers mit verbesserter Lebensqualität einher. Die

---

66 http://www.organspende-und-transplantation.de/gesetz.htm [abgerufen am 17.5.2018].
67 https://www.tagesspiegel.de/weltspiegel/ehefrau-bei-organspende-bevorzugt/682470.html [abgerufen am 17.5.2018].

Dringlichkeit ist vom gesundheitlichen Schaden abhängig, der eben mit der Transplantation nicht verursacht wird.

Diese Ziele müssen nun natürlich an konkreten Parametern festgelegt werden, die von Organ zu Organ unterschiedlich sind. Bei der Niere ist dies neben der Blutgruppe, die Wartezeit und die Gewebeübereinstimmung. Ich gehe im Verlauf noch näher darauf ein. Ein gutes, für den Empfänger passendes, Organ zu finden, ist für die Mediziner also keine einfache Aufgabe. Außerdem ist bei der Hirntoddiagnostik, wie schon mehrfach erwähnt, nicht nur ein Arzt in der Verantwortung, sondern es sind zwei, die auch unabhängig von den Transplantationsärzten arbeiten. Handelt es sich um ein kleineres Krankenhaus, sind die verantwortlichen Ärzte auch nicht zwingend aus dieser Klinik. Viel wahrscheinlicher ist es, dass es ein Konsiliararzt ist, der mehrere Krankenhäuser betreut. Auch in einer Uniklinik, eine kleine Gruppe von Ärzten ins Boot zu holen, ist sicherlich nicht ausgeschlossen, aber sehr unwahrscheinlich.

Der springende Punkt ist aber, dass ein Arzt, oder auch ein Ärzteteam an einem Krankenhaus nicht darüber entscheidet, wer ein Organ bekommt. Die Verteilung der Organe ist über die DSO (Deutsche Stiftung Organtransplantation) in Frankfurt bzw. die Organisation Eurotransplant in Leiden (Holland) geregelt. Während die DSO den Transport übernimmt, wird bei Eurotransplant auf Grundlage unterschiedlicher Daten über die beste Passung entschieden. Der Arzt am Krankenhaus des Spenders hat also überhaupt keinen Einfluss darauf.

Bekommen Privatpatienten oder Reiche schneller ein neues Organ?

Die Organverteilung wird für Deutschland, wie bereits erwähnt, über Eurotransplant im holländischen Leiden organisiert. Die Auswahlkriterien sind transparent geregelt. Ob jemand privatversichert ist, mehr oder weniger Geld hat, spielt dabei keine Rolle.

> ❯❯ Wichtig zu erwähnen ist auch, dass – wie in den Vorjahren – keine Anhaltspunkte dafür bestehen, dass privatversicherte Patienten bevorzugt behandelt oder transplantiert worden wären.
>
> *Prüfungsbericht der Überwachungskommission*

Es ist deutschlandweit kein Fall bekannt, in dem eine Geldzahlung eines Patienten dazu geführt hat, dass er oder sie schneller ein Organ erhalten hat. Über kommerziellen Handel mit Organen wird ebenfalls viel berichtet. Zum einen ist dieser grundsätzlich verboten. Zum anderen hat ein solcher Weg in Deutschland eine sehr geringe Bedeutung.[68] Dies geht auch aus dem jüngsten Prüfungsbericht der Überwachungskommission gemäß § 11 Abs. 3 S. 4 TPG (Transplantationsgesetz) und Prüfungskommission gemäß § 12 Abs. 5 S. 4 TPG hervor. Dort heißt es:

„Im Jahre 2012 gab es Vermutungen, dass Privatpatienten schneller ein Organ bekommen. An dieser Stelle soll nicht diskutiert werden, ob es ein guter Stil ist aufgrund von Glauben solche Thesen aufzustellen. Es stellt sich aber schnell heraus, dass eine solche Besserbehandlung nicht möglich ist, weil in der Matchingliste der Versichertenstatus gar nicht auftaucht. Da hilft es auch nicht, wenn Ärzte bei Privatpatienten mehr Honorar abrechnen können."[69,70]

Im Sommer des Jahres 2018 wurde Niki Lauda überraschend eine Lunge transplantiert. Schnell kam die Frage auf, ob und warum er so schnell ein neues Organ bekommen habe. Diese Frage habe ich Professor Dr. Axel Haverich gestellt, der seit 1996 Direktor der Klinik für Klinik für Herz-, Thorax-, Transplantations- und Gefäßchirurgie der Medizinischen Hochschule Hannover ist. Er sagt dazu: „In Hannover hätte er wahrscheinlich noch schneller eine Lunge erhalten. Bei diesen Diskussionen kommt immer wieder die Frage auf, ob denn Prominenten schneller ein Organ zur Ver-

---

68 https://www.abda.de/pressemitteilung/organspende-apotheker-klaeren-ueber-vorurteile-auf/ [abgerufen am 14.10.2017].
69 http://www.taz.de/!5084394 [abgerufen am 25.5.2018].
70 https://www.aerztezeitung.de/politik_gesellschaft/organspende/article/821024/transplantationen-privatpatienten-boeser-verdacht.html [abgerufen am 25.5.2018].

fügung gestellt wird. Dafür lassen sich keine Belege finden, und wir handeln auch nicht entsprechend. Eurotransplant hat sich dies für die Gruppe der Privatpatienten angeschaut und auch hier keine bevorzugte Behandlung finden können."[71] Angemerkt sei noch, dass der Vermittlungsprozess natürlich auch in Hannover nicht schneller stattfindet, als dies in Wien geschehen kann. Die einzige Möglichkeit, Zeit zu gewinnen kann nur darin bestehen, dass der Patient schneller auf die Liste kommt.

Ist es unmoralisch, nach seinem Tod nicht mehr unter das Messer zu wollen?

Ich finde, dass es in einem ersten Schritt wichtig ist, sich mit diesem Thema überhaupt zu beschäftigen. Dabei geht es zum einen um die eigene Person: Will ich meine Organe nicht spenden, sobald der Hirntod eintritt, so sei die Frage erlaubt, wie ich mit dem Empfang eines Organs umgehe, wenn ich dies benötigen sollte. Dass diese Wahrscheinlichkeit größer ist, als selbst eines zu spenden, wird allein schon durch den Umfang der Warteliste deutlich. Sicherlich hat niemand sein Recht auf ein Organ verwirkt, wenn dieser Mensch eine Spende im Fall eines Hirntodes ablehnt. Menschen können sich in andere Situationen nur sehr bedingt hineinversetzen. Handelt es sich um eine lebensbedrohliche Situation, wie dem Versagen einer Leber oder einer Lunge, wird dies noch schwieriger. Nicht anders verhält es sich, wenn Patienten plötzlich dialysieren müssen, um zu überleben. Aber so einfach ist es natürlich nicht, den Empfang eines Organs zu akzeptieren, obwohl man vor der Erkrankung noch strikt dagegen war.

Jeder sollte sich aber auch deswegen zu einer Entscheidung durchringen, weil niemand diese seinen Angehörigen überlassen sollte bzw. man aus meiner Sicht kaum erwarten kann, dass sie sich entscheiden. Schon deswegen sollte hier Klarheit herrschen. Dazu ist es gut einen Organspenderausweis ausgefüllt zu haben. Es ist aber schon ein Schritt in die richtige Richtung, wenn man mit seinen Angehörigen gesprochen und so seinen Willen geäußert hat.

---

71 http://www.spiegel.de/gesundheit/diagnose/eurotransplant-privatpatienten-werden-bei-organspende-nicht-bevorzugt-a-854327.html [abgerufen am 8.8.2018].

Nun gibt es aber zum Beispiel religiöse Gründe, die immer wieder als Gegenargument für eine Organspende angeführt werden. Eines ist, dass ich dem Schöpfer als ganze Person gegenüberstehen möchte; dies schließt eine Operation mit einer anschließenden Explantation aus. Bei dieser Aussage frage ich mich natürlich schon, was das für ein Schöpfer ist, der mich, weil ich einem anderen Menschen Leben geschenkt habe, dafür nun als zweitklassig darstellt? Brauche ich einen solchen Schöpfer? Zum Abschluss noch eine schwierige Frage: Die Zeugen Jehovas überlassen die Entscheidung über eine Organtransplantation jedem einzelnen. Sie lehnen aber Blutspenden ab. Soll ein Zeuge Jehovas auf die Wartliste kommen, wenn nach einer Transplantation eine Blutspende höchst wahrscheinlich ist?[72] Dies kann zum Beispiel bei der Leber der Fall sein.

Gibt es eine Altersgrenze bei der Organspende?

Bei Organen und Geweben existiert keine feste Altersgrenze mehr. Entscheidend ist, wie gut die Funktion ist und wie es um das biologische Alter steht. Allerdings wird mit steigendem Alter die Organfunktion grundsätzlich schlechter. Doch die funktionstüchtige Niere einer über 70-jährigen kann besser sein, als die eines jungen Menschen, wenn dieser zum Beispiel Drogen konsumiert hat. In den USA haben genau deswegen die Organtransplantationen zugenommen, weil mehr Menschen Drogen zu Opfer gefallen sind, deren Organe die Ärzte transplantieren. Die Einjahresfunktion war dabei fast so gut, wie bei den Organen, die von nicht drogenabhängigen Hirntoten stammten. In Deutschland ist bei Drogenkonsum eine Organspende ausgeschlossen. Zurück zur Altersverteilung: Die folgende Tabelle 1 zeigt wie sich das Spendenalter bei den Herztransplantationen verhält:

TAB. 1: SPENDERALTER BEI HERZTRANSPLANTATIONEN

Transplantationen mit bekanntem Spenderalter	2016 n %	2015 n %
Altersverteilung (in Jahren)	N = 277	N = 271
< 20 Jahre	32 (11,55 %)	34 (12,55 %)
20 – 29 Jahre	40 (14,44 %)	43 (15,87 %)

---

72 https://www.jehovaszeugen.de/Wie-wir-ueber-medizinische-Behandlu.76.0.html [abgerufen am 13.12.2018].

(FORTSETZUNG)

Transplantationen mit bekanntem Spenderalter	2016 n %	2015 n %
30 – 39 Jahre	41 (14,80 %)	39 (14,39 %)
40 – 49 Jahre	70 (25,27 %)	73 (26,94 %)
50 – 59 Jahre	71 (25,63 %)	70 (25,83 %)
60 – 69 Jahre	21 (7,58 %)	12 (4,43 %)
70 – 79 Jahre	≤ 3 (0,72 %)	0 (0,00 %)
≥ 80 Jahre	0 (0,00 %)	0 (0,00 %)
Gesamt	277 (100 %)	271 (100 %)

Quelle: Bundesauswertung zum Erfassungsjahr 2016 Herztransplantation Qualitätsindikatoren (12.07.2017): IQTIG .

Schauen wir uns an, mit welchen Ergebnissen Menschen leben, die ein Organ erhalten haben, das auf den ersten Blick nicht als optimale Wahl erschien, so erleben wir ein blaues Wunder. Ich habe mich mit einem Nierentransplantierten unterhalten, der ein Organ von einem knapp 70-jährigen Toten erhalten hat. Die Vermutung liegt nahe, dass ein solches Organ nur einen kurzen Ersatz bringt und die Dialyse bald wieder laut ruft. Davon kann aber in diesem Falle überhaupt keine Rede sein. Dieser Mensch lebt nun schon mehr als 20 Jahre mit dem Organ – und das mit einer durchaus guten Leistung. Ein Ende ist bisher nicht abzusehen. Was will ich damit sagen? Wenn überhaupt, so sollte doch besser ein Arzt beurteilen, ob ein Organ zur Transplantation geeignet ist oder man besser von einer Explantation absieht. Den Medizinern liegt der aktuelle Stand der Wissenschaft vor und sie kennen auch die diversen Bewertungskriterien. Alle diese Informationen hat ein Normalbürger nicht zur Verfügung.

In der überwiegenden Anzahl der Fälle wird nicht nur ein Organ entnommen, sondern mehrere. Mögliche Organe, die für eine Transplantation in Frage kommen, sind neben den zwei Nieren, die Leber, die Lunge, das Herz, die Bauchspeicheldrüse (Pankreas) und der Dünndarm. Sieben bis acht Menschen können also von der Organspende eines Menschen profitieren. Welche Organe entnommen werden, hängt vom Willen des Toten, aber auch von seinem Gesundheitszustand ab.[73] Der Vollständigkeit halber soll erwähnt werden, dass neben den Organen auch Gewebe zur Transplantation in Frage kommt: Dies kann die Hornhaut sein, aber auch Herzklappen, Gefäße, Haut, Sehnen oder Knochen sind möglich. Im Rahmen des Organspendeausweises kann jeder auch dieser Entnahme explizit zustimmen bzw. sie ausschließen. Liegt die Willensäußerung dazu nicht schriftlich vor, kann der angenommene Wille auch von den Angehörigen erteilt werden.

Wird beim Hirntodkonzept der Sterbeprozess unterbrochen?

Das Argument, dass die Organspende den Sterbeprozess unterbricht, meint, dass das Betreten der neuen Welt und das Verlassen unserer, ein Prozess ist. Niemand könne sagen, wann er vorbei sei. Einige Kulturen gehen davon aus, dass der Verstorbene noch einige Zeit im Raum ist, in anderen Kulturkreisen wird das Fenster geöffnet, damit die Seele die irdische Welt verlassen kann. Die Kritiker argumentieren, dass die Organentnahme nun genau diesen Sterbeprozess unterbricht.[74]

Ich habe dieses Argument nie wirklich verstanden. Ich habe vielmehr den Eindruck, dass hier eine sehr romantische Vorstellung zu Grunde liegt, wie Menschen sterben wollen und wie der Tod eintreten soll. Diese sieht so aus: Die gesamte Familie steht um das Bett der sterbenden Person und diese äußert ihre letzten Worte. Idealerweise beinhalten diese Worte entweder ein Vermächtnis oder einen tiefen Sinn. Dann kommt der Augenblick des letzten Atemzuges – und der Mensch verstirbt ruhig und friedlich im Beisein seiner Liebsten. Ich kann gut verstehen, dass viele Menschen sich so ihren eigenen Tod wünschen – und ich kann auch gut nachvollziehen, dass ein Großteil anderer Menschen wünscht, so zu sterben.

Über die heutige Intensivmedizin gibt es zurecht ganz unterschiedliche Meinungen. Für viele ist sie seelenlos, was für nicht wenige Bereiche sicherlich zutreffend ist. Aber wie die gesamte moderne Medizin, hat sie unser Leben nicht nur verlängert, wir erleben auch das Alter in einem besseren Gesundheitszustand. Dies heißt aber auch, dass der Tod Stück

---

73 http://www.focus.de/gesundheit/arzt-klinik/organspende/tid-6841/organspende_aid_66484.html [abgerufen am 10.8.2017].

74 https://www.hr-inforadio.de/programm/themen/warum-menschen-sich-gegen-organspende-entscheiden,organspende-102.html [abgerufen am 23.5.2018].

für Stück immer weiter verschoben wurde. Niemand wird dies wirklich in Frage stellen oder schlecht finden. Damit geht natürlich auch einher, dass sich nicht nur der Tod, sondern auch das Sterben verändert hat. Dass das Herz aufhört zu schlagen und ein Mensch nicht mehr atmet, war vor 100 Jahren ein gutes Zeichen dafür, dass jemand Tod ist. Heute ist dies kein sicheres Todeszeichen mehr. Es gibt natürlich noch Menschen, die von ihren Liebsten umgeben, friedlich einschlafen. Aber die Anzahl der Personen, die im Krankenhaus oder gar auf einer Intensivstation versterben, ist eben stark angestiegen. Nur sechs Prozent der Deutschen möchten ihre letzten Tage im Krankenhaus verbringen, aber fast die Hälfte der älteren Menschen sterben in einer Klinik.[75,76]

Zurück zur Unterbrechung des Sterbeprozesses: Es erschließt sich mir nicht, warum dieser ausgerechnet an dieser Stelle eine Pause einlegen sollte, wo doch der Tod des Menschen bereits festgestellt wurde. Dass der Hirntod ein artifizielles Momentum hat, muss nicht nochmals wiederholt werden. Selbst wenn die Organentnahme eine solche Unterbrechung ist, wird sie nicht dadurch mehr als gerechtfertigt, dass mehrere Menschenleben gerettet werden können? Ich habe bereits auf die Verlängerung des Lebens durch die moderne Intensivmedizin hingewiesen. Auch diese kann als Verzerrung bzw. Unterbrechung des Sterbeprozesses angesehen werden. Wenn Patienten zum Beispiel an eine ECMO angeschlossen werden – einem Gerät, das die Herz- und Lungenfunktion unterstützt oder sogar vollständig übernehmen kann – geschieht doch genau dies. Das Herz, in dieser Argumentation der zentrale Kitt, der die Seele an den Körper bindet, fällt aus und muss mindestens zeitweilig ersetzt werden. Wenn jemand dem Herzen diese Bedeutung gibt, findet hier bereits eine Unterbrechung des Sterbens statt.

An dieser Stelle wird erneut die Frage des intermediären Lebens oft thematisiert. Darunter verstehen die Anhänger ein „zeitlich begrenztes Überleben von Zellen und Zellsystemen über den Hirntod hinaus bis zum Absterben der letzten Zelle (absoluter oder totaler Tod). Im intermediären Leben auslösbare Reaktionen werden als „supravital" bezeichnet. Über den Hirn-

---

75   http://www.spiegel.de/gesundheit/diagnose/palliativmedizin-studie-zeigt-grosse-regionale-unterschiede-a-1060629.html [abgerufen am 23.5.2018].

76   https://faktencheck-gesundheit.de/de/faktenchecks/faktencheck-palliativversorgung/interaktive-karte/im-krankenhaus-sterbende-65 [abgerufen am 23.5.2018].

tod hinaus (aber auch nach dem Herztod) haben einige Zellen eine längere Überlebenszeit. Nur deswegen können die Ärzte gekühlte Organe auch nach einiger Zeit wieder in einen anderen Körper implantieren.[77] Hier sind einige Beispiele genannt:

- 90 Minuten nach dem Herzstilland besteht eine elektrische Erregbarkeit des Herzens
- Zwei Stunden nach dem Herzstilland kann eine Gänsehaut ausgelöst werden
- 150 Minuten nach dem Herzstilland kann durch Anschlagen des Oberschenkelmuskels im unteren Drittel mit einem Reflexhammer eine Aufwärtsbewegung der Kniescheibe ausgelöst werden.
- 8 Stunden nach dem Herzstilland bleiben die Zellen der Muskeln Leben, weil sie ihre Energieversorgung für Stunden auch ohne Sauerstoff aufrechterhalten können.
- 24 Stunden nach dem Herzstilland arbeiten Magen und Darm weiter.
- 27 Stunden nach dem Herzstilland kann die Augenringmuskulatur elektrisch gereizt werden.
- 30 Stunden nach dem Herzstilland sondert die Haut Schweiß ab, wenn ihr Adrenalin injiziert wird.
- 46 Stunden nach dem Herzstilland können die Pupillen durch Medikamente wie z. B. Adrenalin zu Reaktionen angeregt werden.
- 64 Stunden nach dem Herzstilland sind die Spermien funktionsfähig.
- 72 Stunden nach dem Herzstilland können die Hornhäute der Augen noch transplantiert werden.[78]

Bei einer Mumie, die vor 2300 Jahren luftgetrocknet wurde, haben sich die Forscher die Rippenknochen angeschaut. Besonders interessant war daran die aktive alkalische Phosphatase. Dies ist eine Gruppe von Enzymen, die an unterschiedlichen Arten von Stoffwechselreaktionen beteiligt ist. Ein gesunder Mensch hat sie in seinem Dünndarm, in den Knochen oder auch in der

---

77   https://www.pschyrembel.de/Intermedi%C3 %A4res%20Leben/K0CMJ [abgerufen am 10.10.2017].
78   http://www.organspende-wiki.de/wiki/index.php/Intermedi%C3 %A4res_Leben [abgerufen am 10.10.2017].

Leber.[79] Wissenschafter haben die aktive alkalische Phosphatase in der Mumie mit frischer verglichen und das mumifizierte Enzym aus den Rippen- oder Beckenknochen hatte immer noch 65 Prozent der biologischen Aktivität. Selbst nach 2300 Jahren bleibt das Enzym auf der anorganischen Matrix strukturell und funktionell voll intakt. Wenn man das Enzym hingegen zwei Stunden einer wässrigen Lösung bei 25 Grad Celsius aussetzt, so verliert es nach diesem Zeitraum seine Funktion.[80] Lebt die Mumie deswegen?

Für Kritiker ist die Tatsache, dass einige Zellen länger leben als andere, ein Argument gegen die Organentnahmen. Es stellt sich bei dieser Argumentation natürlich schon die Frage, was denn statt einer Organentnahme passieren soll? Eine Therapie ist aber dann nicht mehr sinnvoll. Ich komme nochmals zurück auf die vierte Fortschreibung: „Das unwiderrufliche Erlöschen der Gehirnfunktion wird entweder durch die in dieser Richtlinie dargestellten Verfahrensregeln oder durch das Vorliegen anderer sicherer Todeszeichen, wie Totenflecke oder Leichenstarre, nachgewiesen. Liegt ein anderes sicheres Todeszeichen vor, so ist damit auch der irreversible Hirnfunktionsausfall eingetreten und nachgewiesen."[81]

Obwohl es hier immer weitere Fortschreibungen und Anpassungen gibt, bewegen wir uns auf bekannten Pfaden. Dazu nochmals aus dem Vorwort der vierten Fortschreibung: „Diese Vierte Fortschreibung der Richtlinie kombiniert Bekanntes und Bewährtes mit aktuellen Erkenntnissen der medizinisch-wissenschaftlichen Forschung sowie der klinisch-praktischen Tätigkeit, wobei zu unterstreichen ist, dass die Grundlagen der Feststellung des irreversiblen Hirnfunktionsausfalls seit mehr als 30 Jahren unverändert sind."[82]

---

79 https://fet-ev.eu/diagnostik/alkalische-phosphatase [abgerufen am 28.8.2018].
80 Weser: Konserviertes Leben, in: Forschung das Magazin der DFG, 1994.
81 http://www.bundesaerztekammer.de/fileadmin/user_upload/downloads/irrev.Hirnfunktionsausfall.pdf [abgerufen am 10.10.2017].
82 http://www.bundesaerztekammer.de/fileadmin/user_upload/downloads/irrev.Hirnfunktionsausfall.pdf [abgerufen am 10.10.2017]

Dürfen Ärzte Leichen beatmen?

Bereits 1744 soll in England ein Chirurg einen erstickten Bergmann wieder ins Leben zurückgeholt haben. Mit Elektroschocks ließ sich der erloschene Herzschlag wiederherstellen, obwohl er nicht wahrgenommen werden konnte und dies als eindeutiges Todeszeichen galt. Im 18. Jahrhundert konnten Ärzte ein dreijähriges Kind mit Stromstößen von außen auf die Brust wiederbeleben. Ende des 19. Jahrhunderts konnte sie Kammerflimmern mit elektrischem Strom am Tierherzen in einen gesunden Rhythmus wieder zurückführen.[83] Die Herzrhythmusstörung Kammerflimmern ist die häufigste Ursache für den plötzlichen Herztod.[84] So kamen schon zu dieser frühen Zeit Zweifel auf, ob das Aussetzen des Herzschlages oder der Atmung ein sicheres Todeszeichen ist. Heute wissen wir, dass diese beiden Merkmale keine sicheren Kennzeichen für das Ableben eines Menschen sind. Als sicher gelten aber zum Beispiel die Todesstarre oder die Todesflecken. Wenn unter anderem diese auftreten, wissen speziell die Fachleute, dass ein Mensch tot ist.[85] Der Hirntod ist erst mit dem Aufkommen der modernen Intensivmedizin als sicheres Todeszeichen hinzugekommen. Aber wie kam es dazu?

Bis zum Ende der 1950er-Jahre gab es keinen Hirntoten. Der Grund ist einfach: Es gab noch keine künstliche Beatmung und auch noch keine moderne Unterstützung des Herz- und Kreislaufsystems. Die moderne Intensivmedizin war noch nicht geboren. Kam es zu einer schweren Hirnschädigung, so setzte der Atem aus, und der Kreislauf brach zusammen. Das Ergebnis war der für jeden sichtbare Tod mit einem kalten, nicht durchbluteten Körper ohne Herzschlag; dabei ist der Hirntod schon vorher eingetreten. Waren die Hirnschäden weniger stark, so war das Ergebnis zum Beispiel ein Wachkoma, bei dem der Patient noch selbstständig atmen konnte. Ab den 60er-Jahren wurde mehr und mehr künstlich beatmet. Die französischen Ärzte Mollaret und Goulon beschrieben genau deswegen das

---

83 http://www.kardionet.de/die-geschichte-des-defibrillators [abgerufen am 9.4.2018].
84 https://www.apotheken-umschau.de/Kammerflimmern [abgerufen am 31.5.2018].
85 https://de.wikipedia.org/wiki/Hirntod#Geschichte [abgerufen am 10.12.2017].

Coma depassé. Sie verstehen darunter einen Zustand jenseits des Komas und meinen damit einen Zustand, der keinen Weg mehr zurück ins Leben ermöglicht. Es war eine neue Möglichkeit, die der künstlichen Beatmung unbekannt war. Die Ärzte hatten Patienten beobachtet, deren Gehirn nach einem längeren Atemstillstand durch Sauerstoffmangel zerstört war. Dieser Zustand war auch nicht mehr zu ändern, während der Körper durch künstliche Beatmung scheinbar am Leben erhalten wurde.[86]

Das Konzept des Hirntodes entwickelte sich parallel und unabhängig von der Transplantationsmedizin. 1968 wurde dann vom Harvard Committee der Hirntod definiert. Ohne auf alle Details einzugehen, kann nur festgestellt werden, dass das Hirntod-Konzept und die Transplantation unterschiedliche Wurzeln haben und sich erst spät berührten.[87] Freilich ändert dies nichts daran, dass hier zum einen eine Todesdefinition vorgeschlagen wurde, die sich durch die Fortschritte in der Notfall- und Intensivmedizin ergeben hat. Hier kann trotz eines vorhandenen Herzschlages die Hirnfunktion für immer erloschen sein. Zum anderen wurde deutlich, dass die bisher als sicher geltenden Todeszeichen keine Organtransplantation erlauben.[88]

Wurde der Hirntod definiert, um transplantieren zu können?

Über neue Techniken der Intensivmedizin konnten Ärzte plötzlich Menschen, die sonst ganz offensichtlich verstorben wären, weiter künstlich für längere Zeit beatmen. Sie konnten ihnen so manchmal eine Brücke zurück ins Leben bauen. War dies nicht möglich, musste man eine neue Todesdefinition finden. Schließlich ist es nicht vertretbar eine Leiche weiter zu behandeln. Ab wann sollten tatsächlich besser die Maschinen abgestellt werden?

Die Antwort, die seinerzeit von Mollaret und Goulon gegeben wurde, ist auch heute noch gültig: genau dann, wenn der Zustand des Coma depass' oder auch Hirntod genannt, eingetreten ist. Der Hirntod hat also nur die

---

86   http://www.dober.de/ethik-organspende/hirngeschi.html [abgerufen am 15.02.2018].
87   Machado u. a.: The concept of brain death did not evolve to benefit organ transplants, J Med Ethics, 2007.
88   Ad Hoc Committee: A definition of irreversible coma: report of the ad hoc committee of the harvard medical school to examine the definitionofbraindeath. JAMA205, 1968 S. 337–340.

Frage beantworten sollen, bis wann eine Behandlung Sinn macht. Der Zusammenhang zur Transplantation kam erst viel später.

Dr. Christina Schleicher von der DSO ergänzt:

„Der Hirntod steht per se in keinem Zusammenhang zu einer Organspende. Die Hirntoddiagnostik ist primär ein Instrument der Feststellung sicherer Todeszeichen vor dem Hintergrund der Fragestellung über eine Therapiebeendigung. In Bezug auf die Organspende wird nach der Todesfeststellung die Entscheidung der Angehörigen nach dem mutmaßlichen Willen des Verstorbenen erfragt, wenn sich der Verstorbene dazu nicht zu seinen Lebzeiten schriftlich oder mündlich geäußert hat. Danach werden dann im Falle einer Zustimmung zu einer Organspende die intensivmedizinischen Maßnahmen aufrechterhalten bis zur Organentnahme. Bei einer Ablehnung einer Organspende werden die intensivmedizinischen Maßnahmen eingestellt."[89]

Natürlich gibt es aber Hinweise, die auf den Hirntod hindeuten. Zuerst fällt sicherlich auf, dass die Pupillen des Patienten erweitert sind und sich auch nicht verändern, wenn ein Arzt sie zum Beispiel mit einer Taschenlampe anleuchtet; sie werden dann nicht kleiner, wie jeder dies normalerweise erwarten würde und kennt. Es versteht sich von selbst, dass dieser Zustand nicht durch Medikamente verursacht sein darf. Solche Patienten müssen künstlich beatmet sein und im Koma liegen. Da deswegen der Schleim nicht mehr selbstständig die Bronchien verlassen kann, muss dieser von außen regelmäßig abgesaugt werden. Normalerweise hat ein solcher Eingriff immer einen Würgereflex zur Folge. Bleibt dieser aus, deutet dies auf den Hirntot hin. Diese Hinweise können zwar Pflegekräfte und Ärzte sehen, für Angehörige sind sie meist weniger eindeutig. Für sie sehen Hirntote wie Schlafende aus.

Mit dem Hirntod geht auch einher, dass die Patienten, ihre Körpertemperatur unabhängig von der Umgebungstemperatur nicht mehr konstant halten können. Der Fachbegriff lautet Poikilothermie.[90] Eine steigende Unterkühlung

---

89 Persönliches Gespräch.
90 http://www.wissen.de/lexikon/poikilothermie [abgerufen am 10.10.2017].

des Körpers wird durch Heizdecken oder sonstige Zuführung von Wärme ausgeglichen. Mit anderen Hirnstamm-Symptomen tritt auch eine sog. Diabetes insipidus auf. Das ist eine ist eine Hormonmangelerkrankung, die durch eine extrem hohe Harnausscheidung von fünf bis 25 Litern pro Tag charakterisiert ist.[91]

Vor dem Hirntot bemerken Fachleute auch einen kontinuierlichen Blutdruckanstieg, der mit einem geringen Puls einhergeht. Sie nennen dies den Cushing-Reflex. Ausgangspunkt ist zum Beispiel eine Blutung, die durch eine Schwellung mehr Raum im Gehirn fordert. Dadurch steigt der Hirndruck. Bleibt der Blutdruck nun gleich, sinkt die Durchblutung – und damit die Sauerstoffversorgung des Gehirns. Um dies auszugleichen steigt der Blutdruck und gleichzeitig sinkt der Puls.[92,93]

Wie sich das Gehirn stranguliert

Der Grund für den Hirntod besteht immer in einer nicht mehr vorhandenen Versorgung des Gehirns mit Sauerstoff und Glukose. Bereits nach einer ungefähr 12 Sekunden andauernden vollständigen Unterbrechung der Sauerstoffzufuhr zum Gehirn tritt eine Bewusstlosigkeit ein. Nach diesem Zeitraum findet sich kein molekularer Sauerstoff mehr in der grauen Substanz des Kortex. Außerdem sind erste EEG-Veränderungen zu sehen. Ist das Gehirn drei bis sechs Minuten ohne Sauerstoff, so gehen bereits erste Zellen zu Grunde, sodass sie sich nicht wieder regenerieren können; schwerste Hirnschädigungen können die Folge sein. Nach ungefähr vier Minuten ist die freie Glukose aufgebraucht, und nach vier bis fünf Minuten können erste Abbauprozesse in den Nervenzellen einsetzen. Dauert der Sauerstoffmangel länger als neun Minuten an, führt dies in der Regel zum irreversiblen Hirntod. Der Hirntod beginnt häufig damit, dass zuerst die Großhirnrinde funktionslos wird. Danach bewegt sich dieser Prozess bis zum Hirnstamm. Dies wird deutlich, indem die Hirnstammreflexe stückweise nicht mehr funktionieren, was schließlich in einem Atemstillstand endet.[94] Etwaige verbliebene Nervenzellen können sich,

---

91   http://flexikon.doccheck.com/de/Diabetes_insipidus [abgerufen am 11.10.2017].
92   https://www.youtube.com/watch?v=zFyVG5flJPQ [abgerufen am 8.12.2017].
93   Richtlinien zur Organtransplantation gem. § 16 TPG der Bundesärztekammer, in: Deutsches Ärzteblatt (Heft 49 v. 7.12.2007).
94   Kollmann-Fakler: Prognosekriterien und Outcome der hypoxischen Hirnschädigung nach Herz-Kreislauf-Stillstand, München, Dissertation, 2011.

dies gilt für alle Neuronen, auch nicht teilen. Deswegen kann es auch nicht mehr auf diesem Weg zu einer Regeneration von defekten Arealen kommen.

 INFORMATIONEN

Jetzt lässt sich argumentieren, dass sich die Nervenzellen, wie dies bei einer Muskelzelle auch üblich ist, einfach auf eine andere Energiegewinnung umstellen sollen. Es gibt schließlich noch den anaeroben Stoffwechsel, der ohne Sauerstoff auskommt. Im Vergleich zum aeroben Stoffwechsel gewinnt die Nervenzelle aber auf diesem Wege viel weniger Energie. Es sind nicht mehr 38 mol ATP (Adenosintriphosphat) sondern nur noch zwei mol ATP. Dies reicht nicht aus, damit die Neuronen ihre Funktionen aufrechterhalten können. Vermehrt fallen nun die Stoffwechselprodukte wie anorganisches Phosphat und Laktat in den Zellen an. Über weitere Zwischenprodukte ist das Ergebnis ein zytotoxisches Hirnödem. Die Blut-Hirn-Schranke öffnet sich, und es tritt proteinhaltige Blutflüssigkeit in die Zwischenräume. Es entwickelt sich das sogenannte vasogene Hirnödem. Es entsteht immer dann, wenn das Hirn nicht mehr ausreichend mit Sauerstoff versorgt wird. Der Hirntod führt zu einem irreparablen Funktionsverlust des gesamten Gehirns, obwohl der Kreislauf durch eine kontrollierte Beatmung und andere intensivmedizinische Maßnahmen wiederhergestellt und dann auch auf Dauer aufrechterhalten werden kann.[95]

Grundsätzlich können die Gründe für eine mangelnde Sauerstoffversorgung im Gehirn selber liegen. Hierfür hat sich der Begriff der primären Hirnschädigung etabliert. Dies kann durch Blutungen, Durchblutungsstörungen, Tumore und Entzündungen des Hirns sowie schwere Schädel-Hirn-Verlet-

---

95 Kollmann-Fakler: Prognosekriterien und Outcome der hypoxischen Hirnschädigung nach Herz-Kreislauf-Stillstand, München, Dissertation, 2011.

zungen bedingt sein. Die Ursache kann auch außerhalb des Gehirns liegen; zu einer Schädigung des Gehirns kommt es aber trotzdem. Dies lässt sich unter einer sekundären Hirnschädigung zusammenfassen. Dies kann durch einen Kreislaufstillstand oder einer Vergiftung entstehen. Das Gehirn ist durch den Kreislaufstillsand nicht mehr mit Sauerstoff versorgt.[96]

Daraus ergibt sich die Frage, welche Ursachen der Hirntod hat. Die folgende Grafik beschreibt genau dies.

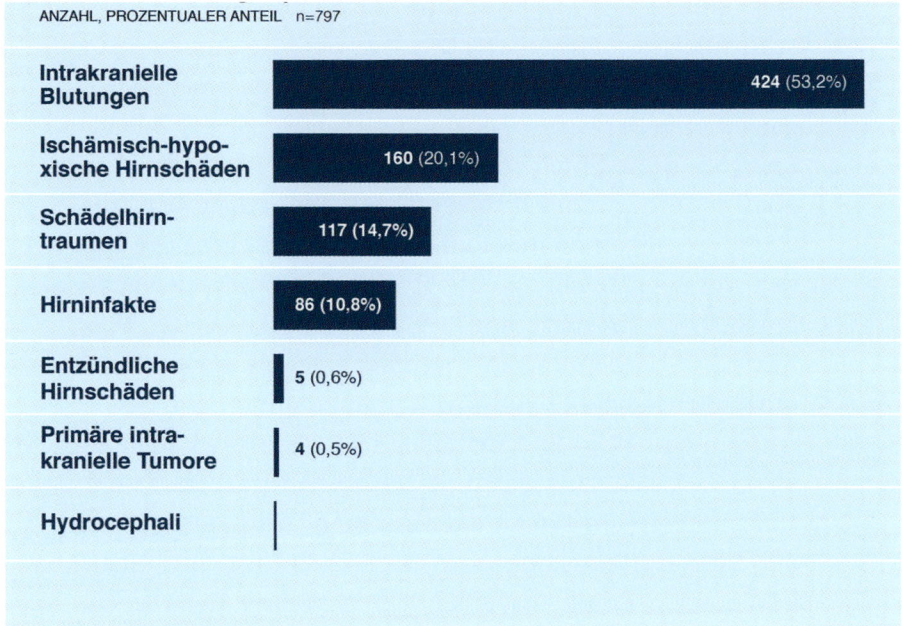

ANZAHL, PROZENTUALER ANTEIL   n=797

Intrakranielle Blutungen	424 (53,2%)
Ischämisch-hypoxische Hirnschäden	160 (20,1%)
Schädelhirntraumen	117 (14,7%)
Hirninfakte	86 (10,8%)
Entzündliche Hirnschäden	5 (0,6%)
Primäre intrakranielle Tumore	4 (0,5%)
Hydrocephali	

Abb. 7: Todesursachen der Organspender (Deutschland 2017)

Quelle: DSO, Grafik: BrawandRieken.

53,2 Prozent der hirntoten Menschen verstarben im Jahre 2017, weil sie eine intrakranielle Blutung erlitten haben – darunter ist eine Blutung im Inneren des Schädels zu verstehen. Dieser Zustand ist lebensgefährlich. Intrakranielle Blutungen lassen sich in unterschiedliche Kategorien einteilen, die vom genauen Ort der Blutung abhängen.[97] Die Ursachen für eine Hirnblutung sind sehr unterschiedlich. Meist handelt es sich um ein Trauma in Folge eines

---

96   http://hirntod-diagnose.de/diagnose.html [abgerufen am 13.4.2018].
97   http://de.healthline.com/health/intrakranielle-blutungen [abgerufen am 10.11.2017].

Verkehrsunfalles oder eines Sturzes. Sie kann aber auch durch einen zu hohen Blutdruck oder durch Gerinnungsstörungen auftreten.[98] Was auch immer die Ursache war, nach der Blutung bildet sich, wie dies auch im Rest des Körpers der Fall ist, ein Bluterguss. Im Gehirn jedoch kann das Blut nicht nach außen ausweichen, da dieses Organ fast vollständig von Knochen ummantelt ist. Deswegen drückt das angeschwollene Hämatom nicht nach außen, sondern presst das umliegende Hirngewebe zusammen; insgesamt führt eine Blutung zum Anstieg des Hirndrucks. Je nach Ausmaß der Blutung erleiden die umliegenden Bereiche eine Schädigung oder sterben ab.[99]

An zweiter Stelle stehen die sogenannten ischämisch-hypotoxischen Hirnschäden. Lag die Ursache dafür aber bei der zuerst genannten Kategorie im Gehirn selbst, so müssen wir hier außerhalb des Denkorgans suchen. Die Gründe dafür können unterschiedlich sein.

INFORMATIONEN

Hier sind einige aufgeführt: Reanimation bei Herzkreislaufversagen, Kreislaufschock, Intraoperativer Blutdruckabfall, Ertrinken, Strangulation, CO-Intoxikation, Lawinenverschüttung.[100] Wenn Menschen daran nicht sterben, so besteht die Gefahr, dass sie ins Wachkoma fallen. Dies passiert bei ungefähr 10.000 Menschen in Deutschland jedes Jahr, bei weniger als der Hälfte dieser Patienten bleibt dieser Zustand dauerhaft bestehen. Hirnschäden können auch eintreten, nachdem ein Ertrinkender wiederbelebt wurde. Gerade den Wachkomatösen lässt sich nur schwer helfen, da durch den Sauerstoffmangel Gehirnzellen abgestorben sind. Dies können auch größere Bereiche sein, die für die Aufrechterhaltung lebenswichtiger Funktionen notwendig sind. Dass ein Patient aus dem Wachkoma wieder

---

98   http://symptomat.de/Hirnblutung [abgerufen am 20.5.2018].
99   http://flexikon.doccheck.com/de/Hirnblutung [abgerufen am 13.4.2018].
100 https://link.springer.com/chapter/10.1007/978-3-642-58707-8_11 [abgerufen am 13.4.2018].

aufwacht, kommt zwar vor, aber diese Menschen bleiben so gut wie immer körperlich und geistig behindert.[101]

Werfen wir noch einen genaueren Blick auf die sekundären Hirnschäden. Hierfür kommen wir auf die folgenden Ursachen:

- Herz-Kreislaufkrankheiten (Herzstillstand, Kammerflimmern usw.)
- Störungen der Lungenfunktion (Embolie, Ödem usw.)
- Metabolische oder endokrinologische Störungen (diverse Komaformen, zu viel oder zu wenig Natrium oder Kalzium)
- Physikalische Ursachen (Sauerstoffmangel in der Umgebung, Elektrotraumata usw.)
- Mangel an Vitaminen (Vitamin B, Vitamin B12)
- Vergiftungen (Schlafmittel, Alkohol, Opiate usw.)[102]

An dritter Stelle der Gründe für einen Hirntod finden sich Schädelhirntraumen (SHT), welches die häufigste Todesursache vor dem 40. Lebensjahr in Deutschland war. Hauptursache sind in mehr als die Hälfte aller Fälle Verkehrsunfälle. Schätzungen gehen von 200 bis 300 Patienten mit SHT aller Schweregrade pro 100.000 Einwohner jährlich aus. Beim Schädel-Hirn-Trauma handelt es sich um einen Oberbegriff für gedeckte oder offene Schädelverletzungen, bei denen auch das Gehirn betroffen ist.[103]

An vierter Stelle als Ursache des Hirntodes folgen Hirninfarkte. Es handelt sich hierbei um einen medizinischen Notfall, der vor allem bei älteren Menschen vorkommt. Charakteristisch für einen Schlaganfall ist, dass ein

---

101   http://www.hermes-intensivpflege.de/blog/hypoxische-hirnsch%C3%A4den-
       schwebezustand-zwischen-leben-und-tod [abgerufen am 13.4.2018].
102   Urban: Erkrankungen des Hirnstamms, Schattauer, 2009.
103   https://www.neurologen-und-psychiater-im-netz.org/neurologie/erkrankun-
       gen/schaedel-hirn-trauma/was-ist-ein-schaedel-hirn-trauma-sht [abgerufen am
       12.11.2017].

bestimmter Teil des Gehirns kein Blut – und damit keinen Sauerstoff – mehr erhält. Die Folge, nämlich das Absterben von Nervenzellen, wurde oben schon beschrieben.[104]

Damit das Gehirn arbeiten kann, muss der Hirndruck konstant gehalten werden. Da das Gehirn viel Energie verbraucht und davon wenig speichern kann, ist dies besonders wichtig. Der Hirndruck gilt als ausgeglichen bei einem Druck bis 20 mm/Hg. Bis zu einem Druck von ungefähr 40 mm/Hg und einem Volumen von knapp 12 Millilitern kann das Gehirn diese Schwankungen kompensieren. Alles was darüber hinausgeht, wird als dekompensiert bezeichnet.[105] Allerdings sind nicht alle Hirnzellen gleichstark von einem Sauerstoffmangel betroffen. Auch wenn acht Minuten eine Grenze darstellen, so sind die Zellen des Großhirns anfälliger für Sauerstoffmangel, als dies zum Beispiel bei den Neuronen des Hirnstamms der Fall ist. Ursache hierfür ist, dass die letztgenannten Zellen die evolutionär ältesten sind. Beim Großhirn handelt es sich um die jüngsten Strukturen. Genau wegen der früheren Entwicklung gibt es beim Hirnstamm eine etwas größere Toleranz.[106]

Das entsprechende Protokoll der Hirntoddiagnostik folgt nun als nächste Abbildung.[107] Wie Sie sehen, gliedert sich das Protokoll in drei Schritte. Im ersten werden die Voraussetzungen geprüft, im zweiten folgt die klinische Prüfung. Im letzten Schritt wird gesichert, dass der Hirntod irreversibel ist. Details zu allen drei Bereichen folgen ausführlich weiter unten. Dieses Protokoll der folgenden Abbildung bezieht sich auf Kinder bis zum vollendeten zweiten Lebensjahr. Daneben gibt es ein weiteres, dass für Kinder bis zum vollendeten dritten Lebensjahr gilt und ein drittes für alle Menschen, die älter sind.

---

104 https://www.onmeda.de/krankheiten/schlaganfall.html [abgerufen am 4.12.2017].
105 Fischer B., Holling, M. (ohne Jahresangabe): Hirndruck, Präsentation.
106 Telefonat mit Prof. Dr. med. Roland Gärtner am 16.4.2018.
107 https://www.krankenschwester.de/forum/themen/hirntod.14126 [abgerufen am 6.12.2017].

PROTOKOLLBOGEN ZUR FESTSTELLUNG DES IRREVERSIBLEN HIRNFUNKTIONSAUSFALLS
BIS ZUM VOLLENDETEN ZWEITEN LEBENSJAHR

`1/2`

Protokollbogen-Nr. ☐1 ☐2 ☐3 ☐4

Patient Name _____ Vorname _____ geb. _____ Alter _____

Klinik _____

Untersucher Name _____ Vorname _____

Facharztbezeichnung _____

Richtliniengemäße Qualifikation erfüllt   ja ☐

(bitte in Druckschrift ausfüllen)

1. VORAUSSETZUNGEN

Diagnose _____

Primäre Hirnschädigung ☐ _____ supratentoriell ☐ _____ infratentoriell ☐ _____

Sekundäre Hirnschädigung ☐ _____

Zeitpunkt des Unfalls/Krankheitsbeginns _____

Als Ursache der aktuellen und unten protokollierten Untersuchungsbefunde sind ausgeschlossen

Intoxikation   ja ☐

Dämpfende Medikamente   ja ☐

Relaxation   ja ☐

Primäre/therapeutische Hypothermie   ja ☐

Metabolisches oder endokrines Koma   ja ☐

Kreislaufschock   ja ☐

Systolischer Blutdruck _____ mmHg

Temperatur _____ °C

2. KLINISCHE SYMPTOME DES AUSFALLS DER HIRNFUNKTION

Bewusstlosigkeit (Koma) ja ☐

	rechts	links	nicht prüfbar
Pupillen weit/mittelweit	☐	☐	☐
Lichtreflex fehlt	☐	☐	☐
Okulo-zephaler/vestibulo-okulärer Reflex fehlt	☐	☐	☐
Korneal-Reflex fehlt	☐	☐	☐
Trigeminus-Schmerz-Reaktion fehlt	☐	☐	☐
Pharyngeal-/Tracheal-Reflex fehlt	☐		☐

Apnoe-Test   Ausgangs-p_aCO_2(Temperatur-korrigiert) _____ mmHg/kPa

Apnoe bei p_aCO_2(Temperatur-korrigiert) _____ mmHg/kPa   ja ☐ nein ☐

Apnoe-Test nicht möglich, weil _____

Datum und Uhrzeit der unter 1. und 2. dokumentierten Feststellungen: _____ _____

Name (Druckschrift)_____ Unterschrift _____

K03-0-FB-185-0 (neu), Stand 07.07.15

Abb. 8a: Protokoll des irreversiblen Gesamthirnausfalls

Quelle: DSO, weitere Infos unter: www.dso.de

PROTOKOLLBOGEN ZUR FESTSTELLUNG DES IRREVERSIBLEN HIRNFUNKTIONSAUSFALLS   2/2
BIS ZUM VOLLENDETEN ZWEITEN LEBENSJAHR
Protokollbogen-Nr. ☐ 1 ☐ 2 ☐ 3 ☐ 4

Patient   Name _____ Vorname _____ geb. _____ Alter _____

3. ERGÄNZENDE UNTERSUCHUNG

(Befund und Beurteilung gemäß beigefügtem unterschriebenen Befundbericht)

☐ EEG

Isoelektrisches (Null-Linien-)EEG,

30 Minuten abgeleitet   ja ☐   nein ☐

☐ FAEP

Frühe akustisch evozierte Hirnstamm-

potentiale Welle III–V beidseits erloschen   ja ☐   nein ☐

☐ Zerebraler Zirkulationsstillstand untersucht mittels

    ☐ Perfusionsszintigraphie

    ☐ Doppler-/Duplexsonographie   von _____ bis _____

    ☐ selektive zerebrale Angiographie

Zerebraler Zirkulationsstillstand festgestellt   ja ☐   nein ☐

Name des Arztes* _____ Datum _____ Uhrzeit _____

*Einzutragen (in Druckschrift) ist der Name des Arztes, der den Befund und die Beurteilung unterschrieben hat.

Bei den hier dokumentierten Feststellungen und Befunden handelt es sich um den <u>ersten</u> Untersuchungsgang.

Es sind erneute Untersuchungen erforderlich

☐ nach mindestens 72 Stunden (Alter bis 28 Tage)

☐ nach mindestens 24 Stunden (Alter 29 Tage bis zum vollendeten zweiten Lebensjahr).

Die Diagnostik kann erst nach dieser Wartezeit abgeschlossen werden.

_____ _____ _____
Name (Druckschrift)   Unterschrift   Datum

4. IRREVERSIBILITÄTSNACHWEIS

Bei den hier dokumentierten Feststellungen und Befunden handelt es sich um den <u>zweiten</u> Untersuchungsgang.

_____ _____ _____
Name (Druckschrift)   Unterschrift   Datum

5. FESTSTELLUNG DES TODES

(auszufüllen nach dem letzten und abschließenden Untersuchungsgang; ersetzt nicht die amtliche Todesbescheinigung [Leichenschauschein])

Hiermit wird bestätigt, dass obige Feststellungen und Befunde bei mindestens 4 klinischen Untersuchungen (je 2 beim ersten und je 2 beim zweiten Untersuchungsgang) und die Befunde/Befundberichte der ergänzenden Untersuchungen mit denen von Protokollbögen Nrn. _____ übereinstimmen und den irreversiblen Hirnfunktionsausfall als sicheres Todeszeichen belegen.

Damit ist der Tod des Patienten festgestellt am _____ um _____ Uhr.

_____ _____
Name (Druckschrift)   Unterschrift

_____ _____
Name (Druckschrift)   Unterschrift

K03-0-FB-185-0 (neu), Stand 07.07.15

Abb. 8b: Protokoll des irreversiblen Gesamthirnausfalls

Quelle: DSO, weitere Infos unter: www.dso.de

Hans Schmolke ist seit vielen Jahren herztransplantiert: „Heute ist mein Leben von großer Dankbarkeit geprägt"

Hans Schmolke

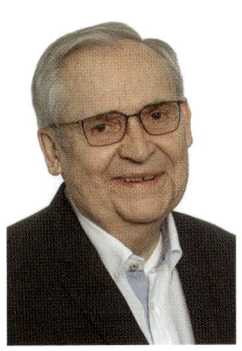

Hans Schmolke ist seit vielen Jahren transplantiert und Gründer der Selbsthilfe Organtransplantierter NRW.

© privat

Beginnen wir mit der Frage, wie es den Patienten geht, die auf eine Herztransplantation warten. Diese Operation wird immer dann durchgeführt, wenn sie die einzige Möglichkeit ist, einem Patienten das Leben zu retten. Starten wir mit einem Bericht eines Herztransplantierten.

HEIKO BURRACK: Wie und wann hatten Sie zum ersten Mal ein Problem mit Ihrem Herzen?

HANS SCHMOLKE: Bei mir war es so, dass das Thema Transplantation akut wurde, als ich nicht mehr Herr meiner Sinne war. Begonnen hat das Ganze bei mir mit einem sehr schweren Herzinfarkt. Davor hatte ich eine Serie kleiner Infarkte, die ich aber ignoriert habe. Beim letzten Herzinfarkt bin ich zuhause kollabiert und war einige Wochen komatös. Seinerzeit gab es

Situationen, wo mich die Ärzte aufgegeben hatten. Offensichtlich haben sie sich aber getäuscht. Als ich dann wieder eine gewisse Stabilität hatte, hat man versucht, einige Bypässe zu legen. Die entsprechenden Operationen waren aber leider erfolglos, da das Herz schon zu stark geschädigt war. Zu dieser Zeit konnte ich eigentlich nur noch sitzen oder liegen, weil mein Herz so schwach war. Diese gesamte Tragödie hat sich im Jahr 1999 abgespielt. Da es keine weiteren Behandlungsoptionen gab, haben die Ärzte mich nach Hause entlassen. Da ich dort wieder ohnmächtig wurde, hat man mir in der Klinik ein heute uraltes Herzunterstützungssystem eingebaut. Wir beide hätten seinerzeit auch nicht telefonieren können, da das Gerät einfach zu laut war.

BURRACK: Wie prägend war die Zeit des Wartens auf ein Organ für Sie?

SCHMOLKE: Das Herzunterstützungssystem war sehr anfällig und es hatte keine lange Lebensdauer. Ich rechnete damit, dass es nach einem Jahr ausfallen würde. Fünf Tage bevor dieser Zeitraum abgelaufen war, wurde mir das Herz eines Verstorbenen angeboten. Mit einem Feuerwehrauto bin ich ins Krankenhaus gebracht worden. Es war wie eine Sanduhr, wo oben das Leben ist und unten der Tod wartet. Zum Schluss waren nur noch fünf Körner Leben in dem oberen Bereich der Sanduhr. Vorher habe ich nie über die Endlichkeit des Lebens nachgedacht. Das Warten auf ein Herz hat dies grundlegend geändert. Heute ist mein Leben von großer Dankbarkeit geprägt.

BURRACK: Haben die Patienten ein Problem damit, dass sie ein Organ von einem fremden Menschen bekommen haben?

SCHMOLKE: Es gibt durchaus einige Patienten, die sich Gedanken darüber machen, ob nicht ein anderer Mensch für sie gestorben ist. Sie merken aber sehr schnell, dass dieser Mensch auch unabhängig von ihrer Transplantation verstorben wäre. Der Verstorbene hat nur zu Lebzeiten etwas ganz Wunderbares getan. Er hat daran gedacht, dass seine Organe nach seinem Tod in anderen Menschen weiterleben können. Diese Dankbarkeit genau für diese Tat, die finden Sie bei allen Transplantierten.

BURRACK: Vielen Dank für das Gespräch!

Der Hirntod unter der Lupe

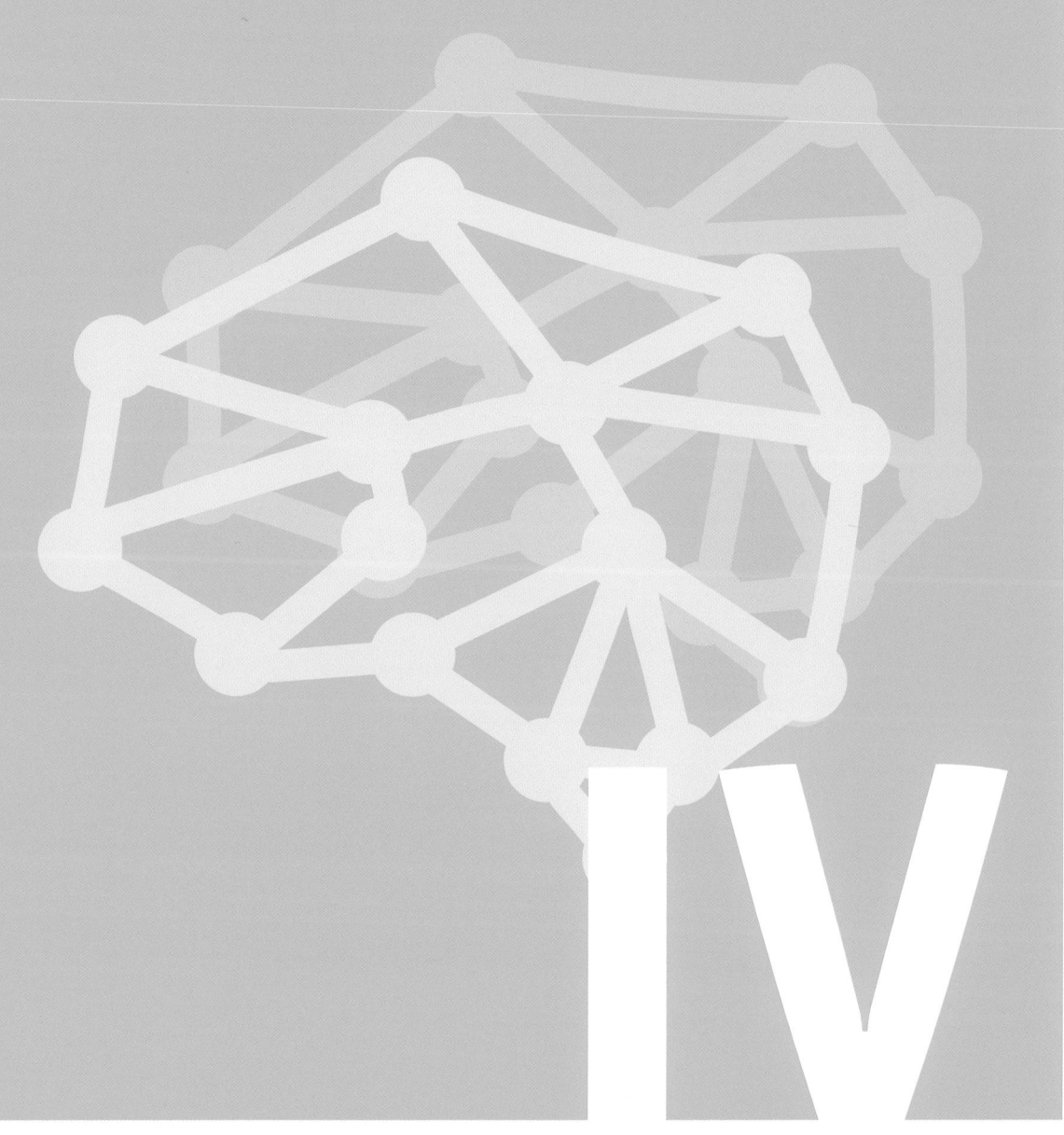

IV

Wie sicher ist die Hirntoddiagnostik?

Irren ist menschlich. Dieser Spruch gilt natürlich auch in der Medizin. Deswegen muss alles getan werden, dass diese Möglichkeit minimiert wird. Grundsätzlich ist zu sagen, dass es in der Bundesrepublik bisher keinen Fall gab, in der eine falsche Hirntoddiagnose gestellt wurde, wenn das oben genannte Protokoll eingehalten wurde. Wenn immer wieder dennoch das Gegenteil behauptet wird, so muss diese belegt werden. Dies konnte bisher in keinem Fall geschehen.

Dazu ergänzt Stephan Arwinski, Koordinator bei der DSO:

> „Die Aufgabe der DSO Koordinatoren ist es unter anderem, die Protokolle des irreversiblen Ausfalls der Gesamthirnfunktion auf ihre formale Richtigkeit zu überprüfen. Sehen wir Auffälligkeiten oder Fehler, so müssen diese vom ausführenden Arzt auf dem Protokoll korrigiert werden. Wir führen aber keine Überprüfung durch, ob die Diagnostik inhaltlich richtig durchgeführt wurde. Dies ist die Aufgabe der Ärzte. Hier unterscheidet sich die Diagnostik nicht von anderen. Auch in jedem anderen Bereich ist der Arzt für die inhaltliche Richtigkeit seines Schaffens verantwortlich und haftet auch dafür."[108]

Wir müssen aber – und tun dies jeden Tag – mit Unsicherheit leben. Wir wissen, dass sowohl unser wirtschaftliches System, also die Marktwirtschaft, als auch unser politisches, also die Demokratie, nicht perfekt sind. Wir nutzen beides, weil wir wissen, dass es momentan kein besseres Modell gibt. Außerdem bemühen wir uns, beides anzupassen und zu verbessern. Dies mag nie endgültig und zufriedenstellend passieren – das ändert aber nichts an den entsprechenden Aktivitäten. Das gilt auch für naturwissenschaftliche Theorien. Die beiden großen Glanzlichter der Physik, die Relativitätstheorie(n) und die Quantenmechanik, sind unvollkommen. Beide haben aber seit ihrem Entstehen vor mehr als 100 Jahren jeden Versuch sie zu widerlegen, glänzend

---

108   Persönliches Gespräch.

bestanden. Ist dies beunruhigend? Nein! Bei aller Unvollkommenheit bemühen sich die Fachleute um eine Optimierung. Stellt sich dies als richtig heraus, werden die entsprechenden Theorien angepasst. Genau dies ist wichtig und gilt auch für die Medizin. Es bedarf eines stets kritischen Blickes und der Offenheit Verbesserungsmöglichkeiten umzusetzen. Dann können wir auch mit der Unvollkommenheit leben. Dies ist sicherlich ein anstrengender Weg. Viel leichter ist es, auf dem ersten Blick den Angstmachern und Besserwissern zu glauben. Dies führt nur nicht zu den besten Lösungen.

Hinweis

Ich habe schon den Eindruck, dass sich alle Beteiligten um die Integration der Verbesserungen bemühen und diese auch umsetzen. Dies ändert allerdings nichts daran, dass es auch unter Ärzten, die sich auf das Thema Transplantation spezialisiert haben, keine nach außen hin transparente Kommunikation gibt. Einige sind wunderbar offen und sind bereit, sich in die Karten schauen zu lassen. Andere wiederum mauern und sind der Meinung, dass alle Nicht-Ärzte per se keine Kompetenz haben, über dieses Thema zu reden und zu schreiben. Dies hilft der Sache natürlich ebenso wenig.

In einer großen Studie haben sich Fachleute 71 Patienten angeschaut, bei denen zwischen den Jahren 2008 und 2011 eine Hirntoddiagnose durchgeführt wurde. Bei keinem der Patienten bestanden Zweifel an der Diagnose.[109] Festgestellt werden kann also, dass es keine falsch-positiven Befunde gibt. Darunter verstehen Fachleute ganz allgemein das Ergebnis einer Untersuchung, wo ein krankhafter Befund, das ist mit positiv gemeint, beschrieben wird, obwohl aber eigentlich überhaupt keine Krankheit vorhanden ist, was im Wort falsch zum Ausdruck kommt.[110] Auf die Hirntoddiagnostik

---

109 Welschehold u. a.: Technical aids in the diagnosis of brain death — a comparison of SEP, AEP, EEG, TCD and CT angiography. In: Dtsch Arztebl Int; 109(39), 2012, S. 624–30. DOI: 10.3238/arztebl.2012.0624.

110 https://www.wissen.de/medizin/falsch-positiv [abgerufen am 13.6.2018].

angewendet, wäre das ein festgestellter Hirntod, der aber eigentlich nicht vorliegt. Falsch positive Befunde würden hier schwerwiegende Probleme bereiten. Falsch-negative Befunde finden sich immer mal wieder, was unterschiedliche Gründe hat. Hier seien nur Beispiele genannt: So kann über die klinische Untersuchung ein Hirntod festgestellt werden, während die apparative Diagnostik noch Hirnaktivität zeigt. Hier sind die Apparate einfach genauer, während für die klinische Untersuchung mehr funktionsfähiges Gewebe zur Verfügung stehen müsste.[111]

Locked-in-Syndrom, Wachkoma, Bauchgehirn und Co., was ist das?

Das Locked-in-Syndrom (LiS) ist eine neurologische Erkrankung, die selten vorkommt. Dabei wird der Hirnstamm verletzt. Als Folge ist der Patient vollkommen bewegungsunfähig, er ist aber immer bei Bewusstsein. Er kann nur die Augen teilweise bewegen sowie die Lider.[112] Zunächst stellen sie fest, dass Patienten, die ein Locked-in-Syndrom haben, nicht hirntot sind. Ganz im Gegenteil, sehen Neurologen bei ihnen Hirnströme und entsprechende Hirnaktivitäten. Es zeichnet sich allerdings dadurch aus, dass eine „selektive und komplette Schädigung der motorischen Nervenbahnen"[113] vorliegt. Dabei sind die übrigen Gewebe erhalten und dies bedingt das ungewöhnliche Erscheinungsbild des LiS: Solche Patienten schlafen normal und können auch Sprache verstehen. Allerdings sind beide Hände und beide Füße sowie die horizontale Blickmotorik gelähmt. Derartige Patienten können die Pupillen nicht zur Seite bewegen, aber dafür nach oben und nach unten. Die Patienten können auch meist nicht schlucken und sprechen. Meist ist überhaupt keine Mimik möglich. Das Bewusstsein ist bei diesen Patienten zwar vorhanden, aber sie können sich nicht bewegen. Sie sind wortwörtlich im eigenen Körper eingeschlossen.[114]

Beim Wachkoma sind selbst die oben genannten Muskeln nicht mehr nutzbar. Es ist nur noch der Hirnstamm existent, der die Basis des Lebens bildet, sodass diese Patienten selbstständig atmen können. Dadurch resultiert, im Gegensatz zum Koma, ein Zustand der Wachheit ohne Bewusstsein und mit extrem reduzierten Kommunikationsmöglichkeiten. Bei all diesen Schädi-

---

111 Schöller: Der Hirntod als Todeskriterium und Voraussetzung für eine Organtransplantation: Die Entwicklung der ethischen Diskussion unter Berücksichtigung aktueller neurowissenschaftlicher Erkenntnisse, Tübingen, Dissertation, 2015.
112 http://flexikon.doccheck.com/de/Locked-in-Syndrom [abgerufen am 6.2.2018].
113 http://flexikon.doccheck.com/de/Locked-in-Syndrom [abgerufen am 10.12.2017].
114 https://www.lecturio.de/magazin/locked-in-syndrom [abgerufen am 10.12.2017].

gungen ist das Hirn teilweise noch nutzbar. Auch solche Patienten sind nicht hirntot, da auch die Hirnstammreflexe funktionieren.

Viele Kritiker merken an, dass Teile des vegetativen Nervensystems, das sich im Bauchraum befindet, bei der Hirntoddiagnostik überhaupt nicht berücksichtigt werden. Dabei „sind viele Wissenschaftler mittlerweile davon überzeugt, dass Intuition und Bauchgefühle zu großen Teilen im Unterleib gesteuert werden."[115]

Was sagen die Fakten dazu:

INFORMATIONEN

Das enterische Nervensystem (ENS), so der wissenschaftliche Ausdruck der Nervenzellen, die sich im Bauchbereich befinden, hat als Aufgabe, die lebenswichtigen Magen-Darm-Funktionen zu regulieren. In der Tat ist es als einziges Organ in der Lage, seine Funktionen auch isoliert wahrzunehmen. Es kann also unabhängig und autonom vom Gehirn arbeiten, was Ärzte schon im Jahre 1899 erkannt haben.[116] Aber das ENS hat eine klare Aufgabe, die nichts, aber auch gar nichts, mit dem Denken oder Fühlen zu tun hat. Dieses Darmnervensystem besteht zwar aus einem komplexen Geflecht von ungefähr 100 Millionen Neuronen, die nahezu im gesamten Magen-Darm-Trakt zu finden sind. So steuert es die so wichtige Verdauung. Dabei unterliegt es den Einflüssen von Sympathikus und Parasympathikus, damit es zu einer Koordination mit dem restlichen Organismus kommt. Es besteht hauptsächlich aus zwei Nervengeflechten, die sich in der Darmwand finden.[117]

115 https://www.gesund-heilfasten.de/darmerkrankungen/bauchgefuehl-und-bauch-hirn.html [abgerufen am 13.6.2018].

116 https://www.spektrum.de/lexikon/ernaehrung/das-enterische-nervensystem/2530 [abgerufen am 13.6.2018].

117 https://www.biologie-seite.de/Biologie/Enterisches_Nervensystem [abgerufen am 13.6.2018].

Wie beurteilen Skeptiker den Hirntod?

Zunächst müssen wir uns die Frage stellen, welches Konzept und welche Idee in der heutigen Welt ausschließlich Zustimmung erhält? Weder im politischen Bereich noch bei den Naturwissenschaften und auch in keinem anderen Bereich finden wir Thesen, die nur auf Zustimmung stoßen. Dies fängt bei bewährten Konzepten wie der Demokratie und der Marktwirtschaft an und geht bis hin zur Evolutionstheorie nach Darwin. So stellt jeder zehnte Deutsche die Evolutionstheorie in Frage.[118]

Ganz ähnlich ist es, wenn wir uns die Meinungen von unterschiedlichen Fachleuten einer Spezialdisziplin zu ausgewählten Fragen anschauen. Denken wir nur an die Juristerei, wo es schon zum Berufsbild per se gehört, dass die Verteidigung und der Staatsanwalt unterschiedliche Meinungen haben und diese im besten Falle auch sinnvoll ableiten und darstellen können. Beim Konzept des Hirntodes kommt noch hinzu, dass es sich um ein Spezialgebiet handelt. Möchte ich valide Antworten auf Fragen zu diesem Thema bekommen, muss ich, wie in anderen Bereichen auch, mit Spezialisten sprechen.

Was sagt der Nationale Ethikrat?

Der Nationale Ethikrat wird immer wieder von Gegnern des Hirntod-Konzeptes angeführt, wenn es um die Stärkung der Contra-Argumente geht. Schließlich hat dieser Kreis kein einstimmiges Votum für den Hirntod als sicheres Todeszeichen abgegeben. Eine Minderheit hat hier eine andere Meinung geäußert.

Was ist die Rolle des Nationalen Ethikrates? Dieses Gremium setzt sich aus 26 Mitgliedern zusammen, die einen naturwissenschaftlichen, medizi-

---

118   https://www.wissenschaft-im-dialog.de/projekte/wissenschaftsbarometer/wissenschaftsbarometer-2017 [abgerufen am 16.12.2018].

nischen, theologischen, philosophischen, ethischen, sozialen, ökono-
mischen oder rechtlichen Hintergrund haben. Neben Wissenschaftler
finden sich hier auch „anerkannte Personen, die in besonderer Weise mit
ethischen Fragen der Lebenswissenschaften vertraut sind." Der Auftrag
des Deutschen Ethikrates besteht darin, „unterschiedliche ethische An-
sätze und ein plurales Meinungsspektrum" zu vertreten.[119] Es geht also
explizit nicht um den großen Konsens, sondern um die Darstellung eines
Meinungsspektrums.

Einig sind sich hingegen alle Mitglieder des Ethikrates über den Zusammenhang von Hirntoddiagnostik und dem irreversiblen Ausfall aller Hirnfunktionen: „Die Hirntoddiagnostik erlaubt eine zuverlässige Aussage über
den irreversiblen Ausfall aller Hirnfunktionen. Mit dem irreversiblen Erlöschen aller Hirnfunktionen verbinden sich bei natürlichem Verlauf des
Sterbeprozesses der Ausfall aller Organfunktionen und der Zerfall des
menschlichen Körpers. Soweit keine technisch-medizinischen Maßnahmen ergriffen werden, um diesen Prozess aufzuhalten, schreitet er unweigerlich bis in die einzelnen Zellen hinein fort. Auch wenn solche Maßnahmen ergriffen werden, führen sie nicht zu einer Wiederherstellung von
Hirnfunktionen; es gibt keinen naturwissenschaftlich-medizinischen Beleg
dafür, dass nach zuverlässiger Feststellung des Hirntodes jemals irgendein
Mensch auch nur eine Hirnfunktion wiedererlangt hat. Der irreversible
Ausfall aller Hirnfunktionen hat für das ärztliche Handeln zur Folge, dass
spätestens nach der zuverlässigen Feststellung dieses Ausfalls keine ärztliche Indikation für therapeutisch ausgerichtete Maßnahmen mehr besteht. Damit gibt es auch keine Pflicht mehr, Atmung und Herz-Kreislauf-
Funktionen aufrechtzuerhalten."[120]

Konsens besteht in der Einschätzung, dass der Zustand des Hirntodes – dies
gilt unabhängig davon ob es sich um ein sicheres Todeszeichen handelt oder
nicht – ethisch und verfassungsrechtlich ausreichend ist, um Organe zu
spenden. „Einstimmig ist der Deutsche Ethikrat der Auffassung, dass am
Hirntod als Voraussetzung für eine postmortale Organentnahme festzuhalten

119   http://www.ethikrat.org/ueber-uns/auftrag [abgerufen am 18.10.2017].
120   Deutscher Ethikrat: Hirntod und Entscheidung zur Organspende – Stellungnah-
      me, 2015.

ist. Die Minderheit des Deutschen Ethikrates, die im Hirntod kein Todes-zeichen sieht, sieht jedoch hierin das notwendige Entnahmekriterium für Organe gegeben."[121]

Besteht Einigkeit, dass der Hirntod den irreversiblen Ausfall der Hirnfunk-tionen bedeutet, so gibt es im Ethikrat unterschiedliche Ansichten, ob der Hirntod gleichzeitig ein sicheres Todeszeichen ist:

> „Fundamentale Bewertungsunterschiede bestehen aber in der Frage, ob ein Mensch mit irreversiblem Hirnversagen auch in organis-mischer Hinsicht schon als tot zu bezeichnen ist. Die Mehrheit ist genau dieser Meinung, nämlich dass dies so ist, eine Minderheit ist hier anderer Auffassung. Diese Gruppe hält den irreversiblen und vollständigen Ausfall aller Hirnfunktionen angesichts der auch dann noch bei intensivmedizinischer Behandlung möglichen komplexen biologischen Leistungen nicht für so erheblich, dass damit schon die Schwelle überschritten wird, jenseits derer der Körper als des inte-griert – und damit als tot – zu betrachten ist."[122]

Die Frage ist damit, wo die Schwelle anzusetzen ist, jenseits derer die Integration des Körpers zu einer biologischen Einheit aufgehoben ist. Abge-stellt wird darauf, dass die Wunden eines Hirntoten aus eigener Kraft heilen. Außerdem wird argumentiert, dass ein Hirntoter auch selbstständig mit Infekten fertig wird und diese auskuriert. Hirntote Schwangere können, so geht ein weiteres Beispiel, im besten Falle ein Kind, wenn auch nur via Kaiserschnitt, zur Welt bringen. Es steht außer Frage, dass alle diese Beobachtungen und noch einige weitere richtig sind. Aber sie stimmen nur deswegen und sind nur dann möglich, wenn von außen wichtige Funk-tionen, die normalerweise die Aufgabe des Gehirns sind, übernommen werden. Längst nicht die einzige Funktion, aber eine sehr wichtige von ihnen ist die Atmung. Ich muss nicht beschreiben, was passiert, wenn diese abgestellt wird. Eine ausführliche Diskussion zur Frage, weshalb schwangere

---

121   http://www.ethikrat.org/presse/pressemitteilungen/2015/pressemitteilung-01-2015 [abgerufen am 18.10.2017].
122   Deutscher Ethikrat: Hirntod und Entscheidung zur Organspende – Stellungnah-me, 2015.

Hirntote ihr Baby austragen können, findet im folgenden Kapitel statt. Von einer eigenständigen Wundheilung kann jedenfalls keine Rede sein, da dies nur durch eine ständige Beatmung möglich ist.[123]

> » Bis zu dieser Diagnose war für mich die Organentnahme die „Ausweidung" eines Menschenkörpers.

Wie gehen Kritiker damit um, wenn sie eine Spende brauchen?

Ein Arzt äußerte die Meinung, dass die meisten Menschen, die sich heute gegen die Organspende aussprechen, diese Meinung ändern, wenn sie selbst ein Organ benötigen. Diese These wird sich sicherlich nur schwer beweisen lassen. Ein Zitat einer Nierentransplantierten ist in diesem Zusammenhang interessant:

„Ich war gerade dreißig geworden und hatte ohne die Niere eines fremden Toten kaum eine Chance zum Überleben. [...] Bis zu dieser Diagnose war für mich die Organentnahme die ‚Ausweidung' eines Menschenkörpers. Eine Niere, die an fremde Adern genäht wurde, verachtete ich als Ersatzteil und die Gier nach solchen Werkstücken, die uns ewiges Leben verheißen, fand ich anmaßend, ja skrupellos. Der Grund, dass ich dem Vorschlag zustimmte, mich auf eine Liste zur Nieren- und Bauchspeicheldrüsen-Transplantation eintragen zu lassen, war der grausame, verzweifelte Durst einer Diabetikerin, der das Trinken untersagt worden war. Ich kann die Tatsachen nicht gefälliger drehen oder wenden, ohne sie zu verfälschen. Als ich wieder mit bitterem Gaumen erwachte, willigte ich in die Ausräumung des künstlich beatmeten Torsos eines Fremden ein. Meine erste Frage nach dem Aufwachen aus der Narkose war: ‚Scheide ich Wasser aus?' Die Schwester lachte: ‚Literweise!' Die Organe des Fremden hatten bereits mit einem gründlichen Hausputz in ihrer neuen Umgebung begonnen."[124]

---

123 https://www.aerzteblatt.de/treffer?mode=s&wo=17&typ=16&aid=168547&s=organ-spende [abgerufen am 26.9.2017].
124 Krahne: Mein angeknüpftes Leben, EFiD 450/2012.

Welche Argumente gegen die Organspende gibt es?

Einige Vorurteile zur Organspende sind so abgedreht, dass ich mich mit ihnen hier nicht im Detail auseinandersetzen möchte. Da wird behauptet, dass die Chirurgen auf Matten und Tüchern stehen, um sich vor Blut und Eiswasser zu schützen. Tatsache ist, dass bei Transplantationen, das gesamte Blut eines Menschen den Körper verlässt. Aber der Lebenssaft wird natürlich aufgefangen und gelangt nicht auf den Boden. Das kann bei der Flüssigkeit, mit der die Organe gespült werden, nicht vollständig passieren. Auch wenn sich dort noch Blutpartikel befinden sollten, gibt es hier viele Geschichten, die in das Reich der Sagen und Legenden gehören.[125,126] Natürlich wird auch nicht mit Fällen gespart, in denen hirntote Leichname wieder zum Leben zurückgekehrt sind.[127] Wissenschaftlich belegen lässt sich dies in keinem Fall.

Den Vogel schießt hier allerdings der Bund der Evangelischen Frauen ab. Dieser fordert, dass die Angehörigen bei der Explantation im Operationssaal dabei sein dürfen, um sich verabschieden zu können. In der Broschüre „Wenn Hirntod Teil des Sterbens ist" heißt es:

„Da viele Angehörige davon berichten, dass es für sie entscheidend war, ihre_n Liebste_n beim Sterben zu begleiten, ist es wünschenswert, dass eine Begleitung auch im Rahmen einer Organexplantation möglich wird – ähnlich wie bei werdenden Vätern, die seit einigen Jahren auch Kaiserschnittgeburten, am Kopf ihrer Partnerin sitzend, miterleben können. Eine solche Sterbebegleitung müsste sicherlich sehr gut vorbereitet und begleitet sein. Dabei müsste das Operationsfeld durch ein großes Tuch abgetrennt sein, sodass die Begleitperson sich ganz auf die Sterbende konzentrieren kann und

---

125 Aus einer Mail und einem Telefonat mit Prof. Boeken.
126 http://www.faz.net/aktuell/politik/inland/organspende-das-war-ein-katastrophaler-ausbau-von-ersatzteilen-12536010-p3.html?printPagedArticle=true#pageIndex_2 [abgerufen am 25.5.2018].
127 https://www.pravda-tv.com/2015/06/organspende-die-verschwiegene-wahrheit [abgerufen am 26.9.2017].

nicht von medizinischen Einsichten abgelenkt wird. Dies muss zusätzlich von der bestehenden Abdeckung geschehen, die jetzt schon für den Narkosearzt besteht. Wer sich einer solchen Belastung der Begleitung in den Operationssaal nicht aussetzen kann oder will, sollte eine_n Stellvertreter_in entsenden können. Das kann ein lieber Mensch aus der Umgebung oder aber der/die Klinikseelsorger_in oder ein_e Schwester/Pfleger sein, die stellvertretend diese Form der Sterbebegleitung übernimmt. Entscheidend wäre das Gefühl, dass neben der Vertreter_innen der Interessen der Organempfängerinnen auch ein_e Vertreter_in der Interessen der Spender_in anwesend ist. Zweifellos wäre dies mit zusätzlichen Belastungen für das medizinische Personal verbunden, das sich dann deutlicher als bisher damit auseinandersetzen müssen, dass der hirntote Mensch erst während der Explantation endgültig stirbt und dass andere Menschen von diesem Tod betroffen sind. Es versteht sich auch von selbst, dass eine entsprechende Operation in Würde stattzufinden hat."[128]

Eine derartige Forderung führt schlicht und ergreifend zu Sprachlosigkeit. Haben die Autoren die winzigste Ahnung und Idee, wie eine solche Operation vonstattengeht? Haben sie auch nur in Ansätzen bedacht, welche psychischen Konsequenzen eine solche Teilnahme an der größtmöglichen Operation überhaupt haben kann? Wenn schon solche beinahe größenwahnsinnigen Forderungen erhoben werden, wie kann man dann allen übrigen Argumenten glauben? Ich bin geradezu entsetzt, wie eine kirchliche Organisation sich aus ihrer Verantwortung stiehlt, dem Leben zu dienen. Sehr unterschiedliche Meinungen zur Organspende sind legitim – und es steht außer Frage, dass sich Menschen aus guten Gründen auch dagegen entscheiden können. Aber zu argumentieren, ohne sich auch nur im Geringsten mit der realen Welt auseinandergesetzt zu haben und seine Welt aus Literatur und im Elfenbeinturm zusammengesetzt zu haben, halte ich für höchst fahrlässig.

---

128   http://www.evangelischefrauen-deutschland.de/images/stories/efid/ahzw/2-2013_ Wenn%20Hirntod%20Teil%20des%20Sterbens%20ist.pdf [abgerufen am 26.9.2017].

Auch wenn Einigkeit darin besteht, dass das Sterben ein Prozess ist, sind die Meinungen, wann dieser beginnt und wann der Tod eingetreten ist, unterschiedlich. Es verhält sich hier sicherlich ähnlich, wie mit der Frage, wann ein Leben beginnt. Ich finde aber das Hirntodkonzept deswegen so sinnvoll, weil es in dieser artifiziellen Situation in eine klare Richtung weist, ob eine weitere Therapie noch Sinn macht oder die Intensivmediziner diese abbrechen sollten.

Was kritisiert Hans Jonas an der Organspende?

Hans Jonas war ein Philosoph, der am 10. Mai 1903 geboren wurde und am 5. Februar 1993 verstorben ist. Von 1955 bis 1976 war er Professor an der New School for Social Research in New York. Sein Hauptwerk hat er 1979 veröffentlicht. Es trägt den Namen „Das Prinzip Verantwortung."[129]

Die Kritik von Hans Jonas, hat sich nie auf den Hirntod bezogen. Dieser wurde von ihm als Todeskriterium anerkannt. Er hatte ein Problem damit, dass es keine Sicherheit gibt, wo die Grenze zwischen Leben und Tod genau verläuft. Nur um sicher zu gehen, dass man diese nicht verletzt, darf nach Hans Jonas nicht explantiert werden. Er sagt dazu:

> „Die Grenzlinie zwischen Leben und Tod ist nicht mit Sicherheit bekannt, und eine Definition kann nicht Wissen ersetzten. Der Verdacht ist nicht grundlos, dass der künstlich unterstützte Zustand des komatösen Patienten immer noch ein Restzustand von Leben ist (wie er bis vor kurzem auch medizinisch allgemein angesehen wurde). Das heisst es besteht Grund zum Zweifel daran, dass selbst ohne Gehirnfunktion der Mensch völlig tot ist. In dieser Lage unaufhebbaren Nichtwissens und vernünftigen Zweifeln besteht die einzig richtige Maxime für das Handeln darin, nach der Seite vermutlichen Lebens hinüberzulehnen."[130]

Heute gibt es keine Zweifel mehr, dass ein Hirntoter keinerlei Hirnfunktion mehr hat. Es ist auch klar, dass sie nicht wiederkommt. Aber grundsätzlich

---

129   https://de.wikipedia.org/wiki/Hans_Jonas [abgerufen am 10.7.2017].
130   Jonas: Technik, Medizin und Ethik, Suhrkamp Verlag, 1987.

gilt, dass jeder wissenschaftliche Stand der Dinge immer nur der aktuelle ist. Ändert sich dieser, muss er angepasst werden. Hans Jonas will, dass wir eindeutige Prioritäten setzen und diese billigt er ganz eindeutig dem Toten zu. Diese Position nimmt in Kauf, dass andere Menschen genau deswegen sterben müssen; nämlich die, die durch ein geschenktes Organ weiterleben könnten. Ich halte das für eine nicht nachvollziehbare Priorisierung, die aus meiner Sicht auch ethisch nicht gerechtfertigt ist. Eine solche Argumentation schließt nicht jeglichen Fortschritt, aber ganz viele Bereiche davon einfach aus. Jede Innovation ist mit Risiken behaftet. Diese lassen sich erst dann erkennen und ausschließen, nachdem eine Innovation zugelassen wurde und sich damit auch die Möglichkeit eröffnet, dass hierbei Menschen zu Schaden kommen. Davon können nur wenige Individuen betroffen sein (Stichwort Selbstfahrende Autos), aber auch sehr viele (Kernkraftwerke). Entscheidend muss es doch sein, diese Risiken einzuschätzen und zu lernen, mit ihnen sinnvoll umzugehen. Genauso gehen wir heute aus meiner Sicht bei der Organspende und dem Hirntod vor. Fairerweise müssen wir aber anerkennen, dass Hans Jonas „eine solche Einschätzung nachträglich revidiert hat."[131]

Was ist die Position der Kirchen?

Die Deutsche Bischofskonferenz bekräftigt in einer Handreichung, dass der nachgewiesene Hirntod das beste und sicherste Kriterium für eine Organentnahme sei. Eine Handreichung ist eine Empfehlung bzw. eine Richtlinie für ein Verhalten und für den Umgang mit etwas Bestimmtem.[132] In der von der Glaubenskommission der Bischöfe unter Leitung des Mainzer Kardinals Karl Lehmann erstellten Handreichung „Hirntod und Organspende" heißt es, dass der Hirntod im Sinne des Ganzhirntodes nach heutigen Erkenntnissen das beste und sicherste Kriterium für die Feststellung des Todes eines Menschen darstellt. Potenzielle Organspender könnten zu Recht davon ausgehen, „dass sie zum Zeitpunkt der Organentnahme wirklich tot und nicht nur sterbend sind".[133]

---

131 Jonas: Gehirntod und menschliche Organbank: Zur pragmatischen Umdefinierung des Todes.

132 https://www.duden.de/rechtschreibung/Handreichung#Bedeutung2a [abgerufen am 1.2.2018].

133 https://www.aerzteblatt.de/treffer?mode=s&wo=17&typ=1&nid=63681&s=organspende [abgerufen am 26.9.2017].

Die Evangelische Kirche ist in ihrer Position nicht ganz so eindeutig. Auf der einen Seite wird darauf hingewiesen, dass das Leben und somit auch der Körper des Menschen ein Geschenk Gottes sind. Daraus ergibt sich die Möglichkeit, mit seinen Organen anderen Menschen, die krank sind oder Solidarität benötigen, zu helfen. Eine Explantation verletzt also nicht die Würde des Menschen und stört nicht die Ruhe der Toten. Andererseits wird aber auch gesagt, dass es keine Pflicht zur Organspende gibt. Zustimmung und Ablehnung sind also beide möglich. Es wird aber dafür plädiert, die Entscheidung für oder gegen eine Organspende selber zu treffen und sich diesbezüglich festzulegen. Passiert dies nämlich nicht, müssen die Angehörigen diese Entscheidung treffen. Dies kann für diejenigen mit Belastung verbunden sein.[134]

Was sagen Judentum und Islam zur Organspende?

Nach der Meinung der orthodoxen Juden haben die Menschen ihren Körper nur von Gott geliehen. Deswegen ist der Körper zu pflegen und in einem guten Zustand zurückzugeben. Durch eine Organspende wird genau das unmöglich. Viele liberale Juden sehen das anders. Sie halten es für wichtiger, einen Menschen zu retten, als einen unversehrten Körper zu bestatten.[135] Es wurde sogar eine Widerspruchslösung in Israel diskutiert. Der Rabbiner Moshe David Tendler sagt dazu: „Im Judentum ist menschliches Leben heilig, wir müssen alles für dessen Erhalt tun. Wenn nun durch die Widerspruchsregelung ein Verstorbener zum Spender wird, sofern er einer Organentnahme zu Lebzeiten nicht ausdrücklich widersprochen hat, fördert dies die Rettung von Leben. Insofern ist der Entschluss der Gesundheitsministerin Yael German sehr vernünftig und im Sinne der Halacha."[136]

Am wenigsten eindeutig ist die Sicht des Islam. Da es im Koran keine direkten Hinweise über die Organspende gibt, müssen sich die Gläubigen auf Fatwas stützen. Darunter versteht diese Religion die Rechtsprechungen der islamischen Gelehrten. Die Gegner der Organspende verweisen auf die Unversehrtheit des Körpers, die mit einer Organspende nicht mehr gegeben

---

134 https://www.ekd.de/geistliches_wort_zur_organspende.htm [abgerufen am 15.4.2017].

135 http://www.religionen-entdecken.de/lexikon/o/organspende-im-judentum [abgerufen am 14.10.2017].

136 http://www.juedische-allgemeine.de/article/view/id/16316 [abgerufen am 14.10.2017].

ist. Ein anderes Argument gegen die Organspende bezieht sich auf die Frage, wem denn überhaupt das Organ gehört. Ist es Allah als der Schöpfer, so gehören auch die Organe ihm und kein Mensch hat deswegen eine Verfügungsgewalt darüber.[137]

Einer anderen islamischen Meinung nach haben Leichen eine Unantastbarkeit. Genau deswegen darf niemand ihnen Schaden zufügen; Leichen müssen deswegen wie Lebendige behandelt werden. Die Knochen eines Toten zu brechen, gleicht dem Brechen der Knochen eines Lebenden. Gerade im Islam gibt es zu diesem Thema viele Positionen. Die diversen Rechtsschulen im Islam haben hier unterschiedliche Ansichten, welche sogar von Organ zu Organ voneinander abweichen können. Natürlich gibt es auch unterschiedliche Meinungen zwischen Sunniten und Schiiten. Es ist also ein komplexes Thema, das gerade in der islamischen Welt massiv diskutiert wird. Neben der reinen Transplantation gilt dies auch für die Frage des Hirntodes.[138]

---

137   http://www.dw.com/de/ist-die-organspende-im-islam-erlaubt/a-15435434 [abgerufen am 15.4.2018].
138   https://www.mein-islam-dein-islam.de/thema-detailansicht/news/organspende-und-organtransplantation [abgerufen am 15.4.2018].

Marion Strauß sagt: „Mein Sohn konnte mit der Organspende Spuren hinterlassen!"

Martin Strauß

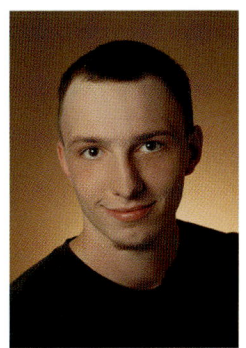

© Fotoatelier Diebel

Meine nächste Gesprächspartnerin hat ihren Sohn ganz plötzlich bei einem Autounfall verloren. Die Organspende war für sie eine Möglichkeit, dem Vergessen eines Menschen entgegenzuwirken.

HEIKO BURRACK: Wie kam es bei Ihrem Sohn Martin zur Organspende?

MARION STRAUß: Mein Sohn ist bei einem Autounfall im Jahre 2010 ums Leben gekommen. Alles ging ganz schnell, es geschah plötzlich und unerwartet. Er starb kurz vor seinem 23. Geburtstag. Mir war schnell klar, dass es aufgrund seiner enormen Kopfverletzungen keine oder nur eine sehr geringe Chance des Überlebens für ihn gab. Der behandelnde Arzt hatte mich auch dahingehend so informiert. Ich hatte mit Martin nie über eine Organspende gesprochen. Er hatte auch keinen Organspenderausweis. Dazu hat er auch zu aktiv im Leben gestanden und war einfach zu jung. Aber er ist immer regelmäßig zur Blutspende gegangen. Genau aus diesem Grund ist für mich der Gedanke einer Organspende entsprungen. Deswegen habe ich dies auch den Ärzten gegenüber angesprochen. Wir haben dieses Thema dann gemeinsam vertagt. Sie wollten mir damit auch mehr Zeit geben, darüber nochmals nachzudenken. Gedrängt wurde ich also überhaupt nicht. Im Gegensatz zu den Ärzten, die einen sehr guten Job gemacht haben, kann ich dies von der örtlichen Polizei nicht sagen. Hier sind die Beamten sehr pietätlos mit mir umgegangen.

BURRACK: Was waren die genauen Gründe, warum Sie einer Organspende zugestimmt haben?

MARION STRAUß: Mein Sohn ist jung verstorben und hatte leider keine Zeit, sichtbare Spuren in dieser Welt zu hinterlassen. Gerade dann ist die Wahrscheinlichkeit groß, dass ein solcher Mensch schnell vergessen wird. Genau dies wollte ich durch eine Organspende wenigstens ein Stück weit verhindern. Immerhin haben sieben Menschen von seinen Organen profitiert. Ich kenne sie zwar nicht persönlich und zwei sind auch schon verstorben, aber ich höre immer wieder bei den Treffen der DSO, dass es eine sehr hohe Dankbarkeit unter den Empfängern gibt. Diese wird nicht zuletzt darin deutlich, dass sie immer wieder an ihren Spender denken, eine Kerze anzünden oder gar einen Baum pflanzen. Ich weiß zum Beispiel, dass der Herzempfänger ein junger Mann von damals 36 Jahren war. Er hatte durch das Herz von Martin, die Möglichkeit bekommen, eine Familie zu gründen. Mein Sohn hat wenigstens in ihm seine Spuren hinterlassen, dies gilt natürlich auch für alle anderen Organe.

BURRACK: Vielen Dank für das Gespräch!

Fragen aus
dem Netz

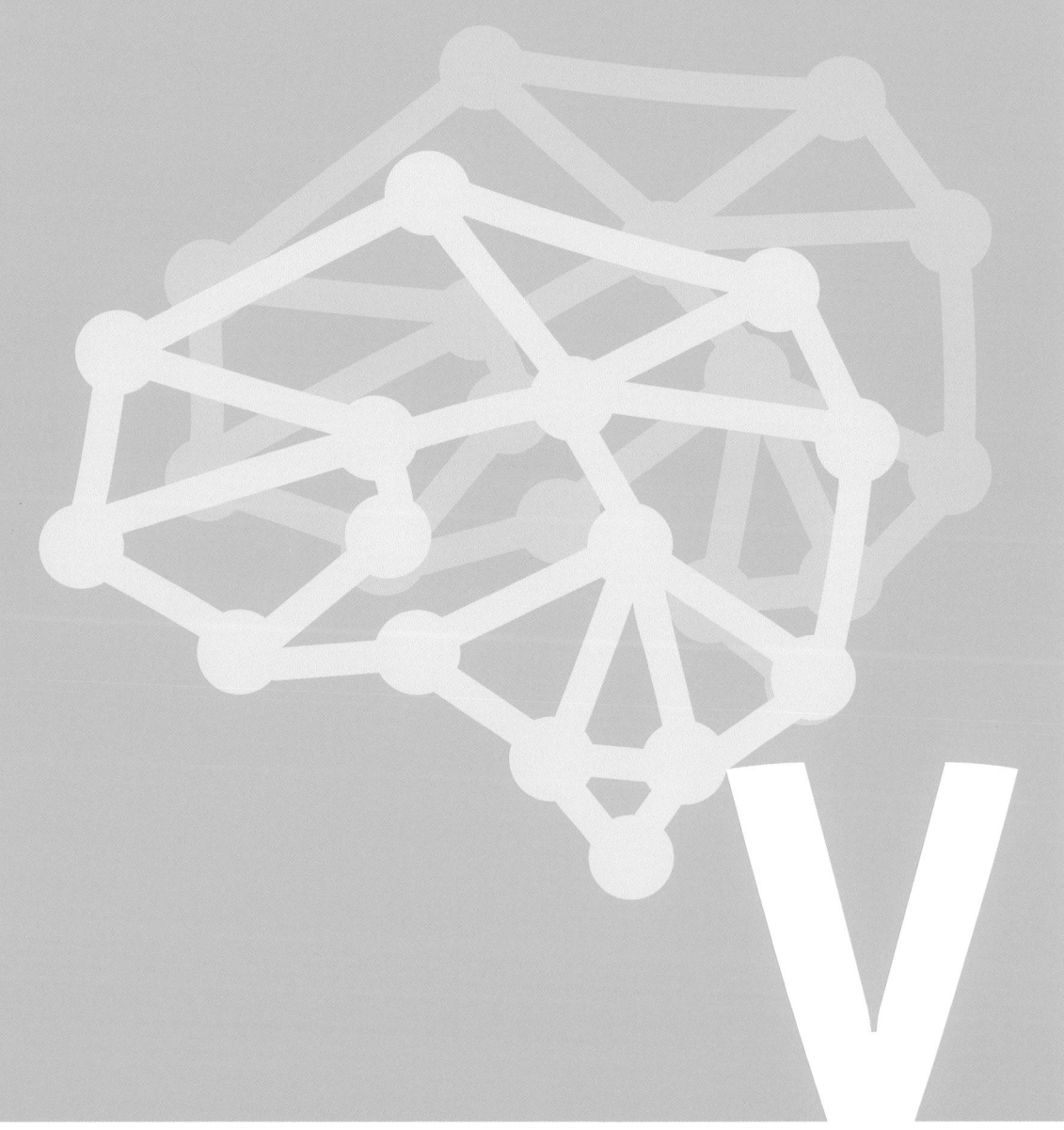

V

Vorurteile gegenüber der Organspende

Gerade wenn wir uns im Internet bewegen und uns dort in den sozialen Medien mit dem Hirntod beschäftigen, werden wir mit Vorurteilen und Halbwissen konfrontiert. Daher ist es Zeit, diesen Fakten entgegenzustellen.

Kann sich ein Patient erholen, obwohl er schon für hirntot erklärt wurde?

Vorab sei angemerkt, dass die Angst, lebendig begraben zu werden, eine sehr alte ist. Der Scheintod und die damit einhergehenden Befürchtungen haben eine lange Historie, und wir finden beides bereits in der Antike. Bei den Römern gab es sogenannte Pollinctores. Diese Leichenwäscher sollten die Verstorbenen mehrfach mit warmem Wasser säubern, sie hatten auch die Aufgabe, den Toten die Augen zuzudrücken und sie mit ihrem Namen mehrmals zu rufen. Valerius Maximus, Plutarch und Demokrit haben von Scheintoten berichtet.

Gerade im 17., 18. und 19. Jahrhundert hatten viele Menschen in Europa die Befürchtung, lebendig begraben zu werden, im Grab aufzuwachen und einen angsterfüllten Erstickungstod zu sterben. Entsprechende Berichte stützten diese Ängste. Als Folge wurden Lagerfristen festgesetzt oder man schnitt den Toten die Pulsadern durch. Viele andere Maßnahmen sollten die Wahrscheinlichkeit, als Scheintoter begraben zu werden, ausschließen oder weniger möglich werden lassen.[139] Diese Maßnahmen hatten immer massive Schmerzen zur Folge bzw. sie waren sehr entwürdigend. Ziel war es immer, dass die bewusstlosen Menschen wieder aufwachen. Spezialisten rammten dazu Nadeln unter die Zehennägel oder malträtierten die Fußsohlen mit Rasiermessern. In die Ohren bliesen sie laute und scheußliche Fanfarenstöße. Es gab auch die Empfehlung, Schürha-

139 https://de.wikipedia.org/wiki/Scheintod [abgerufen am 21.12.2017].

ken, die heiß und glühend waren, in den „rückwärtigen Eingang" des Körpers einzuführen. Es wurden auch spezielle Brustwarzenhaken erfunden

Schon der amerikanische Schriftsteller Edgar Allan Poe, geboren im Jahr 1809 und gestorben 1849, hat sich mit diesem Thema beschäftigt. Dazu gibt es von ihm einen Sammelband mit dem Titel „Lebendig begraben und andere unheimliche Geschichten".[140] Natürlich gibt es auch eine Phobie, die sich mit der Angst, lebendig begraben zu werden, beschäftigt. Sie hört auf den schönen Namen Taphephobie.[141]

Die Frage, ob sich die Ärzte denn bei einer Organspende auch bis zum letztmöglichen Moment um einen Patienten kümmern oder die Geräte der Organe wegen früher abgestellt werden, habe ich schon teilweise beantwortet, da der Hirntod unabhängig von der Organspende eingeführt wurde. Die Notwendigkeit des Hirntodes entstand durch die sichere Todesbestimmung auf der modernen Intensivstation. Ich will aber nochmals explizit auf die Frage eingehen, ob einem Organspender wirklich jede Hilfe, wenn er sie denn möchte, gegeben wird. Zur Antwort erlaube ich mir eine Gegenfrage: Was passiert, wenn die Mediziner den Hirntod festgestellt haben und es dann aber nicht zu einer Explantation der Organe kommt? Die Antwort ist schlicht und ergreifend: Nichts mehr. Die Maschinen werden abgestellt, und es schließt sich keinerlei Therapie mehr an. Es handelt sich jetzt nämlich um einen Toten. Nach der Hirntoddiagnostik wird auch der Totenschein vom Arzt ausgefüllt. Das Krankenhaus kann auch aus finanziellen Gründen kein Interesse mehr daran haben, überhaupt weitere Kosten zu verursachen. Keine Krankenkasse würde diese bezahlen. Diese Versicherungen bezahlen nämlich nicht für Tote, sondern nur für Patienten. Die Frage nach der Organspende wird aber erst nach der Hirntoddiagnostik gestellt. Also erst dann, wenn der Mensch schon tot ist.

---

140 Poe: Lebendig begraben und andere unheimliche Geschichten, 2015.
141 https://de.wikipedia.org/wiki/Taphephobie [abgerufen am 21.12.2017].

Zweifler können jetzt mit zwei weiteren Argumenten kontern: Erstens können sie an der Hirntoddiagnostik zweifeln. Dazu ist anzumerken, dass in Deutschland die intensivste und umfangreichste Hirntoddiagnostik durchgeführt wird. Selbst in der Schweiz sind die Forderungen geringer. Außerdem gab es bisher in Deutschland keinerlei falsche Hirntoddiagnostik. Es gab und gibt zwar Protokollverletzungen aber keinerlei falsche Diagnostik. Gründe, hier an den bisherigen korrekten Ergebnissen zu zweifeln, lassen sich aus diesem Argument nicht ableiten. Zweitens führen Kritiker das Argument an, dass Ärzte sich dann nicht mehr die optimale Mühe geben, wenn sie feststellen, dass der Patient einen Organspenderausweis ausgefüllt hat. Würde hier auch nur der Verdacht aufkommen, dass Ärzte nicht sauber arbeiten, so würde dadurch das gesamte Krankenhaus enorm an Reputation verlieren; dies gilt natürlich für die entsprechenden Ärzte auch. Aber die entscheidende Frage ist: Warum sollten sie? Sie haben davon keinen Nutzen. Wenn die Mediziner auf der Intensivstation der Meinung wären, sie könnten einen Patienten für hirntot erklären, wird diese Vermutung von zwei weiteren Ärzten unabhängig voneinander nochmals diagnostiziert. Die Organe werden dann aber von mehreren Explantationsteams entnommen, die mit der Hirntoddiagnostik nichts zu tun haben. Ihre genaue Anzahl ist davon abhängig, wie viele Organe gespendet werden und an welche Zentren diese Organe zur Implantation verteilt werden. Die Ärzte, die den Tod festgestellt haben, können gar nicht wissen, welche Ärzte die Organe entnehmen und welche Patienten sie erhalten. Sie können also gar kein Interesse haben, weil der weitere Weg der zu transplantierenden Organe überhaupt nicht feststeht. Nur wenn dies eindeutig vorhersehbar wäre oder die Fachleute manipulieren könnten, könnten hier Gelder fließen. Hier gibt es also überhaupt keinen Zusammenhang bzw. wird erst viel später klar.

Der Ruf eines Arztes steigt auch nur dann, wenn er seine Patienten möglichst gut behandelt. Nur wenn er sich für seine Patienten einsetzt, steigt sein Ansehen. Kein Arzt wird befördert oder in Fachzeitschriften publizieren können, wenn er Menschen für tot erklärt, die noch eine Chance haben, zu leben. Es liegt also im System begründet, dass ein Arzt alles für seine Patienten unternimmt. Hinzukommt natürlich, dass er genau dies als Eid geschworen hat.

Die Kommissionen der Bundesärztekammer untersuchten zwischen den Jahren 2010 und 2014 sehr genau 45 Fälle von Hirntodfeststellungen in

39 Krankenhäusern. Die Kommissionen bestätigten, dass keinem Patienten eine potenziell lebenserhaltende Behandlung vorenthalten wurde.[142]

Bekommen Patienten mit einer schweren Hirnschädigung die nötigen Medikamente?

Diese Frage ist eine Variation der ersten Frage und geht dem Vorurteil nach, dass Patienten mit einer schweren Hirnschädigung nicht alle Medikamente bekommen, die sie benötigen. Hier sei nochmals darauf hingewiesen, dass die behandelnden Ärzte gar nicht absehen können, ob dieser Patient wirklich hirntot sein wird und ob dann Organe entnommen werden und welche das sein werden. Nur dann wäre es sinnvoll bestimmte Medikamente nicht zu geben. Da die Intensivmediziner getrennt von den Transplantationsärzten arbeiten, können sie diese Informationen überhaupt nicht vorliegen haben.

Im Netz wird gerne auch immer wieder behauptet, dass sich Hirntote wieder erholt haben sollen. Es gibt keinen Fall, wenn die Hirntoddiagnostik regelgerecht durchgeführt wurde, wo dies jemals beobachtet wurde. So haben sich Fachleute in einer großen Untersuchung 175 Fälle von Hirntoten angeschaut. Voraussetzung war, dass die Hirntoten mindestens eine Woche weiter beatmet wurden. Erstaunlich ist, dass davon 80 Fälle noch zwei Wochen beatmet werden konnten. In 20 Fällen war dies über einen Zeitraum von zwei Monaten möglich. Bei sieben Hirntoten war dies sogar über ein halbes Jahr möglich. Je jünger die Betroffenen waren, desto länger konnten sie beatmet werden. In keinem dieser Fälle, und dies ist die wichtige Information, ist einer der Hirntoten wiedererwacht oder hat sonstige Lebenszeichen gezeigt.[143]

 BEISPIEL
Zum Schluss noch ein Beispiel, das zeigen soll, wie genau jeder hinschauen muss. Der 13-jährige Trenton McKinley

---

142   Erbguth: Angewandte Ethik in der Neuromedizin, 2017.
143   Shewmon: Chronic "brain death": Meta-analysis and conceptual consequences, Neurology, 2009.

wurde im März 2018 mit einer schweren Hirnverletzung in ein Krankenhaus eingeliefert. Diese hatte er erlitten, weil sich ein Anhänger, in dem er beim Spielen mit einem Freund saß, auf einer Sanddüne überschlagen hatte. Der Junge kam sofort ins Krankenhaus. Als er dort eintraf, galt er bereits 15 Minuten als tot. Die Ärzte konnten Trenton zwar reanimieren, doch sein Zustand blieb kritisch. Der junge Patient musste mehrere Male wiederbelebt werden und genau deswegen gingen die Ärzte vom Schlimmsten aus. Seine Eltern haben entschieden, dass er Organspender werden sollte. Nur einen Tag vor der Explantation bewegte Trenton die Hand und auch einen Fuß. Es braucht einige Tage, aber dann kommt er wieder langsam zu Bewusstsein. Obwohl seine Genesung noch lange dauern wird, wurde für viele schnell klar, dass es sich hier um ein Wunder handeln muss. Gott musste seine Hand im Spiel haben.[144,145,146] Oder doch nicht? Schauen wir uns den Vorgang genauer an, so war eben das Hirntodprotokoll noch nicht vollständig durchlaufen. Der finale Test, um die Hirnströme zu detektieren, war am nächsten Tag angesetzt. Als Trenton aber Lebenszeichen zeigte, wurde darauf natürlich verzichtet.[147]

So nachvollziehbar der Wunsch nach einer bestmöglichen Behandlung ist, so wichtig ist auch die Frage nach einer Übertherapie. Dieses Thema scheint eine weitaus höhere Bedeutung zu haben, als ein zu wenig an Therapie. Das Grundproblem besteht darin, dass moderne Therapien auf einer Intensiv-

---

144 https://www.welt.de/vermischtes/article176130327/Hirntod-diagnostiziert-13-Jaehriger-erwacht-vor-Organspende-ploetzlich-aus-Koma.html [abgerufen am 16.5.2018].
145 https://www.cbsnews.com/news/no-other-explanation-but-god-boy-regains-consciousness-after-brain-trauma [abgerufen am 16.5.2018].
146 http://www.kansas.com/news/nation-world/national/article210590339.html [abgerufen am 16.5.2018].
147 http://www.lifenews.com/2018/05/07/13-year-old-wakes-up-as-doctors-prepare-to-harvest-his-organs [abgerufen am 16.5.2018].

station einen Patienten am Leben erhalten können, obwohl er weiterhin lebensbedrohlich krank ist und die Chancen auf eine Genesung verschwindend gering sind. Dafür gibt es unterschiedlichste Gründe: Einer kann zum Beispiel im Ego der behandelnden Ärzte liegen. Das Motto heißt dann: „Bei mir stirbt keiner!" Aber auch fordernde Angehörige oder die Angst vor Klagen können eine solche Übertherapie verursachen. Nicht zuletzt sind die technischen Möglichkeiten, die heute eine Intensivstation bereithält, sehr umfangreich; um nicht zu sagen unbegrenzt. Chirurgisch können die Fachleute heute fast alles operieren. Sinnvoll ist es zu fragen, und dies passiert nicht immer, was die weiteren Maßnahmen für den Patienten bedeuten.[148]

Sind Organspender nach der Entnahme entstellt?

Es taucht auch immer wieder die Frage auf, ob Organspender nach der Entnahme entstellt seien. Der operative Eingriff der Organentnahme ist eine normale Operation. Es gibt keine grundsätzlichen Unterschiede zu anderen invasiven Eingriffen. Die Ärzte und Pflegekräfte versorgen nach dem Eingriff den Toten so, dass er würdig aufgebahrt werden kann. Im Operationssaal für die Entnahmeoperation verschließt der letzte anwesende Arzt die Schnitte des Verstorbenen und klebt ein Pflaster darüber. Pflegekräfte reinigen den Toten, entfernen alle Kanülen und Schläuche und schieben ihn aus dem OP. Jetzt können sich die Angehörigen noch einmal von ihrem Toten verabschieden. Die Ärzte sind gesetzlich verpflichtet, die Möglichkeit des Abschiednehmens anzubieten.[149] Eine Entstellung, gelegentlich wird von ergrauten Haaren und dergleichen berichtet, ist also aus biologischen Gründen gar nicht möglich. Durch das oben beschriebene Prozedere ist außerdem gewährleistet, dass die Angehörigen sich von ihrem Toten verabschieden können und dies würdevoll passiert.

Sind Schuldgefühle bei transplantierten Patienten gerechtfertigt?

Ein weiteres Vorurteil besteht darin, dass transplantierten Patienten Schuldgefühle unterstellt werden, weil ein Mensch wegen ihnen verstorben ist. Was

---

148 Steinwendter: Produziert die moderne Medizin schwerste Pflegefälle? Präsentation. 2017.

149 https://www.tk.de/tk/behandlungen/organspende/die-haeufigsten-irrtuemer/18750 [abgerufen am 14.10.2017].

ist davon zu halten? Es gibt natürlich einen Zusammenhang zwischen Spender und Empfänger. Ein Mensch muss tot sein, damit der Empfänger ein Organ bekommt. Aber die Spendersuche beginnt erst dann, wenn der Tod des Spenders bereits eingetreten ist. Kritiker argumentieren dann, dass man sich als Empfänger sicherlich den Tod eines Menschen wünscht. Das kann durchaus so sein. Dann sei aber die Gegenfrage gestellt, ob sich nicht sehr viele Menschen, in Situationen, wo es Ihnen nicht gut geht, eine Linderung ihrer Situation auf Kosten von anderen Menschen wünschen? In einer solch schwierigen und außergewöhnlichen Lage in der man stark leidet – und das eigene Leben auf dem Spiel steht – haben Patienten oft verzweifelte Gedanken. Man sollte ihnen diese Gedanken und Gefühle durchaus zugestehen und Verständnis für ihre Situation zeigen.

Was sind die Voraussetzungen für die Hirntoddiagnostik?

Es muss eine schwere und akute Hirnschädigung vorliegen. Diese kann primär sein. Damit ist zum Beispiel eine innere Blutung gemeint, eine, die von außen verursacht ist, wie eine Schädel-Hirn-Verletzung oder aber ein erhöhter Schädelinnendruck, der durch einen Tumor oder eine Entzündung entstanden sein kann. Die Schädigung kann aber auch sekundär bedingt sein, wenn aufgrund eines Durchblutungs- und Sauerstoffmangels das Gehirn Schaden genommen hat.[150]

Bevor der Hirntod diagnostiziert wird, muss geklärt sein, dass keine Faktoren im Spiel sind, die die Ergebnisse eines solchen Verfahrens beeinflussen. Der Ausfall des Gehirns darf also keine anderen Ursachen haben, als die oben genannten. Dazu gehören zum Beispiel Medikamente oder auch Drogen, die genau dies bewirken können.

In der vierten Fortschreibung heißt es dazu:

> „Im Untersuchungszeitraum dürfen die klinischen Symptome des Hirnfunktionsausfalls nicht durch reversible Einflüsse überlagert sein. Dazu gehören unter anderem Intoxikationen, dämpfende Medikamente, neuromuskuläre Blockade, reversible Erkrankungen des Hirnstamms oder des peripheren Nervensystems, primäre oder therapeutische Hypothermie, Kreislaufschock, Koma bei endokriner, metabolischer oder entzündlicher Erkrankung. Bei Kindern bis zum vollendeten ersten Lebensjahr liegen Besonderheiten im Metabolismus und im Arzneimittelstoffwechsel vor, die eine Spiegelbestimmung der Antikonvulsiva, Sedativa und Analgetika erforderlich machen können.“

---

150 Moskopp: Hirntod: Konzept – Kommunikation. Verantwortung, Thieme Verlag, 2015.

Dazu ist eine ausführliche Anamnese des Patienten nötig. Eine Anamnese ist eine professionelle Erfragung von potenziell medizinisch relevanten Informationen durch Fachleute.[151] Die Frage muss zum Beispiel beantwortet werden, ob der Patient unterkühlt war, wodurch alle Zellen eine längere Überlebenszeit haben können. Außerdem müssen sich die Behandler die Laborwerte sehr genau anschauen. Die Anamnese, aber auch die körperliche Untersuchung des Patienten ist normalerweise einer der ersten Schritte, nachdem dieser eingeliefert wurde. Wenn es sich aber um einen akuten Notfall handelt, und dies kann bei diesen Patienten der Fall sein, so werden die Ärzte diesen Teil nicht sofort durchführen können. Vielmehr gilt es im ersten Schritt, der meist im Schockraum stattfindet, schlicht und ergreifend darum zu versuchen, das Leben des Menschen zu retten.

Aber auch an die Ärzte werden spezielle Anforderungen gestellt, obwohl jeder Arzt natürlich die Ausbildung hat, den Tod eines Menschen festzustellen. Von den Ärzten wird hier ebenfalls in der vierten Fortschreibung gefordert:

> „Die den irreversiblen Hirnfunktionsausfall in der Intensivmedizin feststellenden und protokollierenden Ärzte müssen Fachärzte sein und über eine mehrjährige Erfahrung in der Intensivbehandlung von Patienten mit akuten schweren Hirnschädigungen verfügen. Sie müssen die Kenntnisse, Fähigkeiten und Fertigkeiten besitzen, um die Indikation zur Diagnostik des irreversiblen Hirnfunktionsausfalls zu prüfen, die klinischen Untersuchungen durchzuführen und die Ergebnisse der angewandten apparativen Zusatzdiagnostik im Kontext der hier beschriebenen diagnostischen Maßnahmen beurteilen zu können."

An dieser Stelle sei noch angemerkt, dass die Hirntoddiagnostik bei Kindern leicht verändert erfolgt. Dies liegt an der unterschiedlichen Entwicklung des Gehirns eines Kindes. Einzelheiten finden sich immer wieder auch in der vierten Fortschreibung, so dass ich auf Details hier verzichte. Es sei außerdem erwähnt, dass eine solche Diagnostik, egal ob bei einem Kind oder

---

151   https://de.wikipedia.org/wiki/Anamnese [abgerufen am 31.5.2018].

einem Erwachsenen, keine einmalige Angelegenheit ist. Es wird vielmehr gefordert, dass sie mindestens zweimal stattzufinden hat. Dabei wird auch die Wartezeit zwischen den Durchgängen bestimmt, die von der Art der Hirnschädigung abhängig ist. Sie liegt bei minimal 12 und maximal 72 Stunden.

Eine weitere Voraussetzung der Hirntoddiagnostik ist das Vorliegen eines tiefen Komas.

> „Wer auf Schmerzreiz nicht erweckbar ist und einfachen Aufforderungen – jenseits des Reflexniveaus – nicht nachkommt, dem sind die Attribute des bewussten Seins nicht zuzusprechen. Zur Vermeidung von Fehleinschätzungen bei hoch querschnittsgelähmten Patienten werden die Schmerzreflexe obligat auch beidseits im Gesichtsbereich gesetzt."[152]

Der Patient befindet sich vielmehr in einer tiefen Bewusstlosigkeit.

Prüfung der Hirnstammreflexe

Im nächsten Schritt geht es darum, die Hirnstammreflexe zu überprüfen. Die Spezialisten schauen sich diesen Teil des Gehirns an und prüfen ihn im Hinblick auf Reaktion. Dabei sind zum Beispiel einige Reflexe im Stammhirn, also im ältesten Bereich des Gehirns untergebracht. Einer dieser Reflexe ist ein Verhalten, das jeder kennt: Kommt eine Person aus einer dunklen Umgebung in eine helle, so verengen sich die Pupillen. Wie bei allen Reflexen geschieht dies automatisch, es lässt sich nicht willentlich steuern und auch nicht beeinflussen. Sich fest vorzunehmen, dass die Pupillen groß bleiben, wird nichts am Verengen ändern, wenn ein Mensch in eine helle Umgebung kommt. Nur entsprechende Medikamente können dies erreichen. Dieser Reflex ist natürlich deswegen so wichtig, weil er das Auge vor zu starker Lichteinstrahlung schützt. Diese Reaktion funktioniert aber bei einem Hirntoten nicht mehr. Die Pupillen bleiben weit, auch wenn die Ärzte mit einer Taschenlampe hineinleuchten.

---

152   Moskopp: Hirntod: Konzept – Verantwortung – Kommunikation, 2015.

Ähnlich verhält es sich, wenn die Hornhaut gereizt wird. Auch diesen Reflex kennt jeder: Wenn gerade im Sommer eine Fliege dabei ist, in unser Auge zu fliegen, schließen wir das Augenlid sofort und ohne, dass wir dies verhindern können. An der Sinnhaftigkeit besteht kein Zweifel – eben, weil wir somit das Auge schützen. Auch dies passiert bei einem Hirntoten nicht mehr. Die Hornhaut muss bei der Untersuchung aber vorsichtig berührt werden, sodass sie nicht beschädigt wird, weil man auch schon zu diesem Zeitpunkt an eine Hornhautspende denken kann.

Genutzt wird auch der Puppenkopf-Reflex, der wie folgt funktioniert: Man fixiert mit den Augen eine bestimmte Stelle, zum Beispiel an einer Wand. Dann drehen die Intensivmediziner den Kopf in vertikaler oder auch horizontaler Richtung. Normalerweise sehen die Augen weiterhin die vorher auch schon anvisierte Stelle an. Dieser sogenannte Vestibulookuläre Reflex (VOR) ermöglicht als Hirnstammreflex eine stabile visuelle Wahrnehmung, auch wenn plötzlich der Kopf bewegt wird. Bei einer Kopfdrehung werden die Augen mit gleicher Geschwindigkeit in die entgegengesetzte Richtung bewegt, sodass ein Objekt weiterhin fixiert werden kann. Dies wird durch eine Verschaltung der Bogengänge des Gleichgewichtsorgans mit den Nervenkernen der Augenmuskeln erreicht. Der Untersucher fasst den Kopf des Probanden und dreht ihn zügig in der Vertikalachse um etwa 20 Grad zur Seite, während er die Augen des Untersuchten beobachtet. Bei intaktem Reflexbogen fixieren die Augen unterbrechungslos den Bezugspunkt. Bei ausgefallenem Reflex folgen die Augen jedoch zunächst der Kopfbewegung und richten dann über eine Rückstellsakkade den Blick wieder auf den Fixationspunkt, zum Beispiel die Nasenspitze. Dieser Reflex dient gleichsam der Bildstabilisierung. Bei einem Hirntoten passiert dies nicht.

Außerdem sind der Hustenreflex und dessen Prüfung wichtig. Was dort passiert, ist jedem aus dem täglichen Leben bekannt. Bewege ich zum Beispiel die Zahnbürste zu tief in den Rachen, so folgt sofort ein Hustenbzw. Würgereflex, um das Eindringen dieses oder eines anderen Gegenstandes zu verhindern. Dieser Schutzreflex wird ausgelöst, sobald die Rezeptoren in den Schleimhäuten des Kehlkopfes und der Luftröhre durch Fremdkörper, Rauch, Gase, Staub oder Entzündungen gereizt werden. Als Ergebnis kommt es zu einer plötzlichen Ausatmung mit einer Öffnung der Stimmritze, und der Fremdkörper wird mit dem Luftstrom herausgeschleudert.[153] Genau dies passiert bei einem Hirntoten nicht mehr. Da hier auch keine eigene Beatmung mehr stattfindet, müssen schädliche Ablagerungen, die sonst über Husten und andere Bewegungen des Atemapparates entfernt werden, künstlich abgesaugt werden. Spätestens dann sollte der entsprechende Reflex einsetzen. Im Rahmen der Hirntoddiagnostik wird dieser aber nochmals gesondert auf ähnliche Weise geprüft.

Der komplexeste Test ist der sogenannte Apnoe-Test. Hier schauen sich die Diagnostiker an, ob es noch eine Eigenatmung des Komapatienten gibt. Die Überprüfung beginnt damit, dass sie die Lungen des Patienten mit etwa sechs Liter reinem Sauerstoff fluten. Deswegen kommt es auch während dieses Tests nicht zu einem Sauerstoffmangel im Blut, was immer wieder falsch dargestellt wird. Im nächsten Schritt wird der Mensch von der Atemmaschine getrennt, nun steigt der Kohlensäureanteil im Blut und der PH-Wert sinkt. Wenn nun die Messfühler im Atemzentrum aktiv sind, wird ein Atemreflex erfolgen. Geschieht dies nicht, so kann dies auf den Hirntod hindeuten. Der Patient wird dann auch wieder an die Atemmaschine angeschlossen. Bei dieser Untersuchung, dies sei noch abschließend erwähnt, sind beide Ärzte anwesend, und sie nehmen den Test zusammen vor. Natürlich erheben sie unabhängig voneinander den Befund. Mit diesen Tests ist die zweite Stufe der Hirntoddiagnostik abgeschlossen.[154] Der Apnoe-Test wird im Rahmen der aufgeführten Untersuchungen immer als letzter durchgeführt. Er ist, wie einleitend schon gesagt, der komplexeste. Wenn sich bei den anderen Untersuchungen herausstellt, dass der Hirntod noch nicht eingetreten ist, so wird das Prozedere abgebrochen. Im dritten Teil folgt der Nachweis der Unwiederbringlichkeit.

---

153 https://www.spektrum.de/lexikon/biologie-kompakt/hustenreflex/5713 [abgerufen am 31.5.2018].
154 Moskopp: Hirntod: Konzept – Kommunikation. Verantwortung, 2015.

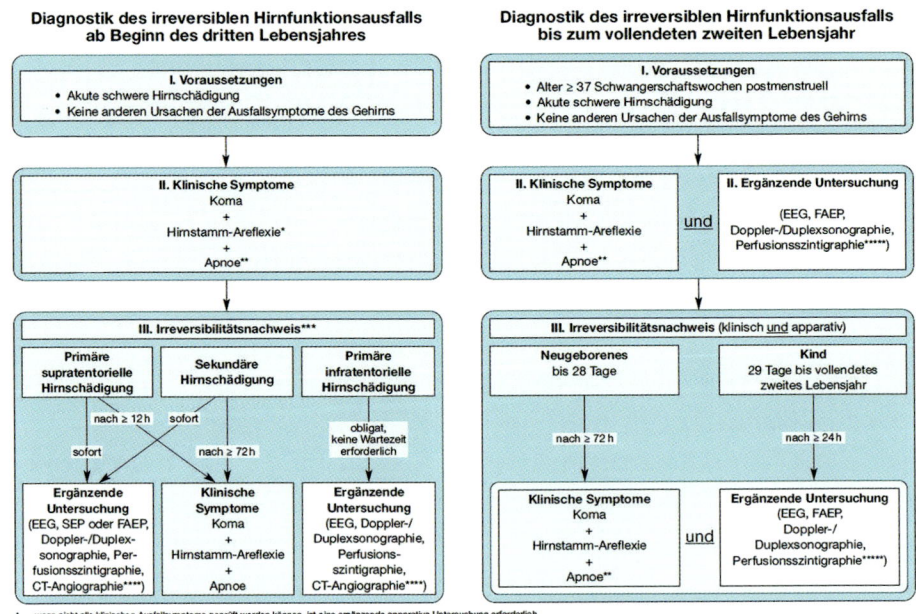

Abb. 9: Protokoll zur Diagnose des irreversiblen Gesamthirnausfalls

Quelle: DSO, https://www.bundesaerztekammer.de/.

Wie schließen Ärzte von fehlenden Stammhirnreflexen auf den Gesamthirntod?

Dazu sagt Prof. Dr. Helmuth Steinmetz, Direktor der Uni-Klinik für Neurologie in Frankfurt:

„Der normale Verlauf einer infausten Hirnverletzung ist, dass Sie zum Beispiel eine Blutung in einem Hirnbereich finden, der sich deutlich oberhalb des Stammhirnes befindet. Dieses Hämatom drückt dann auf das Stammhirn und zerstört dieses. Bevor der Hirnstamm also seine Funktion unwiederbringlich eingestellt hat, ist dies bei den Arealen, die sich oberhalb befinden, längst geschehen. Genau dies sehen wir im Verlauf durch bildgebende Verfahren. Den Untergang des Großhirns können wir zum Beispiel auch durch das EEG nachweisen. Unabhängig von diesem Weg kann das Stammhirn als einziger Hirnbereich von einer Schädigung betroffen sein. Der Grund dafür sind zum Beispiel Blutungen, die nur dort stattgefunden haben.

Von solchen Raritäten wie einer Schussverletzung wollen wir absehen. Ist in der Tat nur das Stammhirn betroffen, müssen wir natürlich ganz anders vorgehen. Dann werden auch bei der Hirntoddiagnostik immer bildgebende Verfahren und EEG eingesetzt."

Wie wird der Hirntod festgestellt?

Der Hirntod ist die Voraussetzung, um zu entscheiden, ob eine Weiterbehandlung des Patienten Sinn macht oder die Ärzte die Behandlung besser stoppen sollten. Die Hirntodfeststellung steht zunächst mit einer Transplantation in keiner Beziehung. In der heutigen Medizin ist das Gehirn die entscheidende Instanz, die das Leben eines Menschen steuert. Dies wird auch so vom Vorstand der Bundesärztekammer in den „Regeln zur Feststellung des Todes ... und zur Feststellung des endgültigen, nicht behebbaren Ausfalls der Gesamtfunktion des Großhirns, des Kleinhirns und des Hirnstamms" in der vierten Fortschreibung festgelegt. Schon im Vorwort heißt es dazu: „Die Diagnostik des irreversiblen Hirnfunktionsausfalls stellt ein für die Intensivmedizin unverzichtbares Instrument der Prognoseeinschätzung für weitere Therapieentscheidungen dar, unabhängig von der Frage einer Organ- oder Gewebespende. Es ist davon auszugehen, dass in Deutschland nur etwa jede zweite Diagnostik im Kontext einer postmortalen Organ- oder Gewebespende erfolgt."[155]

 BEISPIEL

Dazu ein Beispiel: Gesetzt den Fall, ein Patient kommt nach einem Herzkreislaufstillstand in ein Krankenhaus. Vom Notarzt wurde er wiederbelebt, muss jetzt aber künstlich beatmet werden. Nehmen wir weiter an, dass sich der Patient auf die Stirn getackert hat, dass er keinesfalls, also unter keinen Umständen seine Organe spenden will. Ich gebe es zu, die bisher ganz realistische Geschichte wird hier

---

155 Richtlinie gemäß § 16 Abs. 1 S. 1 Nr. 1 TPG für die Regeln zur Feststellung des Todes nach § 3 Abs. 1 S. 1 Nr. 2 TPG und die Verfahrensregeln zur Feststellung des endgültigen, nicht behebbaren Ausfalls der Gesamtfunktion des Großhirns, des Kleinhirns und des Hirnstamms nach § 3 Abs. 2 Nr. 2 TPG, Bundesärztekammer, vierte Fortschreibung.

weniger glaubwürdig. Mir geht es aber nur um den Punkt, dass ein Patient eindeutig und klar seine Entscheidung getroffen und diese kommuniziert hat. Ähnlich einem Mantra trägt er diese gut sichtbar mit sich herum. Auch wenn bei diesem Patienten keine Organe zur Verfügung stehen, werden die Ärzte im Zweifelsfalle nicht umhinkommen, den Hirntod festzustellen oder ihn mit den gleichen Methoden auszuschließen. Alle Beteiligten müssen schließlich wissen, ob eine weitere Behandlung noch sinnvoll ist. Ich stelle nicht die Frage nach der Art der Behandlung, sondern nur nach dem ja oder nein. Wenn das Gehirn stark geschädigt ist, und dies kann nach einem mehrminütigen Kreislaufstillstand der Fall sein, muss dies geklärt werden. Weil es so wichtig ist: In diesem Beispiel stellt sich nicht die Frage der Organentnahme. Ist der Hirntod diagnostiziert, werden die Ärzte am Ende dieses Prozesses die entsprechende Uhrzeit als Todeszeitpunkt im Totenschein notieren. Danach stellen sie die Geräte ab.

Oben wurde schon angeführt, dass jede zweite Hirntoddiagnostik auch dann durchgeführt wird, wenn keine Organe gespendet werden sollen. Als Begründung wird zum Beispiel genannt, dass wir nur dann eine wirkliche Sicherheit erhalten können, dass es sich wirklich um einen Toten handelt.[156] Dazu finden sich aber durchaus auch andere Meinungen. Grundsätzlich wird nicht bestritten, dass die Hirntoddiagnostik auch unabhängig von einer Explantation genutzt wird. Das sind aber Ausnahmen. Ein Grund wird darin gesehen, dass eine entsprechende Diagnostik mit einem Zeitaufwand von mindestens vier Stunden verbunden ist. Diese steht schlicht nicht immer zur Verfügung.[157]

---

156 Telefonat mit Prof. Moskopp.
157 Telefonat mit Prof. Erbguth.

Bevor wir zu den Voraussetzungen der Hirntoddiagnostik kommen, soll noch kurz die Frage geklärt werden, wie viel Zeit meist zwischen einer Einlieferung des Patienten in die Klinik bis zur Hirntoddiagnostik liegt. Christina Schleicher sagt dazu:

> „Dieser Prozess von der Einlieferung in die Klinik über Therapieversuche bis zur Feststellung der sogenannten infausten Prognose und der Feststellung des Hirntods benötigt meist einige Stunden bis wenige Tage. Unter infaust versteht man, dass man für den Patienten therapeutisch nichts mehr tun kann, die Aussicht hoffnungslos ist. Kommt eine Organspende zu diesem Zeitpunkt nicht in Frage, werden die intensivmedizinischen Maßnahmen beendet. Der Patient verstirbt dann in aller Regel innerhalb kurzer Zeit an Herz-Kreislaufversagen. Natürlich gibt es auch Fälle, in denen dieser Prozess vom Unfallereignis bis zur Feststellung der infausten Prognose bzw. des Hirntods viel schneller geht. Unter solchen Umständen ist die Belastung der Angehörigen häufig nochmals größer."[158]

Der Hirnfunktionsausfall entwickelt sich meist über Tage. Dies liegt auch daran, dass einige Nervenzellbereiche sensibler reagieren als andere. Die wirklich bedeutenden halten meist am längsten durch. Auch wenn Patienten noch Reflexe haben, gehen diese bei steigendem Hirndruck sukzessive verloren.[159]

Der Unwiederbringlichkeitstest sagt, nichts geht mehr!

Anders als zum Beispiel in den USA, gehört in Deutschland zu den Schritten der Hirntoddiagnostik der Unwiederbringlichkeitstest. Die amerikanischen Ärzte gehen davon aus, dass ein Test auf Unwiederbringlichkeit nicht notwendig ist, da es keine Möglichkeit gibt, dass sich das Gehirn wieder

---

158 Persönliches Gespräch.
159 http://www.br.de/radio/bayern2/sendungen/gesundheitsgespraech/tod-hirntod-hirn-gehirn-ausfall-nerven-100.html [abgerufen am 12.3.2018].

regenerieren kann. Auch in den USA müssen bestimmte Voraussetzungen, wie das Vorliegen eines Komas, um überhaupt eine Hirntoddiagnostik durchführen zu können, vorhanden sein. Aber eine Wartezeit, nach der die Irreversibilität getestet wird, gibt es nicht.[160] Interessant ist es auch, zu wissen, dass nicht in allen Krankenhäusern der USA nach den exakt gleichen Standards der Hirntod festgestellt wird. Dies gilt sowohl für unterschiedliche Parameter, als auch für die Antwort auf die Frage, wer überhaupt die Untersuchung durchführen darf.[161]

Die Irreversibilität ist in Deutschland allerdings immer nachzuweisen. Dies kann durch eine Wiederholung der klinischen Untersuchung nach einem definierten Zeitintervall oder durch eine apparative Zusatzdiagnostik geschehen. Der Zeitpunkt dieses Irreversibilitätsnachweises muss nach der klinischen Untersuchung liegen und auch entsprechend dokumentiert werden. Bei kombinierten Hirnschädigungen ist die höhere Anforderung der jeweiligen Hirnschädigung zu wählen.[162]

Wie die Unwiederbringlichkeit genau festgestellt wird, hängt von der Schädigung des Gehirns und vom Alter des Patienten ab. So ist bei Patienten, die mindestens drei Jahre alt sind, meistens eine Wartezeit einzuhalten oder die Unwiederbringlichkeit wird durch eine apparative Diagnostik sofort festgestellt. Worin diese bestehen kann, ist weiter unten aufgeführt. Nach der Wartezeit werden nochmals die Untersuchungen der ersten Runde durchgeführt und dafür keine Apparate eingesetzt. Die Wartezeit richtet sich dabei nach der Art der Hirnschädigung und kann von 12 bis 72 Stunden reichen.[163] Bei bestimmten Patientengruppen sind apparative Zusatzuntersuchungen verbindlich vorgeschrieben, so kann beispielsweise bei primär-infratentoriellen Läsionen der Hirntod nicht nur durch eine Verlaufsbeobachtung der klinischen Ausfallsymptome bestimmt werden. Vielmehr muss durch einen weiteren Nachweis der zere-

---

160 http://surgery.med.miami.edu/laora/clinical-operations/brain-death-diagnosis [abgerufen am 3.4.2018].
161 Greer u. a: Variability of Brain Death Policies in the United States, JAMA Neurol, 2016.
162 Bösel/Elger: SOP Hirntod („irreversibler... Intensivmedizin up2date 13/2017; S. 245–248.
163 http://www.transplantationszentrum-freiburg.de/files/Hirntod_Hirntoddiagnostik.pdf, [abgerufen am 3.4.2018].

brale Zirkulationsstillstand oder der Ausfall der elektrischen Großhirnaktivität (Null-Linien-EEG) nachgewiesen werden.[164] Das gilt auch für Kinder, bis zur Vollendung des zweiten Lebensjahres. Hier muss neben der klinischen Untersuchung auch eine apparative folgen. Grundsätzlich hat die apparative Zusatzdiagnostik den Vorteil, dass sie schneller zu Ergebnissen führt. Die Wahrscheinlichkeit, dass es hier nicht zu einem finalen Herzstillstand kommt, ist sieben Mal geringer als bei einer weiteren klinischen Bestimmung, wenn die Wartezeit eingehalten wird.[165] Aber welche apparativen Möglichkeiten im Sinne von ergänzenden Untersuchungen gibt es nun? Ich stelle hier zwei beispielhaft vor.

Elektroenzephalographie

Die erste ist die Elektroenzephalographie, auch EEG genannt. Diese Methode wurde von dem deutschen Nervenarzt Hans Berger um 1929 entwickelt, um Aufzeichnungen, der von den Nervenzellen im Gehirn ausgehenden elektrischen Potentialschwankungen, zu erstellen.[166] Diese Potentialschwankungen sind an der Hirnrinde detektierbar. Die Spannungsdifferenzen werden mit Oberflächen- oder Nadelelektroden an standardisierten Stellen der Kopfhaut abgeleitet. Außerdem spiegelt ein EEG das Aktivitätsniveau des Gehirns wider. Bei geistiger Betätigung erhöht sich die Frequenz der Hirnstromwellen. Demgegenüber sinkt sie während des Schlafes in den Theta- und Delta-Bereich ab.[167]

INFORMATIONEN

Das EEG ist ein wichtiges diagnostisches Verfahren bei der Bestimmung des Hirntodes. Für die Feststellung des Ausfalls der elektrischen Hirnaktivität ist eine EEG-Ableitung über 30 Minuten mit erhöhter Verstärkung und veränderten Filtereinstellungen gefordert. Bei Erlöschen der bioelektrischen Hirntätigkeit (hirnelektrische Stille) sind

---

164 https://www.aerzteblatt.de/down.asp?id=14606 [abgerufen am 10.11.2018].
165 Hoffmann/Masuhr: Zugang zur Hirntoddiagnostik, in: Der Nervenarzt, 12/2014.
166 Staudt: Kinder EEG, 2014.
167 http://lexikon.stangl.eu/3050/elektroenzelphalografie-eeg [abgerufen am 4.3.2018].

keine Potentialschwankungen nachweisbar, und die Ärzte erhalten eine sogenannte Null-Linie. Die Kurven zeigen dann lediglich die EKG-Aktivität (Elektrokardiogramm) an.[168] Die Auswertung des EEG in der Neurologie erfolgt visuell durch erfahrene Befunder.[169] Um eine hirnelektrische Stille darzustellen, muss eine entsprechende Ableitung unter Ruhebedingungen; aber auch während der Verabreichung von Schmerz- und akustischen Reizen erfolgen.[170]

Doppler-Sonographie

Die Doppler-Sonographie ist eine Methode zur Untersuchung des Flussverhaltens des Blutes in den großen Blutgefäßen unter Ausnutzung des Doppler-Effekts. Was verstehen wir unter dem Doppler-Effekt? Ein Beobachter bewegt sich relativ zu einem Sender, der Wellen ausstrahlt. In dieser Bewegung registriert er eine Frequenz, die sich aber von der tatsächlich erzeugten unterscheidet. C.J. Doppler fand dies im Jahre 1842 heraus. Was sich kompliziert anhört, kennt jeder aus dem Alltag: Nähert sich ein Fahrzeug mit einer Sirene, so klingt sie zunächst hoch und wird nach der Vorbeifahrt für den Zuhörer tiefer. Dieses Phänomen nennen Fachleute akustischer Doppler-Effekt.[171,172]

Bei der Doppler-Sonographie wird mit Hilfe eines auf die Haut aufgesetzten Schallkopfes ein hochfrequenter Ultraschall generiert, der auf Blutgefäße gerichtet und von fließenden Blutkörperchen reflektiert wird. Der zurück reflektierte Schall, dessen Frequenz abhängig von der Flussgeschwindigkeit der Blutkörperchen ist, wird vom Messkopf registriert. Es können so die

168 http://www.spektrum.de/lexikon/neurowissenschaft/isoelektrisches-eeg/6268 [abgerufen am 12.10.2017].
169 http://www.spektrum.de/lexikon/neurowissenschaft/elektroencephalogramm/3323, [abgerufen am 12.10.2017].
170 Stöhr u. a: Neuromonitoring, Steinkopff Verlag, Darmstadt, 1999.
171 https://www.spektrum.de/lexikon/physik/doppler-effekt/3275 [abgerufen am 31.5.2018].
172 https://www.youtube.com/watch?v=e2QMY7rL9zI [abgerufen am 31.5.2018].

Flussgeschwindigkeit des Blutes, Geschwindigkeitsänderungen und Wirbelbildungen durch Gefäßverengungen erfasst werden. Wirbelbildungen, die zu stark unterschiedlichen Flussgeschwindigkeiten führen, lassen sich über eine Spektralanalyse des Echoschalls gut erfassen. Eine Weiterentwicklung davon ist die transcranielle Doppler-Sonographie, bei der durch die Knochen des Schädels die großen Hirngefäße geschallt werden. Diese kann zur Erfassung von aufgabenabhängigen Flussgeschwindigkeitsänderungen eingesetzt werden, im Sinne einer funktionellen cerebralen Doppler-Sonographie.

Mit der Sonographie wollen die Mediziner den zerebralen Zirkulationsstillstand feststellen. Sie wollen also sehen, ob das Gehirn überhaupt noch durchblutet wird oder ob dies nicht mehr passiert. Im letzten Falle sprechen die Fachleute auch von Empty Skull-Zeichen. Selbst einem Laien fällt dann auf, dass das Gehirn kein Blut mehr erhält, weil es einfach nur schwarz dargestellt wird. Auf einem solchen Bild sieht jeder, dass dies nur für das Gehirn gilt. Der Mund oder der Augenbereich sind nämlich durchblutet. Liegt ein Hirntod vor, so zeigt die Sonographie einen sogenannten Pendelfluss. Das heißt, das Blut fließt nicht mehr zum Beispiel in das Gehirn hinein, sondern bewegt sich vorwärts, aber auch gleich danach wieder zurück.[173] Eine solche Untersuchung zur Feststellung des Zirkulationsstillstandes muss immer als eine Reihe von Untersuchungen begriffen werden. Das soll heißen, dass bei einem Patienten, der eine massive Hirnverletzung hat, jeden Tag eine solche Untersuchung durchgeführt wird. So können die Ärzte einen Verlauf sehen und die finale Untersuchung ist somit keine Überraschung.[174]

173 Berlit (Herausgeber): Klinische Neurologie, Berlin. 1999.
174 Telefonat mit Prof. Kaps am 20.4.2018.

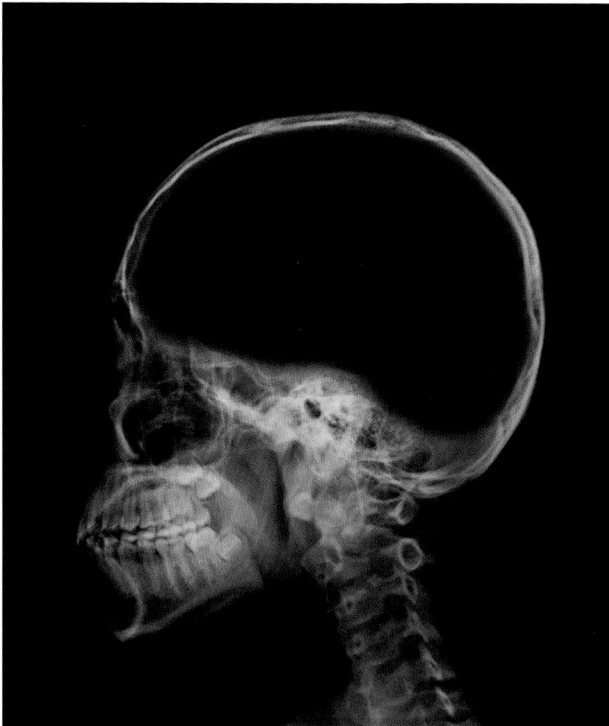

Abb. 10: Gehirn mit fehlender Durchblutung

Quelle: ChooChin/Shutterstock.

Als letztes noch ein Wort zu den diagnostizierenden Ärzten: In der aktuellen Richtline zur Feststellung des Todes wird auch die Qualifikation der beteiligten Mediziner präzisiert. Wie bisher, müssen die über eine mehrjährige Erfahrung in der Intensivbehandlung von Patienten mit akuten schweren Hirnschädigungen verfügen. Einer der Ärzte muss außerdem ein Fachmann für Neurologie oder Neurochirurgie sein. Ist der Patient ein Kind, das nicht älter als 14 Jahre ist, muss mindestens einer der Untersucher ein Facharzt für Kinder- und Jugendmedizin sein. Natürlich muss die ärztliche Qualifikation der Untersucher auch auf dem Protokoll dokumentiert werden. Dies gilt auch für den Namen des verantwortlichen Arztes.[175,176]

---

175 https://www.aerzteblatt.de/down.asp?id=14606, [abgerufen am 10.10.2017].
176 https://www.aerzteblatt.de/nachrichten/63384/Neue-Richtlinie-zur-Feststellung-des-irreversiblen-Hirnfunktionsausfalls-veroeffentlicht, [abgerufen am 10.10.2017].

Es wurde schon mehrfach darauf hingewiesen, dass es bei der Hirntoddiagnostik von Kleinkindern Besonderheiten gibt. Hier finden wir, je nach Alter auch abweichende Protokolle, wo zum Beispiel die Wartezeit eine andere, längere ist. Woran liegt dies? Ein Grund besteht darin, dass das Gehirn eines Kleinkindes oder eines Babys, wenn wir es mit dem eines Erwachsenen vergleichen, eine geringere Empfindlichkeit zeigt. Sauerstoffmangel kann hier besser ausgeglichen werden, da weniger benötigt wird. Im Schädel von Kleinkindern und Babys finden sich auch große Fontanellen. Drückt ein Bluterguss aus dem Schädel, so können diese im Vergleich zum festen Knochen bei einem Erwachsenen nachgeben und den Druck ausgleichen. Außerdem sind einige Reflexe bei Babys noch nicht auslösbar. Deswegen sind die Mediziner bei Patienten dieser Altersgruppe angehalten, nochmals vorsichtiger sein.[177]

Wie der Hirntod woanders diagnostiziert wird

Es soll noch ein kurzer Überblick folgen, wie in anderen Ländern mit dem Hirntod umgegangen wird. Grundsätzlich lässt sich sagen, dass in nur 55 Ländern ein gesetzlicher Rahmen in Form eines Transplantationsgesetzes existiert. Dies liegt auch daran, dass es diese Form der medizinischen Versorgung in nur wenigen Ländern gibt. In allen anderen Ländern sterben die Patienten meist. In den USA gibt es keine einheitlichen Regelungen. Hier entscheidet jeder Bundesstaat für sich. Fast schon kurios ist es, dass in den Staaten Alaska und Georgia, die Feststellung des Hirntodes an die Pflegekräfte delegiert ist. Stellen diese den Hirntod fest, so muss diese Diagnose aber nach 24 Stunden von einem Arzt überprüft werden. Unabhängig von solchen Kuriositäten gehen die Verantwortlichen aber durchaus unterschiedlich mit möglichen Interessenkonflikten der Untersucher um. In einigen Fällen dürfen die Untersucher mit dem Fall betraut sein, in anderen ist dies nicht vorgesehen. Es kommt auch vor, dass die Untersucher nichts mit der Transplantation zu tun haben dürfen. Dies ist zum Beispiel in Deutschland und Österreich der Fall. Werfen wir nur einen Blick auf die Durchführung der Diagnostik, so gibt es auch hier Unterschiede. Diesen gibt es zwar nicht in der sukzessiven Durchführung, aber zum Beispiel beim Apnoetest regeln einige Länder die Durchführung genau.[178]

---

177 Schöller: Der Hirntod als Todeskriterium und Voraussetzung für eine Organtransplantation: Die Entwicklung der ethischen Diskussion unter Berücksichtigung aktueller neurowissenschaftlicher Erkenntnisse, Tübingen, Dissertation, 2015.
178 Geremek: Wachkoma. 2009.

In England verstehen die Neurologen unter diesem Konzept das Erlöschen des Hirnstammes. Es muss also nicht das ganze Gehirn tot sein, vielmehr ist es für die Organentnahme ausreichend, wenn eben dieser älteste Teil des Denkorgans abgestorben ist. Um den Hirntod festzustellen, werden die auch hierzulande eingesetzten klinischen Untersuchungen benötigt. Auch der Apnoetest kommt zum Einsatz. Weitere Untersuchungen werden aber als nicht nötig angesehen. Apparative Methoden kommen also in Großbritannien nicht zum Einsatz. Selbst eine gesetzliche Regelung ist nach einem Komitee des House of Lords nicht notwendig.[179]

Schauen wir uns die Anforderungen an, die in Deutschland herrschen und vergleichen wir diese mit anderen Ländern, so können wir nur feststellen, dass es hier außerordentlich streng zugeht. In allen Staaten Europas müssen die Ursachen, die zu einer Schädigung des Gehirns geführt haben, bekannt sein. Ein Schock, eine Hypothermie sowie eine Intoxikation müssen ausgeschlossen sein.

Es gibt aber Unterschiede, was den Zeitraum zwischen der ersten und zweiten Untersuchung angeht: Hier liegt die Zeitspanne zwischen den Untersuchungen bei zwei bis zwölf Stunden, was vom Alter des Patienten und der Ursache der Hirnverletzung abhängt. In manchen Ländern sind die Zeiträume aber auch unbestimmter beschrieben. Manchmal wird auch ganz auf die zweite Untersuchung verzichtet. Auch die Anzahl der geforderten ärztlichen Untersucher ist unterschiedlich: Luxemburg fordert nur einen Arzt, andere Staaten hingegen zwei oder drei.

INFORMATIONEN

Beim Apnoetest, die Untersuchung mit der der unwiederbringliche Atemstillstand bestimmt wird, schwankt der zu Beginn der Apnoebeurteilung geforderte pCO_2 länderabhängig zwischen 38 mm/Hg in Belgien und 60 mm/Hg in

---

179 Schlake/Roosen: Der Hirntod als der Tod des Menschen, Deutsche Stiftung Organtransplantation, 2001.

Deutschland. Apparative Zusatzuntersuchungen werden in Großbritannien und Polen keine gefordert, in Dänemark nur eine Angiographie. Eine Hirnszintigraphie zum Nachweis des irreversiblen zerebralen Zirkulationsstillstands ist nur in Deutschland, Luxemburg und in der Schweiz möglich, eine Doppler-/ Duplexsonographie der Hirnarterien in Österreich und Deutschland. In Großbritannien wird nicht der komplette unwiederbringliche Ausfall des gesamten Gehirns gefordert, sondern lediglich der des Stammhirns, dieser wird bei bekannter Komaursache rein klinisch festgestellt.[180]

---

180 Heide: „Non-heart-beating donors" sind nicht geeignet, In: Der Nervenarzt, 2016.

Wie können hirntote Schwangere Kinder gebären?

Hirntote können noch bis zu einem gewissen Maße den Gleichgewichtszustand ihres Organismus aufrechterhalten. Sie regulieren mehr oder minder gut die Körpertemperatur, sie bekämpfen Infektionen, produzieren Exkremente und scheiden sie aus. Die Wunden heilen bei Hirntoten ebenso, wie ihr proportioniertes Wachstum gesteuert wird. Schwangere Hirntote können somit auch gesunde Babys – wenn auch nur durch Kaiserschnitt – austragen.

Dabei muss ich einschränkend sagen, dass es äußerst selten vorkommt, dass ein Kind bis zur Lebensfähigkeit in einer hirntoten Schwangeren heranwachsen kann. Die Fortführung einer solchen Schwangerschaft erfordert maximale intensiv-medizinische Maßnahmen und ist nur möglich, weil alle aktiven Stoffwechselleistungen vom Ungeborenen selbst erbracht werden. Die Schwangerschaft wird durch die hormonelle Steuerung des Mutterkuchens (Plazenta) aufrechterhalten und nicht vom Gehirn der Mutter. Voraussetzung hierfür ist eine Versorgung des Kindes über den mütterlichen Kreislauf. Eine vom Hirn der schwangeren Mutter getrennte Lenkung der Nahrungsaufnahme des Kindes, erklärt auch, warum es wiederholt möglich war, Zicklein in einer künstlichen Gebärmutter groß werden zu lassen. Experimentatoren haben die Tiere dabei in einem flüssigkeitsgefüllten Beutel eingeschlossen und ihre Nabelschnur mit einer sauerstoff- und nährstoffliefernden Maschine verbunden. Den Kreislauf der Mutter haben die Forscher ersetzt, die Funktionen des Gehirns waren dazu nicht notwendig. Eine Anwendung beim Menschen ist natürlich angedacht, stellt sich aber im Moment noch als zu kompliziert dar. Auch ethisch ist dies natürlich mehr als bedenklich.[181,182]

---

181 https://www.n-tv.de/wissen/Laemmer-wachsen-in-kuenstlicher-Gebaermutter-article19809446.html, [abgerufen am 16.4.2018].
182 https://www.youtube.com/watch?v=2WVQ-epVWT4, [abgerufen am 16.4.2018].

Genau das ist auch die Begründung, warum all diese Subfunktionen einer Schwangerschaft ersetzbar sind. Sie werden eben nicht vom Gehirn gesteuert, sondern unterliegen einer eigenen Regulation. Ein Hirntoter kann also nicht mehr von sich aus atmen, dies muss über eine Maschine geschehen. Stellen die Ärzte die Apparatur ab, hört das Herz auf zu schlagen und alle anderen Subsysteme brechen auch zusammen und stellen ihre Aktivität ein. Die Funktionen, die ein Hirntoter noch ausführen kann, sind also nur deswegen möglich, weil diese Menschen beatmet werden und die Mediziner sie durch unterschiedliche Maßnahmen massiv unterstützen.

INFORMATIONEN

Eine mögliche Schwangerschaft wird immer wieder als Zeichen gewertet, dass eine hirntote Frau noch alleine dazu fähig wäre, ein Kind zu gebären, obwohl ihr Gehirn tot ist. Aus den oben genannten Gründen ist dies falsch. Faktisch sind in der Fachwelt nur sehr wenige derartige Fälle bekannt. In einer Auflistung haben sich Fachleute genauer die Jahre von 1982 bis 2010 angeschaut. Tatsächlich haben sie in diesem Zeitraum nur 19 Fälle gefunden, in denen es bei einer Schwangeren zum Hirntod gekommen ist. Schauen wir uns die weltweite Literatur an, handelt es sich wirklich um eine seltene Ausnahme.

Die 19 schwangeren Hirntoten konnten in 12 Fällen ein Baby entbinden. Während der hirntoten Schwangerschaft kommt es immer wieder zu Problemen, wie Infektionen, Diabetes insipidus oder metabolischer oder hämodynamische Instabilität. In drei Fällen konnte nach der Geburt auch noch eine Organspende durchgeführt werden. In einem solchen Fall ist es das erste Ziel, dass Baby von der toten Schwangeren zu entbinden. Genau darauf zielen alle Bemühungen ab. Erst an zweiter Stelle kommt die Frau auch als Organspenderin in Frage. Da die Frau hirntot ist, kann ihr Leben nicht mehr gerettet werden. Ist die Schwangerschaft beendet, werden die Maschinen abgestellt.

In diesem Zusammenhang wird gerade in Deutschland immer wieder auf das Erlanger Baby verwiesen. Hier sei genau dies passiert: Eine schwangere Frau, bei der Neurologen den Hirntod diagnostiziert haben, hat ein Baby entbunden. Aber stimmt das?[183]

Zur Faktenlage:

„Am 5.10.1992 wurde die neunzehnjährige Marion Ploch aufgrund schwerer Schädel-Hirn-Verletzungen durch einen Autounfall in die Erlanger Universitätsklinik gebracht. In der Abteilung für Neurochirurgie wurden nach Durchführung einer craniellen Computertomographie eine massive maligne (bösartige) Hirnschwellung, eine intracranielle (innerhalb des Schädels) Blutung, auf Grund einer Schädel-Basis-Fraktur diagnostiziert, was eine sehr infauste Prognose (tödlich endende) bedeutet. Drei Tage nach ihrer Einlieferung, am 8.10.1992, wurden bei der Verletzten alle Anzeichen eines dissoziierten Hirntodes festgestellt. Durch ein isoelektrisches EEG und den Nachweis eines cerebralen Durchblutungsstillstandes in der transcraniellen Dopplersonographie wurde der klinische Befund bestätigt."[184]

Da sich Marion Ploch zu Lebzeiten ablehnend gegenüber Organentnahme geäußert hatte, wurde dieser Eingriff nicht in Betracht gezogen. Inzwischen war bei der Toten allerdings eine Schwangerschaft festgestellt worden, die nach Ultraschalluntersuchungen trotz des Unfalls vollkommen intakt war und zum Zeitpunkt des diagnostizierten Hirntodes etwa der 15. Schwangerschaftswoche entsprach. Damit handelt es sich nach der medizinischen Definition bereits um einen Fötus. Gerade beim Erlanger Baby wird immer wieder behauptet, dass auch tatsächlich ein Kind entbunden wurde. Dem ist aber nicht so: „Die Behandlung der Mutter durch die Intensivmedizin verlief fünf Wochen komplikationslos, aber in der Nacht vom 15. zum 16. November 1992 kam es zu einem plötzlichen Fieberanstieg mit Anzeichen einer Pneumonie (Lungenentzündung), der zu einem Spontanabort führte."

---

183   https://www.focus.de/gesundheit/news/erlangen-hirntote-bringt-kind-zur-welt_aid_443468.html [abgerufen am 1.3.2018.]

184   https://www.abipur.de/referate/stat/679076353.html [abgerufen am 1.3.2018].

INFORMATIONEN

Kritiker des Hirntodkonzeptes weisen darauf hin, dass auch in diesem Stadium Männer eine Erektion und sogar eine Ejakulation haben können. Was hat es damit auf sich? Beides kommt bei Toten vor und beides ist unabhängig vom Hirntod. Bei einem Lebenden kann das Gehirn den Körper kontrollieren. Bei einem Hirntoten ist dies nicht mehr möglich.[185] Genauer gesagt, wird die Motorik des Menschen bei einem Lebenden durch die übergeordnete Kontrolle des Gehirns übernommen. So ist eine getrennte Aktivierung der einzelnen Muskelgruppen möglich. Diese Kontrolle wird über das obere und untere Motoneuron ausgeübt. Erst wenn diese nicht mehr möglich ist, und dies ist beim Hirntod der Fall, können die spinalen Reflexe eigenständig aktiv werden, da sie nicht mehr unter der Oberaufsicht des Gehirns stehen. Genau dies passiert zum Beispiel auch beim Babinski-Reflex. Streichen die Untersucher in Längsrichtung über die Fußsohle, so sehen sie bei einem Hirntoten, dass sich die Zehen bewegen. Genauer streckt sich der Großzehe nach oben und die anderen Zehenglieder führen zur selben Zeit eine Greifbewegung aus. Hier kann das Gehirn die Reflexe nicht mehr unterdrücken.[186]

Im Zustand des Hirntodes kann also das Rückenmark noch aktiv sein. Genau hier sitzt aber ein Neuronenfeld, das an der Ejakulation entscheidend beteiligt ist. Dieser Ejakulationsgenerator in der Wirbelsäule kann nun durch das Gehirn nicht mehr gehemmt werden, weswegen es auch bei einem Hirntoten zur Ejakulation kommen kann.[187]

---

185 http://www.huffingtonpost.de/2014/01/22/fakten-sterben_n_4642305.html [abgerufen am 1.3.2018].
186 http://symptomat.de/Babinski-Reflex [abgerufen am 27.4.2018].
187 http://www.spektrum.de/news/nerven-fuer-den-hoehepunkt/603912 [abgerufen am 1.3.2018].

Warum kommt es bei Hirntoten zu Bewegungen?

Immer wieder wird davon berichtet, dass Hirntote sich bewegen. Solche Bewegungen werfen natürlich die Frage auf, ob die Menschen auch wirklich tot sind. Schauen wir uns dieses Phänomen genauer an, so finden wir jedoch immer wieder solche Zuckungen – zum Beispiel bei Tieren, wo wir aufgrund ihres Zustandes nicht mehr diskutieren müssen, ob sie nun vielleicht doch noch leben. Ein Huhn, dem der Kopf abgetrennt wurde, bewegt sich bekanntlich auch noch. Es kommt regelmäßig vor, dass ein solches Tier noch etwas herumflattert, auch wenn es bereits geköpft ist. Das Ganze ist allerdings nicht mehr sehr lange möglich, und das Tier bewegt sich dann auch äußerst unkontrolliert. Innerhalb kurzer Zeit bricht dann der Organismus des Tieres komplett zusammen. Nach maximal zehn Minuten ist der Körper ruhig. Das gleiche Phänomen können wir auch bei anderen Tieren beobachten, so zum Beispiel bei Aalen. Wird dieser zerteilt, dann kann er sich noch für eine gewisse Zeit bewegen.

INFORMATIONEN

Nochmals kurz zum Huhn: Kritische Geister werden jetzt einwenden, dass es in den 1940er Jahren einen Fall gab, der für weltweites Aufsehen gesorgt hat: Es geht um Mike. Dies war ein kopfloser Hahn, der, nachdem er enthauptet wurde, noch 18 Monate weiterlebte. Sein Besitzer hatte die Axt so passend angesetzt, dass er die Halsschlagader verfehlte und der größte Teil des Stammhirns am Körper verblieb. Da dieser Bereich des Gehirns die existenziellen Funktionen steuert, funktionierten Verdauung und Kreislauf des Vogels; er konnte laufen und versuchte, sich zu putzen und zu krähen. Experten bestätigten, dass der Hahn tatsächlich noch lebendig war und ihn ein Gerinnsel vor dem Verbluten bewahrt hatte. Ein Einzelfall, weil der Kopf nicht vollständig abgetrennt war.[188,189]

Von Kakerlaken wissen wir, dass sie bis zu neun Tage in einem kopflosen Zustand überleben, noch laufen, sich häuten und sogar fortpflanzen können. Die erstaunliche Robustheit verdankt das Insekt unter anderem seiner dezentralen Körperorganisation: Es besitzt ein Strickleiternervensystem, das in jedem Körpersegment ein Ganglienpaar aufweist. Diese kleinen Gehirne steuern im Brustbereich die Bewegung von Beinen und Flügeln und im Hinterleib die Verdauung. Dabei sind sie relativ unabhängig vom Oberschlundganglion, dem eigentlichen Gehirn; die lebenswichtigen Funktionen arbeiten von ihm unabhängig. Das wichtigste, was mit einem abgetrennten Kopf verloren geht, ist daher der Mund. Da die Schabe nichts mehr zu sich nehmen kann, verhungert und verdurstet sie nach der Enthauptung.

Nun hat der Mensch aber, anders als die Kakerlake, ein zentrales Gehirn und kein auf den Körper verteiltes. Deswegen sind hier die Bewegungen nach dem Verlust des Hirnes auch nicht darauf zurückzuführen. Es handelt sich vielmehr um spinale Reflexe, die über das Rückenmark gelenkt werden. Die sogenannten Lazaruszeichen sind also nur scheinbare Lebenszeichen bei Hirntoten. Dabei handelt es sich um spontane oder durch Berührung auslösbare reflektorische Bewegungen. Sie treten meist an Armen oder Beinen, seltener auch am Rumpf auf und können in Einzelfällen wie eine gerichtete Bewegung wirken. Der Reflex wird oft von einem leichten Schüttelfrost und dem Auftreten von Gänsehaut begleitet. Die Arme, manchmal auch nur die Unterarme, werden gehoben; sie können auch über der Brust gekreuzt werden. Obgleich sie zu den typischen Erscheinungen beim Hirn-

---

188   http://www.spiegel.de/einestages/wunderhahn-mike-a-947198.html [abgerufen am 6.9.2017].

189   https://www.welt.de/geschichte/article143807325/Ohne-Kopf-lebte-Mike-noch-18-Monate.html [abgerufen am 6.9.2017].

tod zählen, können sie bei Angehörigen und Mitarbeitern der Intensivstationen leicht als „Lebenszeichen" fehlinterpretiert und so zu einer psychischen Belastung werden.[190]

Das Phänomen ist nach der biblischen Figur Lazarus, den Jesus im Johannes-Evangelium als von den Toten aufgeweckt beschrieben hat, benannt. An dieser Stelle sei noch erwähnt, dass es irreführend ist von einem Lazarus-Syndrom zu sprechen. Lazarus hat schließlich weitergelebt. Dies wird aber bei einem Hirntoten nicht passieren.

Allgemein treten Reflexe solcher Art bei etwa vierzig Prozent aller Hirntoten auf, wie eine argentinische Studie belegt. Sie können sich ohne einen äußeren Einfluss bemerkbar machen oder auch aktiv erreicht werden. Einige der Bewegungen sind spontan, andere können durch Berührung ausgelöst werden. Um sie hervorzurufen, können die Ärzte beispielsweise Arme oder Beine anheben, oder diese mit den Innenflächen der Hände berühren. Das Elektroencephalogramm (EEG), mit dem die Fachleute die bioelektrische Tätigkeit des Gehirns überwachen, zeigte bei keinem der Patienten, wenn sie sich bewegten, eine Hirnaktivität an. Versteht man diese Vorgänge nicht, hat dies eine schwerwiegende Konsequenz für mögliche Organtransplantationen, wenn dadurch ein Hirntod verspätet diagnostiziert wird.[191]

Das Phänomen wurde auch beobachtet, nachdem die Maschinen abgestellt wurden, mit denen der nun Hirntote eben noch beatmet wurde. Es tritt auch bei der Prüfung für die Apnoe ein, also dem Nachweis der Eigenatmung, auf. Gerade diese spinalen Reflexe erklären sich über eine letzte Depolarisation der Neuronen, kurz nachdem die Atemmaschine abgestellt ist. Da es eine gewisse Wahrscheinlichkeit gibt, dass so etwas dann passiert, werden viele Hirntote relaxiert, wenn die Angehörigen beim Abschalten dabei sein wollen.[192]

Immer wieder hört und liest man, dass auch Hirntote Schmerzen empfinden könnten. Grund genug dieser Aussage nachzugehen: Wenn wir uns in den

190   https://de.wikipedia.org/wiki/Lazarus-Ph%C3 %A4nomen [abgerufen am 8.9.2017].
191   http://www.spektrum.de/news/rueckenmark-verantwortlich-fuer-reflexbewegungen-nach-dem-hirntod/343593, [abgerufen am 8.9.2017].
192   Persönliches Gespräch mit Dr. Masuhr.

Finger stechen, so wird dieser Impuls über Nervenzellen in das Gehirn geleitet. Erst hier wird durch weitere Verschaltungen u. a. bestimmt, um was für einen Schmerz es sich handelt, wo der Schmerz lokalisiert ist und wie intensiv er sich anfühlt. Das Zurückziehen des Fingers ist dagegen eine reflektorische Reaktion, die bereits auf Rückenmarksebene geschieht. Ist das Gehirn also nicht mehr funktionstüchtig, so kann man keinen Schmerz mehr empfinden, obwohl die Nervenzellen im Rückenmark, die diesen Impuls zum Gehirn tragen sollen, noch vorhanden sind.

PD Dr. Stefanie Förderreuther von der neurologischen Klinik der Universität München
Konsiliardienst am Standort Innenstadt sagt dazu:

„Das Schmerzempfinden findet im Gehirn statt. Nur dort sind die Schaltstellen, die aus den Signalen, die von Schmerzbahnen aus der Peripherie zum Gehirn geleitet werden, eine Schmerzempfindung machen. Mit dem Ausfall der Gesamtfunktion des Gehirns ist das definitiv ausgeschlossen. Die Sorge, es könnten noch Schmerzempfindungen da sein, beruht auf der Beobachtung, dass ja nicht das gesamte Nervensystem ausfällt, ja nicht einmal das gesamte schmerzleitende Bahnsystem. Deswegen können bei manchen Hirntoten noch spinale, d. h. im Rückenmark generierte, reflektorische Bewegungen auftreten, die als gerichtete oder bewusste Schmerzreaktionen verkannt werden. Entscheidend ist zu verstehen, dass ein Schmerzreiz zunächst lediglich ein elektrisches Signal in einer Nervenzelle generiert. Dieses elektrische Signal kann zwar bestimmte Reflexe auslösen, zur Empfindung ‚Schmerz‘ wird das Signal jedoch erst durch seine Verarbeitung im Gehirn.“

BEISPIEL

Dazu ein konkretes Beispiel: Nehmen wir an, jemand fasst mit der Hand auf eine heiße Herdplatte. Dieser Reiz wird durch Schmerzrezeptoren an der Hand wahrgenommen. Die Information wird an das Rückenmark weitergeleitet.

Hier teilt sich die Information in einen Reflexbogen, der die Hand sofort zurückzieht. Über die Nebenniere, die diese Information auch erhält, werden Hormone ausgeschüttet, die den Blutdruck erhöhen und den Puls schneller schlagen lassen. Im Gehirn wird diese Information bewertet und dann erst als Schmerz wahrgenommen. Die Reaktion auf den Schmerz und seine Wahrnehmung sind also zwei Paar Schuhe. Ist das Gehirn tot, kann die Wahrnehmung nicht geschehen.[193]

Genau deswegen muss im Team auch ein Narkosearzt bei der Explantation tätig sein: Eine Narkose kann notwendig sein, um spinale Reflexe zu unterbinden bzw. zu kontrollieren. Die Reflexe würden die OP sonst erschweren. Grundsätzlich ist es die Aufgabe des Anästhesisten bei der Explantation die Beatmung weiter zu kontrollieren und den Kreislauf stabil zu halten.

Wie falsch gerade dieses so wichtige Thema mitunter dargestellt wird, zeigt der folgende Ausschnitt aus einer Publikation der Evangelischen Kirche:

„Aber der hirntote Mensch ist noch nicht endgültig tot. Er empfindet Schmerzen, bei der Organentnahme werden Fachärzte für Anästhesie bemüht, um Schmerzreaktionen auszuschalten. So erstrebenswert es ist, menschliches Leben durch die Übernahme von Spenderorganen hirntoter Menschen zu verlängern, so schwierig ist es, genau zu bestimmen, wann ein Mensch wirklich tot ist."[194]

---

193   Schäfer: Vom Koma zum Hirntod, 2017.
194   Geiß: Von Sterben, Hirntod und Tod, in: Diakonie Hessen: Mit Sterbenden leben – achtsam sein, 2015.

Der schon mehrfach zitierte Deutsche Ethikrat hat eine sehr eindeutige Meinung zum Thema Schmerzempfinden bei Hirntoten. Er fordert: Die „Aufklärung darüber, dass das Schmerzempfinden nach dem Hirntod ausgeschlossen ist."[195]

Mehr muss dazu eigentlich auch nicht mehr gesagt werden. Ich möchte allerdings noch anmerken, dass Neurologen ein fehlendes Schmerzempfinden logisch konsistent herleiten können. Es gibt aber keinen experimentellen Beweis dafür.

Ist ein Blutdruckanstieg bei einer Explantation ein Zeichen von Gehirnaktivität?

Bei einem Gespräch mit einem ärztlichen Direktor aus der Chirurgie hat dieser Mediziner die These vertreten, dass man bei einem Hirntoten gar nicht wissen könne, ob alle Neuronen abgestorben seien. Dazu sagt PD Dr. Stefanie Förderreuther vom Konsiliardienst der Neurologischen Klinik der Universität München:

> „Hirntod heißt, dass ein vollständiger und irreversibler Ausfall der Gesamtfunktion des Gehirns vorliegt. Es geht also darum, was das Organ Hirn noch kann. Deswegen ist der klinische Untersuchungsbefund so essentiell. Ausfall der Gesamtfunktion meint nicht, dass jede einzelne Nervenzelle in ihrer Funktion erloschen sein muss. In der Tat könnten wir das nicht allein durch die klinische Untersuchung feststellen. Hirnfunktionen sind nicht an einzelne Zellen gebunden, sondern das Resultat aus zum Teil sehr komplexen Interaktionen verschiedener Zellverbände. Daher kann die Gesamtfunktion durchaus erloschen sein, auch wenn zum Beispiel durch Tiefenableitungen noch Aktivität[en] in einzelnen Neuronen ableitbar sind.
>
> Der Hirntod ist ein sicheres Todeszeichen des Menschen. Darauf hat man sich verständigt. So wie man auch definiert hat, dass Leichenstarre oder Totenflecken sichere Todeszeichen sind. Allen sicheren

---

195 Deutscher Ethikrat: Hirntod und Entscheidung zur Organspende, Infobrief 02/2015.

Todeszeichen ist gemeinsam, dass sie einen Zeitpunkt anzeigen ab dem sicher keine Rückkehr mehr zum Leben möglich ist. Das ist auch dann der Fall, wenn der irreversible Hirnfunktionsausfall (also dem Hirntod) lege artis festgestellt ist. Sprechen wir vom Tod, so müssen wir unterscheiden zwischen dem Tod eines Organismus als Ganzes und dem Tod einzelner Organe, Gewebe oder Zellen. Für viele Menschen ist diese Differenzierung nicht möglich oder nicht nachvollziehbar, da sie sich von den äußeren Zeichen, die sie bei einem Verstorbenen unter der Intensivbehandlung beobachten, verunsichern lassen. Funktionell kommt der eingetretene Hirntod einer ‚inneren Enthauptung' gleich. Dieses Bild ist für mich immer noch das überzeugendste, zumal auch die Enthauptung seit jeher als sicheres Todeszeichen gilt."[196]

Diesen Gedanken können wir so verstehen, dass auch bei einem traditionellen Tod nach dem Stillstand des Herz-Kreislaufsystems bestimmte Zellen des Organismus ‚lebendig' sind. Magen und Darm arbeiten noch eine kurze Zeit lang, die Spermien eines Mannes sind noch funktionsfähig. Trotzdem ist der Mensch tot, wenn sich eindeutige Todeszeichen zeigen, obwohl es noch kleine Inseln von Leben im Körper geben könnte. Auch nach einem tödlichen Herzinfarkt kann es noch möglich sein, dass einige Herzzellen noch aktiv sind. Dies ändert aber nichts daran, dass das Herz als solches nicht mehr funktionsfähig ist. Analog verhält es sich mit dem Gehirn: Auch wenn sich noch einige Zellen Stoffwechselaktivität haben sollten, ist das gesamte Organ nicht mehr funktionsfähig. Ich hoffe dieser Vergleich ist so nachvollziehbar.

Die Kurzfassung lautet: Drei Nervenzellen machen noch kein Gehirn, auch wenn dies einige Menschen anders sehen. Es gilt dann natürlich auch, dass mit dem Hirntod nicht der Ausfall aller Stoffwechselaktivität definiert ist. Wenn die Gehirndurchblutung aber nicht mehr stattfindet, gibt es auch keinen Stoffwechsel mehr.

---

196   Aus einer Mail von PD. Dr. Stefanie Förderreuther vom 19.9.2017.

Franziska Liebhardt ist mehrfachtransplantierte Paralympicssiegerin: „Die Spenden schenkten mir bisher fast neun Jahre prall gefülltes Leben"

Franziska Liebhardt

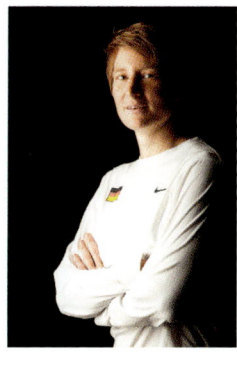

© privat

Franziska Liebhardt ist im Jahre 2006 Paralympicssiegerin geworden. Entgegen aller ärztlichen Prognosen und trotz zahlreicher gesundheitlicher Rückschläge, fand sie nach zwei Organtransplantationen (zuerst Lunge und dann als Lebendspende eine Niere) den Weg zurück in den Leistungssport. Im Laufe ihrer sportlichen Karriere wurde sie Europameisterin, Vizeweltmeisterin und Paralympicssiegerin im Kugelstoßen. Mit 13,96 Metern hält sie außerdem aktuell den Weltrekord in ihrer Startklasse. Ende 2016 beendete sie ihre sportliche Karriere auf dem Höhepunkt des Erfolgs und ist seither als Speakerin unterwegs.

HEIKO BURRACK: Wie fühlt sich eine neue Lunge an?

FRANZISKA LIEBHARDT: Eigentlich nicht anders als meine eigene Lunge zu gesunden Zeiten auch. Ich werde oft gefragt, ob sich das Atmen anders anfühlt oder ob der Atem anders riecht als bei meiner eigenen Lunge, aber ich merke keinen Unterschied – abgesehen natürlich davon, dass meine Spenderlunge eine top Funktion hat, während meine eigene Lunge stark beeinträchtigt war. Bei meiner eigenen Lunge hatte ich immer das Gefühl, gegen einen starken Widerstand anatmen zu müssen, was natürlich schnell zur Erschöpfung geführt hat. Jetzt kann ich völlig frei und ohne Anstrengung atmen. Mit meiner eigenen Lunge war ich lange nicht so leistungsfähig wie mit meinem Spenderorgan jetzt.

BURRACK: Bei einer Transplantation liegen Glück und Unglück sehr dicht beisammen. Was heißt das für dich?

LIEBHARDT: Ich bin froh, dass es in Deutschland die Entscheidungslösung gibt, denn so weiß ich, dass mein Organspender die Spende auch wirklich gewollt hat. Es ist mir bewusst, dass hinter dem Glück, welches ich und meine Familie angesichts der Spende empfinden andererseits eine Familie steht, die trauert. Ich weiß aber auch, dass der oder diejenige jetzt sicher glücklich darüber wäre, wenn er sehen könnte, was er mit seiner Spende bewirken konnte. Jeder Mensch wünscht sich ja, in seinem Leben Spuren zu hinterlassen. Ich bin eine der Spuren meines Organspenders. Ich kenne diesen Menschen nicht und trage ihn trotzdem immer in meinem Herzen. Für mich bedeutet Respekt für den Spender und seine Familie, verantwortungsbewusst mit dem geschenkten Leben umzugehen, um dieses besondere Geschenk möglichst lange zu erhalten.

BURRACK: Die Lunge ist sicherlich das zu transplantierende Organ mit der schlechtesten Prognose. Was folgt daraus für dich und dein Leben?

LIEBHARDT: Laut ärztlicher Statistik ist die Lunge das Organ mit der kürzesten Lebenszeit, ja. Statistiken mögen eine gewisse allgemeine Aussagekraft haben, haben für den einzelnen Patienten aber gar nix zu bedeuten. Ich habe alle Statistiken längst überlebt und mache mir deshalb grundsätzlich nix mehr aus statistischen Überlebenszahlen. Ich führe ein ganz normales Leben und vertraue meinem Körper wieder uneingeschränkt, seit ich mich von dem Gedanken getrennt habe, immer um meine Erkrankung kreisen zu müssen. Natürlich muss ich etwas mehr auf mich achten, die Krankheit sollte aber nicht irgendwann einziger Inhalt des Lebens sein. Denn sich zu sorgen, nimmt dem morgigen Tag nicht seinen Kummer, aber es nimmt dem heutigen Tag seine Stärke.

Aber: Ich lebe im hier und jetzt, ich plane nicht mehr langfristig. Wenn ich Dinge gerne machen möchte, mache ich sie sofort. Ich schiebe nix mehr auf.

BURRACK: Was heißt für dich Dankbarkeit?

LIEBHARDT: Dankbarkeit bedeutet, dem Spender Respekt zu zollen, in dem ich gut auf das geschenkte Leben aufpasse und alles dafür tue, dass es lange erhalten bleibt. Eine Organspende ist das größte Geschenk, das ein Mensch einem anderen machen kann, das sollte einem immer bewusst sein. Da fühle ich auch eine Verantwortung. Dankbarkeit ist für mich aber auch, schöne Stunden und Gefühle mit dem Spender zu teilen. Wenn ich z. B. nach einem anstrengenden Aufstieg auf dem Gipfel eines Berges stehe und den atemberaubenden Blick ins Tal genieße, denke ich daran, wer mir dieses Erlebnis ermöglicht hat. Dankbarkeit ist das Gedächtnis des Herzens.

BURRACK: Was sind deine nächsten Träume?

LIEBHARDT: Mit der Lungenspende 2009 wurden mir bisher fast neun Jahre geschenkt. Neun Jahre, die prall gefüllt waren mit Leben. Dafür bin ich super dankbar. Wenn es in den nächsten Jahren so gut weitergeht, bin ich glücklich.

BURRACK: Vielen Dank für das Gespräch!

Kritiker mögen an dieser Stelle einwenden, dass es dieser Patientin ohne Zweifel sehr gut geht, sie aber nicht für die breite Masse steht. Vielmehr ist sie nur eine positive Ausnahmeerscheinung. Aber gerade über ein solches Beispiel wird eindrucksvoll klar, wie erfolgreich die Transplantationsmedizin heute wirklich ist. Natürlich gibt es auch Fälle, in denen die Transplantation nicht das gewünschte Ergebnis erzielt hat und die Patienten massiv leiden und schon nach kurzer Zeit versterben. Auch wenn es diese Beispiele sicherlich gibt, ändert dies nichts an den vielen geretteten Leben, die ohne eine Transplantation der Leber, Lunge oder dem Herzen verstorben wären. Hinzukommen die Nierentransplantierten, deren Lebensqualität und -erwartung ohne eine Organübertragung sehr viel kleiner wären.

Die Betreuung

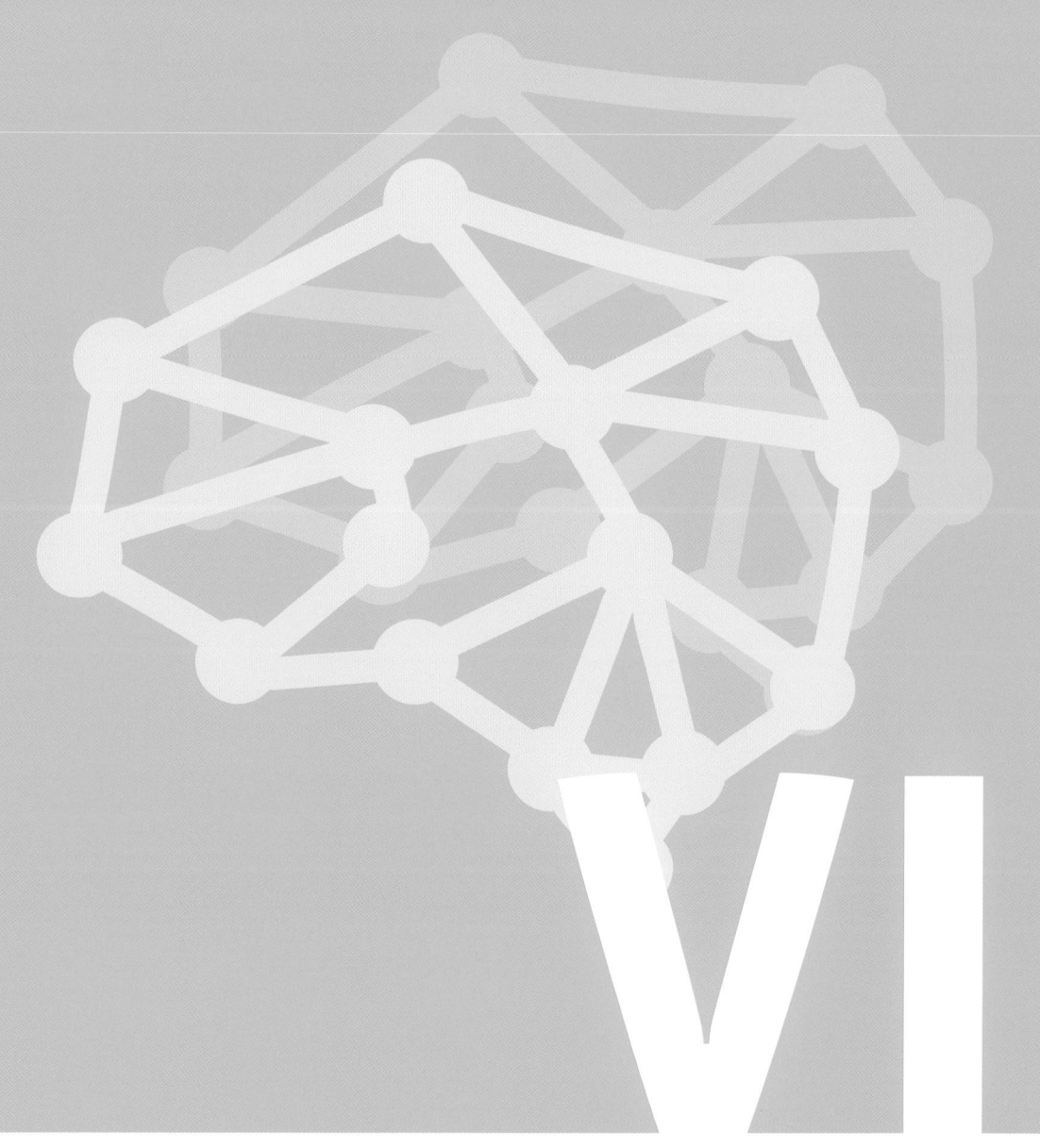

VI

Welche Therapie bekommt ein Hirntoter und warum?

Nachdem der Hirntod festgestellt wurde und auch die Zustimmung zur Organspende vorliegt, vergeht einige Zeit, bis die Organe tatsächlich entnommen werden können. Das liegt daran, dass zum einen ein Empfänger ausgewählt werden muss und zum anderen noch einige Untersuchungen beim Spender durchgeführt werden müssen. Untersuchungen sind notwendig, um die Qualität der zu spendenden Organe zu klären und den Empfänger vor der möglichen Übertragung von Krankheiten zu schützen.

Dr. Christina Schleicher, Geschäftsführende Ärztin der DSO-Region Baden-Württemberg in Stuttgart sagt dazu:

> „Liegt die Zustimmung zur Organspende vor und die Todesfeststellung ist abgeschlossen, so müssen für die Organvermittlung und zum Zwecke des Empfängerschutzes noch einige Untersuchungen am Organspender durchgeführt werden. Dazu gehören z. B. Blutabnahmen und Ultraschalluntersuchungen, in einigen Fällen aber auch invasive Untersuchen wie eine Herzkatheterdiagnostik. Es ist wichtig, diese Maßnahmen den Angehörigen zu erläutern, da sonst verständlicherweise Irritationen und Fragen aufkommen können."

Während der Zeit der Überbrückung ist es das Ziel, die Qualität der Organe zu erhalten. Da das Gehirn nicht mehr funktioniert, müssen dessen Funktionen übernommen werden. Die offensichtlichste besteht darin, dass die Atmung, als grundlegende Aufgabe des Gehirns, nun eine Maschine durchführt. Aber natürlich bleibt es nicht dabei. Viele Hirntote entwickeln eine Diabetes insipidus. Diese ist die sogenannte Wasserharnruhr, die zu einer vermehrten Urinausscheidung führt. Die Ursache besteht darin, dass die Hirnanhangdrüse (Hypophyse) nicht mehr das Hormon ADH (Antidiuretisches Hormon) bildet und abgibt. Als Therapie wird ein Medikament gegeben, was zu einer geringeren Ausscheidung – und damit einem höher konzentrierten Urin – führt.

Bei den meisten Hirntoten muss auch die Körpertemperatur korrigiert werden, da diese nicht mehr über das Gehirn richtig geregelt wird. Dazu kann der Tote zugedeckt werden, um so den passiven Wärmeverlust zu verringern. Ist dies nicht ausreichend, nutzen Ärzte auch Heizdecken oder temperierte Infusionen.

Hirntote Organspender haben außerdem einen Stoffwechsel, der weniger aktiv ist, als Mediziner dies bei einem lebenden Menschen finden. Dies ist erst einmal nicht wirklich kritisch. Allerdings können die Mediziner im Rahmen der vorher durchgeführten Therapie versucht haben, den Hirndruck zu senken, wodurch sich der Säure-Base-Haushalt so verschoben hat, dass der pH-Wert einen kritischen Wert übersteigt. Diese Überschreitung kann sich negativ auf den Kreislauf und die Sauerstoffbindungskurve auswirken, sodass sich die Sauerstoffversorgung der Gewebe verschlechtert. Um dies zu verhindern, müssen die Fachleute die Beatmungsparameter anpassen. Außerdem müssen die Elektrolyte – besonders das Natrium – laufend kontrolliert und, wenn dies notwendig ist, angepasst werden. Besondere Beachtung verdient auch die Pflege der Lunge, die bei der Mundpflege beginnt und mit der Bronchientoilette aufhört. Dabei wird dafür gesorgt, dass die Atemwege frei bleiben, da diese Funktion nicht mehr oder unzureichend vom Körper selber wahrgenommen werden kann.

Wie hoch ist die Belastung des Pflegepersonals bei der Betreuung eines Hirntoten?

Es darf dabei nicht vergessen werden, dass alle diese Arbeiten eine Belastung für das Pflegepersonal, aber auch die Angehörigen bedeuten. Die erstgenannten haben es mit einem Toten zu tun, der immer noch gepflegt werden muss. Es sei nochmals daran erinnert, dass dies immer auf einer Intensivstation stattfindet. Das bedeutet, dass alle Beteiligten (Ärzte, Pflegepersonal) aufbauend auf ihrer intensivmedizinischen Spezialisierung im Umgang mit Hirntoten und ihren Angehörigen das entsprechende Wissen haben sollten. Gibt es hier eine gewisse Routine und können die Angehörigen erkennen, dass die Ärzte und das Pflegepersonal ein klares Konzept verfolgen und empathisch mit ihnen umgehen, so steigt auch die Wahrscheinlichkeit, dass die Angehörigen einer Organspende zustimmen.[197]

Für die Angehörigen ist es unmöglich, zu erkennen, ob es sich tatsächlich um einen Toten handelt. Er sieht schließlich aus wie ein Schlafender, der Körper ist warm und der Monitor zeigt an, dass das Herz schlägt. Für die Pflegenden und Ärzte stellt sich diese Situation ganz anders dar. Sie sind mit den Symptomen des Hirntods bei der Pflege konfrontiert. Sie sehen nämlich, dass die Pupillen ganz groß sind und sich dieser Zustand auch nicht verändert, wenn sie mit einer Taschenlampe darauf leuchten. Fehlende Reflexe zeigen sich auch, wenn bei einem Hirntoten aus der Lunge Schadstoffe abgesaugt werden müssen. Dies geschieht normalerweise, indem ein Gesunder hustet. Dadurch wird Schleim oder ähnliches aus den Atemwegen entfernt.

Eine besondere Herausforderung ist es, wenn ein Hirntoter stark ausgeprägte spinale Reflexe zeigt. Darauf wurde oben schon eingegangen. Ärzte sagten mir, dass sie Pfleger erlebt haben, die nach einem solchen Ereignis schreiend den Raum verlassen haben. Diese Reaktion ist gut nachvollzieh-

---

197   https://www.aerzteblatt.de/archiv/45240 [abgerufen am 6.12.2017].

bar. Es steht auch außer Frage, dass es nach solchen Ereignissen einen Ansprechpartner geben sollte, der solche Belastungen abfedern und aufarbeiten kann.

Kritiker argumentieren immer wieder, dass sich nach dem Abschluss der Hirntoddiagnostik, und damit nach dem Ausstellen des Totenscheins, die Arbeit für die Pfleger und die Ärzte verändert, wenn bei diesem Toten die Organe entnommen werden sollen. Die Aufgabe besteht jetzt eben nicht darin, dem Patienten entweder das Leben zu sichern bzw. ihm die Schmerzen zu nehmen. Vielmehr ist das Ziel der nun folgenden Arbeit, die Organe zu erhalten und diese für eine Transplantation in einem bestmöglichen Zustand zu halten. Diese Umstellung kann sicherlich die Arbeit verändern und ist eine wirkliche Herausforderung.

Dazu schreibt eine Schwester, die auf einer Intensivstation einer Uniklinik arbeitet, Folgendes:

„Erstaunlicherweise ist diese Situation (die Pflege eines Hirntoten) in sieben Jahren Intensivpflege für mich nur drei Mal eingetreten. Jedes Mal tragisch, immer junge Menschen unter 30 Jahren. Wir Intensivpflegende gewöhnen uns mit der Zeit daran, dass wir von Patienten nicht immer eine Antwort auf unsere Fragen erhalten, oder auch auf nonverbale Kommunikation... Dennoch erschrickt jeder, wenn wir einen Patienten endotracheal absaugen, und er nicht mal den kleinsten Hustenreflex zeigt. Keinerlei Schutzreflexe. Standardmäßiger Blick in die Pupillen... Schwarz. Große schwarze Pupillen ohne Reaktion (Verengung) auf Lichteinfall. Keinerlei Muskeltonus bei passivem Bewegen der Extremitäten oder des Kopfes.

Hier ist das Leben aus dem Menschen gewichen. Doch für Angehörige ist das nicht unbedingt so. Sie fühlen die warme Hand, sie sehen das Heben und Senken des Thorax, er/sie sieht so friedlich aus... als würde er/sie schlafen.

Auch bei meinen Kollegen/Kolleginnen sehe ich unterschiedliche Umgangsformen mit dem (verstorbenen) Menschen.

Hirntote Patienten erhalten eine organprotektive Therapie. Das heißt, die zuständigen Ärzte tun alles dafür, alle Organe in bestmöglichem Zustand zu erhalten. Eine Beatmung wird lungenprotektiv gestaltet, der Blutdruck ggf. medikamentös im Normalbereich gehalten, damit auch die Niere weiterhin arbeitet. Die Elektrolyte werden regelmäßig in Blutgasanalysen überwacht, gegebenenfalls wird auch da eingegriffen. Für Angehörige müssen diese Blutentnahmen und Medikamentengaben anmuten als würde der Betroffene noch kurative Intensivtherapie erhalten. Zu diesen Maßnahmen gehört auch das regelmäßige Bewegen/Umpositionieren des Patienten. Zum einen um Dekubitalulceri (Druckgeschwüren) vorzubeugen und zum anderen, um die gleichmäßige Ventilation der Lungenareale zu realisieren. Gerne lasse ich Angehörige des hirntoten Patienten bei den meisten Maßnahmen mit im Raum, doch fällt es mir bei ihnen schwerer sie in die Pflege mit einzubinden, wie ich es sonst gern tue. Bei meinem letzten hirntoten Patienten war nun also der (erwachsene) Sohn des Patienten mit im Raum, als ich seinen hirntoten Vater bewegen wollte. Ein hinzugebetener Kollege half mir beim Umpositionieren des Patienten (hier ist auch die Wortwahl ethisch schwierig... Leichnam? Patient? Hirntoter?).

Während ich die Bewegungen langsam, jedoch ohne Worte durchführte, sprach mein Kollege mit dem Patienten und kündigte an, was wir nun tun würden ‚Wir drehen Sie nun zu ihrer rechten Seite', so wie wir es auch mit bewusstlosen oder bewusstseinsgetrübten Patienten tun – von ihnen erhalten wir ebenfalls oft keine Reaktion. Dies ist also ein ganz normales Verhalten meines Kollegen. Doch ein angebrachtes? Das sagt uns leider niemand. Supervision oder Fallbesprechungen sind auf den Intensivstationen kaum verbreitet. Nachdem mein Kollege den Raum verlassen hatte, sprach ich den Sohn des Patienten darauf an und fragte ihn, ob er sich darüber wundere, dass mein Kollege nicht mit mir, jedoch mit seinem hirntoten Vater spreche? Er antwortete, er glaube, dieser hätte das nur getan, weil er (der Sohn) im Raum anwesend sei. Ich erklärte ihm, wie oft wir Menschen bewegen und pflegen, die uns keine Antwort geben können. Für meinen Kollegen, der den Patienten nicht kennt, hätte dies auch ein im tiefen Koma befindlicher Patient sein können.

Dies alles passiert lange bevor die DSO eingeschaltet ist, welche auch Angehörigengespräche führt. Bei dem oben beschriebenen Patienten hatten wir den unumstößlichen Verdacht des Hirntods, jedoch konnte noch keine Hirntoddiagnostik durchgeführt werden, da eine Restperfusion (minimale Durchblutung) im CT (Computertomographie) des Gehirns gesehen werden konnte. Was am katastrophalen Bild des Gehirns nichts änderte. Dies konnte auch jeder Laie erkennen. Doch aufgrund dieses CT Bildes konnten die Ärzte mit der Hirntoddiagnostik nicht fortfahren, sondern mussten noch einmal ein Verlaufs-CT durchführen. Der Patient wollte Organe spenden – seit dem den Angehörigen gegenüber geäußertem Verdacht des Hirntods und diesem CT waren jedoch schon 48 Stunden vergangen. Die Ehefrau des Patienten brach im Zimmer schreiend und unter Tränen zusammen. So dramatisch ist es immer. Mal laut und mal leise. Das Leid in den Augen der Angehörigen ist schwer zu ertragen.

In einem anderen Fall, ich erinnere mich noch recht gut, da es nicht allzu lang her ist, ist der Patient nur wegen Brustschmerzen in die Klinik gekommen, eine Koronarangiographie wurde durchgeführt und bei der Indikation zu einer notwenigen Bypass-Operation wurde er in unser Haus verlegt. Er erhielt die Bypassoperation, aber erlitt während der OP eine sogenannte Basilaristhrombose. Eine Thrombose der Arteria basilaris führt zum Ausfall der Durchblutung des Hirnstamms sowie ggf. des Kleinhirns.

Nun sind jedoch unsere hauptsächlichen lebenswichtigen Körperfunktionen dort lokalisiert. Der Patient hatte keine Chance. Diese Komplikation kann bei jeder Bypassoperation auftreten, doch sie ist selten, vor allem in diesem Ausmaß. Und sie konnte erst bemerkt werden, als der Patient auf der Intensivstation ‚nicht wach' wurde.

In meinen Augen ist es für die Angehörigen besonders schwierig, nicht Abschied nehmen zu können, wie sie dies bei jemanden tun können, der ‚normal' oder ‚richtig' stirbt. Auch in diesem Fall wurde mit den Angehörigen abgesprochen, dass die Organspende nur durchgeführt werden sollte, wenn aufgrund des nächsten CT Bildes alles Weitere durchgeführt werden könnte. So war es zwar der Wunsch des Patienten, seine Organe zu spenden, doch für die Angehörigen war die Situation nur schwer erträglich. Ich weiß nicht, ob es schluss-endlich zur Spende kam, da ich in den Urlaub ging, nachdem ich diesen Patienten betreut hatte.

Wenn eine Therapie – auch auf der Intensivstation eingestellt wird – wird ein ‚normales‘ Versterben ermöglicht. Der Patient hört auf zu atmen, sein Herz hört auf zu schlagen, seine Hand wird kühler. Bei einem hirntoten Patienten ist dieser Prozess ein anderer. Er wird warm und mit rosiger Haut in den OP geschoben. Erst nach der Entnahme der Organe sieht er aus wie eine Leiche. Danach können Angehörige den Leichnam noch einmal sehen. Doch bei uns, und ich vermute in den meisten großen Kliniken, gibt es dafür keinen geeig-neten Abschiedsraum. Manchen Angehörigen gelingt der Abschied auf Station gut. Sie sagen, sie haben jetzt Abschied genommen und kommen nicht mehr (bis zur Spende/Explantation).

So war es zum Beispiel bei einem jungen Mann, welcher eine Ent-zündung des Innenohrs verschleppt hatte, die sich auf das gesamte Gehirn ausgebreitet hatte. Er wurde erst mit dem Notarzt in die Klinik gebracht, als er zuhause bewusstlos wurde. Viel zu spät... Er wurde Organspender. Da die Entzündung bereits seine Herzklappen ange-griffen hatte, konnte er diese nicht spenden. Seine Familie brachte zum Ausdruck, dass er seine Organe spenden wollte. Die Hirntod-diagnostik erfolgte, die Angehörigen nahmen Abschied. Dann kam der Beauftragte der Deutschen Stiftung für Organspende. Er nahm Blut ab, sichtete die Krankenakte, beauftragte Untersuchungen, zum Beispiel einen Ultraschall der Bauchorgane, oder eine Röntgenauf-nahme der Lunge. Er sprach auch mit Angehörigen, beantwortet Fragen. Ich empfinde ihn in dieser Phase als eine Art Anwalt. Er erhob den Status der potentiell zu spendenden Organe und übermittelte diese Informationen letztlich auch an Eurotransplant, die nach pas-senden Empfängern suchen.“[198]

---

198   Der Autor dieses Textes ist auf dessen Wunsch anonymisiert worden.

Wie verlaufen die Gespräche mit den Angehörigen der Hirntoten?

Über diese Frage habe ich mit Stephan Arwinski gesprochen, der als DSO-Koordinator genau solche Gespräche mit den Angehörigen führt. Ich wollte zuerst wissen, wie er die grundsätzliche Stimmung empfindet. Er sagt: „Bei den Gesprächen mit den Angehörigen von Hirntoten finden Sie die gesamte Bandbreite der Stimmungen. Wenn über allem eine Atmosphäre der Trauer liegt, sind einige sehr abgeklärt; bei anderen ist dies überhaupt nicht der Fall. Bei wenigen Gesprächen wird sogar gelacht, wenn wir über die Eigenheiten des Verstorbenen und gemeinsame Erlebnisse sprechen."[199]

Ich wollte von Stephan Arwinski außerdem erfahren, ob die Angehörigen überrascht sind, wenn ihnen die Frage nach der Organspende gestellt wird: „Die Frage nach der Organspende kommt meist nicht überraschend. Oft hat sich der Hirntod als eine Option schon angedeutet und genau darüber wurde auch schon gesprochen. Die Verknüpfung zwischen Hirntod, also dem irreversiblen Ausfall des gesamten Gehirns, und Organspende besteht außerdem sehr eindeutig, Die meisten wissen, dass eine Organspende nur dann möglich ist, wenn das Gehirn ausgefallen ist."[200]

Verstehen die Angehörigen den Hirntod als den Tod des Menschen? Stephan Arwinski sagt dazu: „Obwohl es von außen schwer erkennbar ist, dass ein Hirntoter tatsächlich tot ist, können genau dies die allermeisten Angehörigen in der klinischen Situation mit nur wenigen Erläuterungen schnell nachvollziehen. Dies ist aber auch sehr stark davon abhängig, wie Ärzte diese Option und den Zustand, in dem sich ein Angehöriger befindet, erklären. Gerade bildgebende Verfahren können hier eine wichtige Hilfe sein, um dies eindrücklich zu begreifen. Nach meinen Erfahrungen führen die Kenntnisse der Verstöße gegen die Allokationskriterien nicht zwingend zu einer Ablehnung. Es ist zwar Thema in den Gesprächen, aber wenn wir hier gut erklären, ist dies unproblematisch."[201]

Dr. Christina Schleicher, ärztliche Leiterin der DSO von Baden-Württemberg, ergänzt: „Im Zuge der Behandlung eines schwerst Hirnverletzten werden die

---

199   Persönliches Gespräch.
200   Persönliches Gespräch.
201   Persönliches Gespräch.

Angehörigen schon auf unterschiedliche Szenarien vorbereitet. Meist finden viele Untersuchungen statt, Ärzte unternehmen Therapieversuche und Kontrolluntersuchungen folgen. Nach vielen Versuchen stellen sie fest, dass alle Bemühungen nicht erfolgreich waren. Die Blutung im Gehirn schreitet zum Beispiel weiter voran. Die Angehörigen werden natürlich über jeden dieser Schritte informiert. Die Ärzte sprechen auch über nicht mehr gegebene Therapieoptionen. Der Hirntoddiagnostik mit der Frage der Organspende gehen viele Schritte voraus."[202]

---

202 Persönliches Gespräch.

Wie ist der Ablauf der Explantation?

Wie können wir uns aber nun die Explantation von Organen vorstellen? Ein solcher Prozess läuft wie eine gewöhnliche Operation ab. Dr. Christina Schleicher sagt dazu:

> „Für eine Operation zur Entnahme der Organe bei einem Hirntoten gelten in allen Belangen die gleichen Regeln, wir für eine Operation an einem Lebenden. Dies gilt für ihre Lagerung, die Sterilität, die Teamausrüstung, das Anästhesieteam mit Arzt und Pflege, für die Chirurgen, die Instrumentierschwestern oder das weitere OP-Personal. So wie mit Lebenden würdevoll in einem OP-Saal umgegangen wird, finden Sie die doppelte Sorgfalt im Umgang mit einem Verstorbenen. Die Angehörigen können den Toten begleiten, bis dieser in den OP kommt. Auch danach können sie den Leichnam noch einmal sehen und sich verabschieden. Nur bei der Operation selbst, gelten die Regeln, die sie bei jeder Operation finden.“[203]

Es gibt auch immer wieder Missverständnisse, warum Explantationen meist nachts durchgeführt werden. Kritiker sehen darin ein Argument, um eine Explantation zu verschleiern. Der Hintergrund ist aber ein ganz anderer: In jedem Krankenhaus sind tagsüber die Operationssäle belegt. Da die Explantation, gerade wenn es sich um eine Multiorganentnahme handelt, mehrere Stunden dauert, kann sie rein aus organisatorischen Gründen nicht tagsüber durchgeführt werden, und sie muss genau deswegen in der Nacht stattfinden.

Hirntote erhalten manchmal Narkosemittel. Die, so geht die Argumentation weiter, benötigt aber doch kein Toter mehr. Gehen die Mediziner aber trotzdem so vor, so kann der Mensch ja offensichtlich nicht tot sein. Es ist in der Tat richtig, dass einige Ärzte auch bei der Explantation eines Hirntoten Narkosemittel geben. Eindeutig müssen wir feststellen, dass es nicht am

---

203 Persönliches Gespräch.

möglichen Schmerzempfinden liegen kann. Er oder sie kann keinen Schmerz mehr empfinden. Ein wichtiger Grund für die Gabe der Narkose mag aber wohl darin bestehen, dass dies quasi in der DNS eines Anästhesisten verankert ist, jeder Person, die vor ihm auf dem Operationstisch liegt, so zu behandeln. Es ist eben in Fleisch und Blut übergegangen und genau, das, was seine Hauptaufgabe ist, nicht zu tun, scheint für einige dieser Ärzte undenkbar zu sein.

 BEISPIEL

Vielleicht hilft ein Vergleich: Immer, wenn Sie eine Straße überqueren, schauen Sie nach erst nach rechts und dann nach links. Sie können und kennen nichts anderes. Von Kindesbeinen haben Sie genau diese Regel immer wieder gehört und befolgt. Die mögliche Sanktion, dass Sie von einem Auto angefahren werden können, wenn Sie sich nicht an diese Regel halten, geht damit einher. Wie tief sie sitzt, sehen wir schon daran, wenn wir sie nur ein wenig ändern müssen. Wenn wir eben nicht mehr erst rechts und dann links schauen muss, sondern die Richtungen vertauscht sind. Ist man in England oder einem anderen Land, wo die Autos auf der linken Seite der Fahrbahn fahren, ist ein solcher Tausch mehr als sinnvoll. Er rettet Leben. Für einige Menschen ist eine solche Änderung nur durch längeres Üben umsetzbar. Sollen Sie nun aber über eine Fahrbahn gehen ohne nach rechts und links zu schauen, so ist dies eine noch schwierigere Aufgabe. Ähnlich muss sich ein Anästhesist fühlen, wenn er keine Narkose geben soll.[204]

Aber es gibt auch rationale Gründe, warum die Spezialisten Gehirntoten mindestens ein Mittel geben – und zwar, damit die Muskeln relaxieren. Hierdurch werden die Muskelreflexe, die bei Hirntoten auftreten können, ausgeschlossen. Daraus ergibt sich aber wiederum die Frage, was die

---

204   Persönliches Gespräch mit einem Narkosearzt.

genauen Aufgaben eines Narkosearztes während einer Explantation sind? Die Mitarbeiter der Anästhesie haben die Aufgabe, die organprotektive Therapie bis zur Konservierung der Organe fortzusetzen. Außerdem hat der Narkosearzt die Aufgabe, die Beatmung, die Hämodynamik und die Homöostase sicherzustellen. Die Beatmung wird eingestellt, nachdem die Organe mit der Konservierungslösung durchspült sind.[205]

Außerdem ist es die Aufgabe des Anästhesisten, den Hirntoten zu überwachen. Dazu gehört das EKG, der Blutdruck, der Puls, die Temperatur, die Magensonde, die Gefäßzugänge, die Wärmedecke, die Infusionswärmer und vieles mehr. Die größte Herausforderung besteht aber darin, arteriell zu niedrigen Blutdruck zu beherrschen. Dabei muss auch die Durchblutung der Spenderorgane erreicht werden. Außerdem kann es Herzrhythmusstörungen kommen, die schwer zu therapieren sind. Da Hirntote zu viel Urin produzieren (Diabetes insipidus), muss auch dies berücksichtig werden. Gleiches gilt für Gerinnungsstörungen und entgleisende Blutzuckerwerte.[206]

In einigen Internetforen können wir die Behauptung lesen, dass Organspender während der Operation festgeschnallt werden. Dieses Prozedere gilt als Beweis, wie unglaubwürdig der Hirntod sei. Bei einem normalen Toten braucht es das nicht. Was stimmt davon? Jeder, der operiert wird, erhält einen Bauch- beziehungsweise Hüftgurt. Es kann auch sein, dass die Arme fixiert werden, damit sie nicht unbeabsichtigt herunterfallen. Das passiert aber bei jedem Patienten, der operiert wird, so also auch bei einem Hirntoten.[207]

Die notwendigen Untersuchungen vor der Explantation sind sinnvoll und notwendig, um die Sicherheit der Organe für den Empfänger zu gewährleisten. Was wäre schwieriger zu vermitteln, als wenn ein Empfänger, für den das neue Organ die letzte Überlebenschance ist, eine massive Erkrankung wie einen Tumor oder ähnliches aufweist. Jede Transplantation birgt neben

---

205 https://www.dso.de/fachinformation/organentnahme.html [abgerufen am 15.10.2017].
206 Lubitzsch,/Schwelm: Anästhesie zur Multiorganentnahme, Universität Basel, 2005.
207 Telefonat mit Prof. Dr. Klaus Hahnenkamp.

dem grundsätzlichen immunologischen Risiko einer Abstoßung auch Risiken im Hinblick auf die potenzielle Übertragung von malignen Erkrankungen, Infektionskrankheiten, genetisch bedingten Erkrankungen oder toxischen Schädigungen. Ziel dieser Verfahrensanweisung ist es, diese gesundheitlichen Risiken durch Beschreibung und Einhaltung notwendiger Qualitäts- und Sicherheitsstandards bei der Organ- und Spendercharakterisierung für den Empfänger so gering wie möglich zu halten.[208]

Um genau so etwas auszuschließen, beginnen die Neurologen mit einer ausführlichen Anamnese. Dies kann auch eine Fremdanamnese einschließen. Darunter verstehen die Ärzte eine Form, in der Menschen aus dem Umfeld des Patienten befragt werden und Angaben zur Erkrankung beitragen. Das können Angehörige, Bekannte oder andere Personen sein, die befragt werden und um Angaben zur Erkrankung gebeten werden.[209]

Außerdem schauen sich die Untersucher den Spender mittels Ultraschall (Sonographie) an und die Ergebnisse werden im Detail protokolliert.[210] Bestimmte Organe schauen sie sich auch genauer an. Dies gilt zum Beispiel für das Herz, welches die Ärzte mittels einer echokardiographischen Untersuchung beurteilen. Unter diesem Herzecho verstehen die Fachleute eine Herzultraschalluntersuchung, bei der die Kammern des Herzens auf Schäden untersucht werden können, gleiches gilt für die Herzklappen.[211] Auch eine Herzkathederuntersuchung ist Standard. Auch die Lunge wird mit einer Bronchoskopie beurteilt.[212] Das gleiche für die Niere (siehe hierzu die übergeordnete Seite der DSO, wo diese und weitere Bögen abrufbar sind.[213])

Neben diesen Untersuchungen werden noch weitere Laborwerte abgenommen. Neben der Blutgruppe und dem Blutzucker, zählt dazu auch ein

---

208 Verfahrensanweisungen nach § 11 des Transplantationsgesetzes (3. Aktualisierung) Stand: Januar 2017:
209 http://www.imed-komm.eu/node/654 [abgerufen am 25.4.2018].
210 https://www.dso.de/uploads/tx_dsodl/abdominalsonography_report.pdf [abgerufen am 10.10.2017].
211 https://www.dso.de/uploads/tx_dsodl/echocardiography_report.pdf [abgerufen am 10.10.2017].
212 https://www.dso.de/uploads/tx_dsodl/bronchoscopy_report.pdf [abgerufen am 10.10.2017].
213 https://www.dso.de/servicecenter/downloads/arbeitsmittel-fuer-krankenhaeuser.html [abgerufen am 10.10.2017].

Blutbild inklusive der klinischen Chemie, wie Natrium- und Kaliumwerten und Kreatinin, um nur einige zu nennen. Daneben gibt es auch noch Untersuchungen zum Nachweis auf Viren und es werden Kulturen zur Diagnose bei schweren Infektionen und Sepsis angelegt. Natürlich erfolgt auch eine Gewebetypisierung. Trotz aller dieser Untersuchungen hat das letzte Wort der Chirurg, der die jeweiligen Organe entnimmt. Kommt er zu der Überzeugung, dass diese nicht transplantiert werden sollen, so wird dem Folge geleistet. Als ein Beispiel können wir die Lunge nennen, die von einem Patienten kommt, der geraucht hat. Je nachdem wie geschädigt die Lunge ist, werden die Ärzte sie nutzen können, oder es lieber sein lassen.[214] Gleiches gilt auch, wenn ein hirntoter Patient längere Zeit künstlich beatmet wurde. Sind dadurch die Schäden an der Lunge zu groß, wird sie sich nicht zur Transplantation eignen.[215] Ebenso können die Herzkranzgefäße dieses Organs zu stark verkalkt sein.

Bei aller Anonymität können sich die Angehörigen nach dem Gesundheitszustand der Empfänger erkundigen. Kennenlernen dürfen sie sie natürlich nicht.[216] Jede Familie wird nach der Spende gefragt, ob sie auf dem Laufenden gehalten werden will. Dann bekommt sie ein paar Wochen nach der Organspende einen Brief, in dem zum Beispiel steht: „Die Nierenempfängerin ist eine Frau, 36 Jahre alt, lebte seit mehreren Jahren an der Dialyse, heute geht es ihr wieder gut."

Viele Angehörige der Spender beschreiben es außerdem als eine schöne Erfahrung, wenn sie einen Dankesbrief von einem Organempfänger erhalten. Grundsätzlich ist dies möglich und wird über die DSO organisiert. Im Moment – und dieser dauert schon einige Zeit – werden diese Briefe allerdings nicht weitergeleitet. Dies wird gerade von den Angehörigen der Spender als sehr schwierig angesehen. Hintergrund dieser Unterbrechung ist aber, dass das Bundesjustizministerium datenschutzrechtliche Gründe geltend gemacht hat. Wir können nur hoffen, dass diese Weiterleitung bald wieder weitergeführt wird.

---

214 https://www.focus.de/wissen/natur/medizin-britin-stirbt-nach-transplantation-von-raucherlunge_aid_520163.html [abgerufen am 9.4.2018].
215 Persönliches Gespräch mit Dr. Dagmar Kämper.
216 https://www.focus.de/gesundheit/arzt-klinik/organspende/tid-6841/organspende_aid_66503.html [abgerufen am 27.2.2018].

Wie können sich die Angehörigen von den Verstorbenen verabschieden?

Viele Menschen wünschen sich idealerweise ein Abschiednehmen von ihren Liebsten, indem sie dabei sind, wenn er/sie mit dem Atmen aufhört und der Herzschlag aussetzt. Dabei müssen wir natürlich berücksichtigen, dass immer mehr Menschen in Krankenhäusern versterben. Dort sind solche Szenarien auch noch möglich, die Wahrscheinlichkeit einer Realisierung sinkt aber massiv. Steht eine Organspende an, so ist ein Abschied aber unmöglich. Das ist sicherlich nicht einfach, lässt sich aber nicht anders lösen. Darüber habe ich mit Dr. Christina Schleicher gesprochen:

„Im Falle der Zustimmung zu einer Organspende haben die Angehörigen die Möglichkeit, sich auf der Intensivstation und nochmals nach der Organentnahme, also der Operation zu verabschieden. Auf der Intensivstation nehmen die Angehörigen, bedingt durch die dortigen Maßnahmen, künstliche Atemzüge wahr. Sie können auch den Herzschlag und die warme Haut spüren. Sie haben natürlich auch nochmals die Möglichkeit, sich eben nach der Organentnahme zu verabschieden. Dann ist es ein Leichnam, wie ihn jeder gemeinhin kennt. Im Moment des letzten Atemzuges können die Angehörigen nicht dabei sein. Wie sie sich im Detail verabschieden können, hängt stark vom Krankenhaus ab. Immer mehr Kliniken bemühen sich darum, eine Atmosphäre der Ruhe zu schaffen. Dies geschieht unabhängig davon, ob eine Organspende geplant ist oder nicht. Eine Option kann sein, dass der Tote in ein Einzelzimmer verlegt wird. Die Leiter der Intensivstation heben dann auch Beschränkungen wie die Besuchszeiten oder die Anzahl der Angehörigen, die Zutritt zum Zimmer haben, auf. Manchmal sind auch kleine Abschiedsrituale erlaubt. In jedem Krankenhaus finden Sie aber individuelle Regelungen. Natürlich ist und bleibt eine Intensivstation eine Intensivstation. Dazu gehört auch ein entsprechender Geräuschpegel oder die bekannte Atmosphäre."[217]

---

217 Persönliches Gespräch.

BEISPIEL

Der Film „Die Lebenden reparieren!" erzählt die Geschichte einer Herztransplantation. Simon kommt darin mit zwei Freunden vom Surfen und verunglückt bei einem Autounfall. Für seine Eltern, Marianne und Vincent, bricht eine Welt zusammen. Nun stellt sich für sie die Frage der Organtransplantation. Marianne und Vincent stehen bei ihrer Entscheidung unter Zeitdruck, stimmen letztendlich aber zu.[218] Die Explantation wird unterbrochen, weil dem Spender vom Koordinator kurz bevor sein Herz entnommen wird, nochmals das Rauschen von Wellen vorgespielt werden soll.

In der Realität gibt es derartige Unterbrechungen sehr selten. Es spricht aber nichts dagegen und im realen Leben kommt es durchaus vor, dass der Spender bei der Operation von seinem Talisman oder einem anderen Glückssymbol begleitet wird. Die Koordinatoren können den entsprechenden Gegenstand zum Beispiel neben seinem Gesicht platzieren.[219]

Bei den hier veröffentlichten Gesprächen, aber auch sonst, ist immer wieder deutlich geworden, dass eine Organspende ein massiver Trost für die Angehörigen sein kann. Nach einer Untersuchung der DSO würden sich 90 % der Angehörigen, die im Rahmen dieser Studie ein Jahr nach der Transplantation befragt wurden, auch wieder dafür aussprechen. Keiner der Befragten hat die Entscheidung ausdrücklich bereut. 88 % der Angehörigen sind der Meinung, dass die Organentnahme den Trauerprozess nicht erschwert hat. Für ein Drittel war es sogar eine Hilfe.[220]

---

218 http://www.filmstarts.de/kritiken/238997.html [abgerufen am 27.2.2018].
219 Telefonat mit einem DSO-Koordinator.
220 https://www.focus.de/gesundheit/arzt-klinik/organspende/tid-6841/organspende_aid_66496.html [abgerufen am 27.2.2018].

Wie findet die Verabschiedung des Leichnams statt?

Beim Beantworten dieser Frage, muss zunächst die Frage angegangen werden, wie die Angehörigen den Leichnam nach der Operation vorfinden. Auch diese Frage habe ich mit Christina Schleicher besprochen:

> „Der Beatmungsschlauch oder eben Infusionsschläuche sind in aller Regel entfernt. Diese würden sich nur dann noch im und am Körper befinden, wenn der Tote später noch obduziert werden muss. Der Leichnam wird eben nach dem Verschluss der Bauchdecke oder auch des Brustkorbes komplett gesäubert. Die Naht wird dann mit einem normalen OP-Pflaster versehen und der Leichnam dann eben in üblicher Art und Weise abgedeckt und dann, wie gesagt, wenn die Angehörigen Abschied nehmen wollen, in den entsprechenden Verabschiedungsraum, der im Krankenhaus vorgesehen ist, gebracht."[221]

Eine Verabschiedung von einem Hirntoten muss immer gewährleistet und möglich sein. Auch wenn dies manchmal gewünscht wird, so ist eine Teilnahme von Angehörigen an einer Explantation nicht sinnvoll. Warum sollte bei dieser komplexen und großen Operation ein Angehöriger anwesend sein, wenn es sich bei allen anderen Operationen ohne jede Frage versteht, dass ein solches Ansinnen nicht möglich ist? Eine Explantation unterscheidet sich schließlich durch nichts von einer anderen Operation. Die gleichen Personen nehmen grundsätzlich teil, wobei hier je nach Entnahmeteam noch mehr Fachleute abwechselnd vor Ort sein können. Es werden die gleichen Instrumente eingesetzt, und die gleichen Anforderungen an die Sterilität gesetzt, wie bei jeder anderen Operation. Die Wunden werden ebenfalls mit einem Verband abgedeckt. Genau wie bei einer normalen Operation, ist es aus den oben genannten Gründen nicht realisierbar, dass externe Personen bei dieser anwesend sind. Hieraus geht hervor, dass Hirntote ethisch genauso behandelt werden, wie lebende Menschen. Ich habe während meiner Recherchen nicht den leisesten Verdacht bekommen, dass dies nicht der Fall sein könnte. Davon unabhängig mag es den einen oder anderen Fall geben, wo es zu Unstimmigkeiten der unterschiedlichen Explantationsteams kommt. Wohl ge-

---

221 Persönliches Gespräch.

merkt, hier handelt es sich um eine Minderheit, auszuschließen ist dies aber nicht. Dies gilt immer, wenn Menschen am Werk sind und miteinander arbeiten.

Nach der Explantation sehen natürlich die Angehörigen den Toten wieder. Er sieht jetzt wie ein normaler Leichnam aus. Welche Wunden der Tote hat, ist davon abhängig welche Organe ihm entnommen wurden. Meistens handelt es sich um eine Multiorganentnahme. Dabei wird der Oberkörper vom Brustbein weiter nach unten aufgetrennt. Natürlich haben die Operateure diese Wunden nach der Operation vernäht und abgeklebt. In einigen Fällen, dies hängt von der Statur des Spenders ab, ist der Unterbauch leicht eingesackt, da hier Organe wie die Nieren und manchmal auch Teile vom Darm explantiert wurden. Dies wird nicht aufgefüllt, so dass sich das Gewebe leicht nach unten absenken kann.

Die Angehörigen können sich aber erkundigen, wie es den Empfängern geht. Dazu sagt Christina Schleicher:

> „Die Angehörigen bekommen von uns, ihre Einwilligung vorausgesetzt, einen ersten Informationsbrief, ungefähr sechs Wochen nach der Organentnahme. Wir berichten anonymisiert welche Organe transplantiert wurden und wie es den Organempfängern geht. Zum Beispiel würden wir dann lesen können ‚nach langen Jahren an der Dialyse nahm die Niere ihre Funktion sofort auf und der Empfänger befindet sich bereits wieder zuhause'. Die Angehörigen erhalten nach frühestens einem Jahr eine Einladung zu einem Angehörigentreffen. Hier können sie von ihren Erfahrungen berichten und natürlich auch Fragen stellen. Es nimmt immer ein Transplantierter teil, der seine Geschichte und seine Erfahrungen erläutert."[222]

---

222 Persönliches Gespräch.

INFORMATIONEN

Die Angehörigen können auch bei der DSO nachfragen, wie es den Empfängern der Organe und auch der Gewebe geht. Natürlich werden dort keine Namen genannt, aber sie erfahren vom Stand der Dinge. Der Inhalt eines solchen Schreibens könnte so lauten: „Den Empfängern des Herzens, der Lunge, der linken Niere und der kombinierten Bauchspeicheldrüsen-Nierentransplantation und dem Hornhautempfänger geht es weiterhin sehr gut. Alle befinden sich in einer regelmäßigen Nachsorge. Leider ist der Empfänger der Leber an den Folgen eines Tumors der Nieren verstorben. Wir bedauern es sehr, Sie darüber informieren zu müssen."[223]

Wie groß ist die Belastung des Operationsteams?

Eine Explantation unterscheidet sich im Vorgehen nicht von anderen Operationen. Dies trifft allerdings nicht auf das Ziel bzw. das Ergebnis der Explantation zu. Bei anderen Operationen soll der Gesundheitszustand des Patienten verbessert werden, bei einer Explantation ist das anders. Zu Beginn der Operation haben es die Ärzte mit einem scheinbar schlafenden Menschen zu tun. Einen Unterschied zu anderen Patienten gibt es nicht, schließlich ist niemand, wenn er in den OP-Saal gefahren wird, bei Bewusstsein und ansprechbar. Am Ende der Operation ist dieser Hirntote eine Leiche, wie sie jeder kennt. Auch wenn dieser Prozess so geplant ist, möchten die Mediziner einen solchen Verlauf bei jeder anderen Operation unbedingt vermeiden. Dieser OP-Verlauf stellt für viele Mediziner eine Belastung dar. Um mehr über die Anstrengungen des Operationsteams zu erfahren, habe ich mich im Nachfolgenden mit Dr. Thomas Nowak und Stephan Arwinski ausgetauscht.

---

223 Brief anonymisiert.

Dr. Thomas Nowak, Chefarzt am Alfried Krupp Krankenhaus in Essen und dort verantwortlich für die Klinik der Gefäßchirurgie, berichtet über die Besonderheiten einer Organentnahme zur Transplantation bei einem hirntoten Patienten:

„Diese Operation zeichnet sicherlich aus, dass wir es zu Beginn mit einem Körper zu tun haben, der noch lebendig, warm und durchblutet ist. Nach der Organentnahme fehlt die operative Rekonstruktion und der Eingriff endet mit dem biologischen Tod des Patienten. Seien Sie versichert, dass gerade solche Umstände keinen an der Operation beteiligten Ärzte oder auch andere Fachpersonen unberührt lassen. Dies ändert sich auch nicht, wenn die Kollegen im Operieren generell sehr routiniert sind. Eine solche Operation ist auch nur deswegen sinnvoll und gut, weil wir damit im Idealfall mehreren Menschen das Leben nicht nur verbessern, sondern sogar verlängern können. Das heißt aber auch, dass wir hier in allen Bereichen sehr professionell arbeiten müssen. Ein wichtiger Aspekt ist dabei der Hirntod, der eindeutig und sicher bestimmt worden sein muss. Aber auch der Umgang mit dem Hirntoten im Rahmen der Operation muss ethisch ohne jeden Zweifel und der Respekt vor der Leiche muss immer vorhanden sein. Der Eingriff wird nicht zum Wohle dieses Menschen, sondern eines oder mehrerer anderer durchgeführt wird. Die Zustimmung hierzu erfordert den allerhöchsten Respekt und Dank."[224]

Woher kommen die Ärzte, die eine solche Explantation durchführen? Dazu sagt Stephan Arwinski, Koordinator für die DSO:

„Die Organtransplantation ist in Deutschland regional organisiert. Die Bauchorgane, also Leber, Bauchspeicheldrüse und Nieren, werden von einem Team aus einem Transplantationszentrum, was eben für das Entnahmekrankenhaus zuständig ist, entnommen. Die Koordinatoren der DSO verschicken diese Organe dann an die Empfängerkrankenhäuser, die von Eurotransplant nach den Richtlinien der

---

224   Mail von Dr. Thomas Nowak.

> Bundesärztekammer ermittelt wurden. Bei den beiden Organen Herz und Lunge haben wir weniger Zeit für die Konservierung und den Transport. Deswegen werden diese beiden Organe von den Ärzten der Kliniken entnommen, wo sie auch später wieder implantiert werden."[225]

Bei allen Gemeinsamkeiten mit einer üblichen Operation gibt es bei Explantationen einen Unterschied. Darüber habe ich ebenfalls mit Stephan Arwinski, der als DSO-Koordinator in Freiburg arbeitet, gesprochen. Er hat dazu eine klare Meinung:

> „Die Operation einer Organentnahme unterscheidet sich in einem Punkt grundlegend von anderen großen Eingriffen. Hier ist es außergewöhnlich, dass alle zu entnehmenden Organe mit einer Kühlflüssigkeit durchspült werden. Davon benötigen die Chirurgen ungefähr 20 Liter, wenn alle Organe entnommen werden. Dabei bemühen wir uns zwar, das austretende Blut möglichst komplett aufzufangen; in Einzelfällen kann dies aber auch manchmal nicht 100 %ig gelingen."[226]

Es wird auch immer wieder davon berichtet, dass es zu Diskussionen während der Operation kommt. Beteiligt sind primär die Chirurgen, die Herz und Lunge explantieren. Wie verhält es sich mit diesen Diskussionen? Zu dieser Frage erzählt Stephan Arwinski:

> „Gerade bei der Explantation von Herz und Lunge kommt es zwischen den Teams zu Diskussionen, wer welche Gefäßanteile erhält. Beide wollen eben das bestmögliche Ergebnis für ihre Patienten erreichen. Dies sind aber wirklich nur fachliche Diskussionen. Es geht dort im Wesentlichen um die Blutgefäße, die sowohl für das Herz als auch die Lunge benötigt werden."[227]

---

225 Persönliches Gespräch.
226 Persönliches Gespräch.
227 Persönliches Gespräch.

Was sind Kontraindikationen einer Organspende bei einem Hirntoten?

Wichtig

Unabhängig von der Spendenbereitschaft gibt es aber natürlich Gründe, warum ein Hirntoter nicht als Spender in Frage kommt. Dies sind die absoluten Ausschlusskriterien:

- HIV-Erkrankung (AIDS)
- floride Tuberkulose
- gesicherte und nicht sanierte Sepsis (mit nachgewiesenen multiresistenten Keimen)
- nicht behandelbare Infektionen (z. B. Tollwut, Creutzfeld-Jakob)
- nicht kurativ behandeltes Malignom (Ausnahme: Haut- und primäre Hirntumore)

Funktionseinschränkungen nach dem Tod gespendeter Organe oder bestimmte Vorerkrankungen der Spender stellen erweiterte Kriterien gegen eine Entnahme dar:

- Virushepatitis
- Sepsis mit positiver Blutkultur
- maligner Tumor in der Anamnese
- Drogenabhängigkeit[228]

In Anbetracht der Tatsache, dass es zu wenig Organe gibt, die zur Transplantation zur Verfügung stehen, wird über die Organisation Eurotransplant trotzdem nicht jedes Organ angeboten, für das eine Einwilligung gegeben wurde. Hier steht der Empfängerschutz im Vordergrund. So wird keine Organentnahme stattfinden, wenn zum Beispiel eine bestimmte Infektion wie HIV oder eine Krebserkrankung vorliegt. Wichtig ist, dass das Organ letztendlich im Körper des Empfängers gut funktioniert. Bei anderen Erkran-

---

228 https://www.dso.de/uploads/tx_dsodl/Leitfaden.pdf [abgerufen am 10.10.2017].

kungen ist es aber jeweils eine Arztentscheidung, von der eine Organent-nahme abhängt. Hinzukommt, dass die Kriterien, nach denen über die Annahme eines Organs entschieden wird, sehr unterschiedlich sind. Natür-lich hängt eine Organtransplantation auch vom Gesundheitszustand des Empfängers ab.

Sigrid Harner berichtet von der Organspende ihres Sohnes: „Bei aller Dunkelheit ein schöner Gedanke"

Sigrid Harner mit ihrem Sohn Samuel

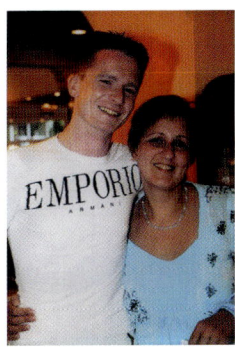

Bei einer Transplantation liegen Glück und Leid sehr eng zusammen – so eng, wie auf kaum einem anderen Gebiet. Die Situation wird noch brisanter, wenn es sich um einen jungen Menschen handelt, der nicht eines natürlichen Todes gestorben ist, sondern umgebracht wurde.[229] In den folgenden Auszügen aus dem Gespräch berichtet Frau Harner über diese äußerst dramatische und emotionale Geschichte.

© privat

HEIKO BURRACK: Wie ist Ihr Sohn verstorben?

SIGRID HARNER: Mein Sohn Samuel ist mit 25 Jahren umgebracht worden. Sein damals dreijähriger Sohn wächst nun ohne Vater auf. Der Ausgangspunkt der Tragödie war, dass mein Sohn einer jungen Frau geholfen hat, die von zwei Männern heftig belästigt wurde. In der nachfolgenden Auseinandersetzung hat er einen sehr festen Faustschlag in sein Gesicht erhalten. Er ist deswegen ungebremst auf seinen Hinterkopf gefallen und ohnmächtig geworden. Auf dem Boden liegend, haben die Täter noch auf seinen Kopf eingetreten. Der Aufschlag hat zu massiven Hirnschäden geführt, die sich nicht mehr kurieren ließen; er erlitt einen Schädelbasisbruch. Natürlich

---

229 https://www.zdf.de/dokumentation/37-grad/37-ich-muss-ihm-in-die-augen-sehen-100.html [abgerufen am 27.2.2018].

wurde von ärztlicher Seite alles versucht. Erst als alle Bemühungen nicht gefruchtet haben, haben sie mit mir über das Thema Organspende gesprochen.

BURRACK: Wie ist dieses Gespräch abgelaufen?

HARNER: Zunächst einmal muss ich sagen, dass mein Sohn mit mir auch schon zu Lebzeiten über eine mögliche Organspende gesprochen hat. Wir sind seinerzeit von einer Beerdigung nach Hause gefahren und haben uns genau darüber unterhalten. Mein Sohn hat während der Autofahrt den Wunsch geäußert, eine normale Beerdigung zu bekommen; er wollte keinesfalls, dass sein Körper in einer Urne beigesetzt wird, wie er dies gerade erlebt hatte. Außerdem hat er mich gebeten, ihm einen Organspendeausweis zu besorgen. Diesen expliziten Wunsch der Organspende nach seinem Tod hat er auch in Gegenwart von Verwandten ausgesprochen. Daher war es für mich selbstverständlich, diesen Wunsch umzusetzen.

Jetzt aber zu Ihrer Frage: Das Thema Organspende ist denkbar plump und massiv unpassend angegangen worden. Zwei junge Ärzte haben sich die Akte und die aktuellen Aufzeichnungen meines Sohnes angeschaut. Mir wurde dann die Frage gestellt, was denn mit seinen Organen sei. Ich konnte dies gar nicht einordnen, da diese ja bisher überhaupt keine Rolle gespielt haben. Dass es meinem Sohn so schlecht ging, lag nur an seinem Gehirn und hatte mit seinem restlichen Körper nichts zu tun. Genau dies war auch meine Antwort. Als Reaktion bekam ich nur ein: „Genau deswegen!". Mit einer solchen Reaktion konnte ich natürlich in der damaligen Situation überhaupt nicht umgehen und brauchte auch erst einmal ein wenig Abstand. Fairerweise muss ich sagen, dass gerade junge Ärzte für solche Situationen überhaupt nicht trainiert werden. Genau dies ist meine Forderung. Von Seiten der Klinik haben die Verantwortlichen aber diesen Fauxpas erkannt, und sie haben versucht, ihn zu korrigieren. So war das Gespräch mit der DSO-Koordinatorin sehr emphatisch und ausführlich. Dies hat auch unter vier Augen ohne Unterbrechung stattgefunden. Auch danach wurde mir alles erklärt. Ich war auch bei allen Untersuchungen, gerade bei denen, wo es um den Hirntod ging, dabei.

BURRACK: Wie konnten Sie sich von Ihrem Sohn verabschieden?

HARNER: Die Operation hat spät in der Nacht stattgefunden. Ich konnte meinen Sohn zusammen mit meinem Mann bis zur Schleuse des OPs begleiten. Dort hatten wir auch noch einige Minuten mit ihm alleine in einem kleinen, separaten Raum. Mir wurde erst später bewusst, dass die Vorbereitungen zur Explantation schon begonnen hatten. Schließlich haben schon Ärzte mit den entsprechenden Kühlboxen auf die Organe gewartet. Natürlich haben wir ihn auch danach noch gesehen und konnten auch dort nochmals Abschied nehmen. Dieser Prozess hat aber eigentlich schon früher begonnen. So habe ich ihn mit einer Krankenschwester komplett bis auf das Gesicht gewaschen. Wenn ich dazu die Beine und Arme angehoben habe, war klar, dass in diesem Körper kein Leben mehr ist. Obwohl er sich warm angefühlt hat und durchblutet war, waren seine Beine und Arme unnatürlich schwer; so kenne ich es von einem Toten. Für mich war es auch immer klar, dass ein Mensch, dessen Hirn tot ist, nicht mehr lebt und auch nicht mehr leben kann. Mein Sohn wurde nur noch durch Maschinen warm und durchblutet gehalten.

BURRACK: Wie denken Sie heute über die Organspende?

HARNER: Gerade zum Herzen meines Sohnes hatte ich gefühlt eine sehr enge Bindung. So habe ich diese Stelle bei der Verabschiedung geküsst und dem Herz eine „gute Reise" gewünscht und dass der Empfänger noch lange lebt. Ich meinte auch deutlich zu spüren, dass genau dieses Organ beim Empfänger aufhörte zu schlagen. Meine Recherche bei der DSO hat genau dies bestätigt. Für mich ist es mehr als tröstlich zu wissen, dass der Tod meines Sohnes nicht ganz umsonst war. Schließlich hat sich die Lebenssituation von mehreren Menschen massiv verbessert. Heute, siebeneinhalb Jahre nach diesem, für uns alle tragischen Ereignis, sind die Patienten, die Herz und Lunge erhalten haben, zwar nicht mehr am Leben. Aber seine zwei Nieren, die Bauchspeicheldrüse und die Leber arbeiten noch. Dies ist ein wirklich schöner Gedanke in dieser Dunkelheit.

BURRACK: Vielen Dank für das Gespräch!

Petra Wipplinger hat die Organe ihres hirntoten Mannes freigegeben: „Diese Briefe waren echter Balsam für mich."

Der Mann von Petra Wipplinger

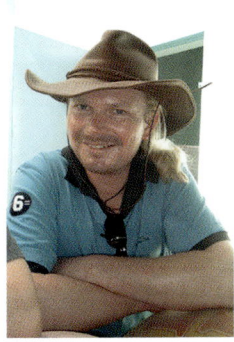

Meine nächste Gesprächspartnerin erzählt, wie sie ihren Mann nach einem Motorradunfall verloren hat. Sie war froh, dass sich beide im Vorfeld für die Organspende entschieden haben und dies auch dokumentiert wurde. Angehörige von Spendern zeigen, wie dicht Freude und Trauer nebeneinander liegen. Deswegen wird diese Seite der Organspende hier immer wieder zu Wort kommen. Es folgen nun Auszüge aus diesem Gespräch.

© privat

HEIKO BURRACK: Wie ist Ihr Mann verstorben?

PETRA WIPPLINGER: Mein Ehemann war, wie ich auch, ein leidenschaftlicher Motorradfahrer. Genau bei diesem Hobby hatte er einen Unfall und ist dabei ums Leben gekommen. Die Frage nach einer Organspende ist mir aber abgenommen worden, da wir darüber schon einige Zeit vorher intensiv gesprochen haben. Wir haben uns beide dafür entschieden, einen Ausweis auszufüllen. Mein Mann hat zusätzlich noch mit seinen Eltern darüber gesprochen, sodass seine Entscheidung für alle Beteiligten transparent war. Für meinen Mann war es wichtig, seine Organe zu spenden, da er immer ein sozial eingestellter Mensch war. Auch ich habe meine Einstellung zur Organspende nicht geändert.

BURRACK: Wie ist der Prozess der Todesfeststellung im Detail abgelaufen?

WIPPLINGER: Direkt nach dem Unfall war schon klar, dass er massive Verletzungen am Gehirn hatte. Dabei habe ich allerdings die Frage nach der Organspende angesprochen. Mir war klar, wie schlecht es ihm geht und wie gering seine Chancen des Überlebens waren. Ich wollte, dass der Wille meines Mannes umgesetzt wird. Das Krankenhaus hat mich zu keiner Zeit gedrängt. Ich bin mir gar nicht sicher, ob sie diesen Prozess angestoßen hätten.

Als schwierig habe ich an dieser Situation empfunden, dass wenig Zeit war, um über den genauen Zustand meines Mannes zu sprechen. Dies hat auch daran gelegen, dass die Situation auf der Intensivstation eine sehr hektische war. Zum einen hat man meinen Mann versorgt und zum anderen hatten die Mitarbeiter sehr viel zu tun. Auch hier musste ich massiv einhaken, bevor ich eine hinreichende Erklärung erhalten habe, wie es meinem Mann geht. Dies hat mir dann aber der Chefarzt erläutert, und danach war es sehr eindeutig, dass mein Mann bald sterben würde. Wir haben im Detail über die CT-Aufnahmen gesprochen und die Prognose des Arztes, dass mein Mann einige Tage später tot sein wird, ist genauso eingetroffen.

BURRACK: Wie haben Sie den Zustand empfunden, dass Ihr Mann tot, aber trotzdem noch warm war?

WIPPLINGER: Das war sicherlich nicht einfach. Hinzu kam, dass er noch spinale Reflexe zeigte. So haben sich seine Zehen noch mehrmals leicht bewegt. Dies wurde mir aber erklärt. Außerdem ließ das Nulllinien-EEG keine Zweifel zu, und es gab keinerlei Reflexe, die vom Gehirn gesteuert wurden. Es war eindeutig, dass er tot war. Ab einem bestimmten Moment habe ich auch gemerkt, dass nur noch sein Körper vor mir lag. Seine Seele hatte zu diesem Zeitpunkt schon diese Hülle verlassen. Ich kann dieses Gefühl heute gar nicht mehr genau beschreiben, aber es war damals klar und sicher.

BURRACK: Wie ging es Ihnen nach der Explantation?

WIPPLINGER: Das Problem war, dass ich die Tage, als mein Mann im Krankenhaus lag, wie in einer Art Trance verbracht habe. Ich will damit sagen, dass viele Fragen erst später aufkamen. Das waren zum Beispiel solche, ob die Ärzte für meinen Mann alles getan haben und ob er etwas von der Operation der Organentnahme gespürt hat. Es war nicht einfach, mir diese Fragen zu beantworten. Heute bin ich mir aber darüber im Reinen.

BURRACK: Was wünschen Sie sich von den Empfängern der Organe Ihres Mannes?

WIPPLINGER: Ich wünsche mir, dass sie dankbar sind und jeden Augenblick ihres Lebens genießen. Von der Empfängerin, die eine Niere und die Bauchspeicheldrüse erhalten hat, habe ich bisher auch schon zwei Briefe erhalten. Sie hat mir mitgeteilt, wie gut es ihr jetzt geht und was sie wieder alles unternehmen kann. Diese Briefe waren echter Balsam für mich.

BURRACK: Vielen Dank für das Gespräch!

Die Nieren- transplantation

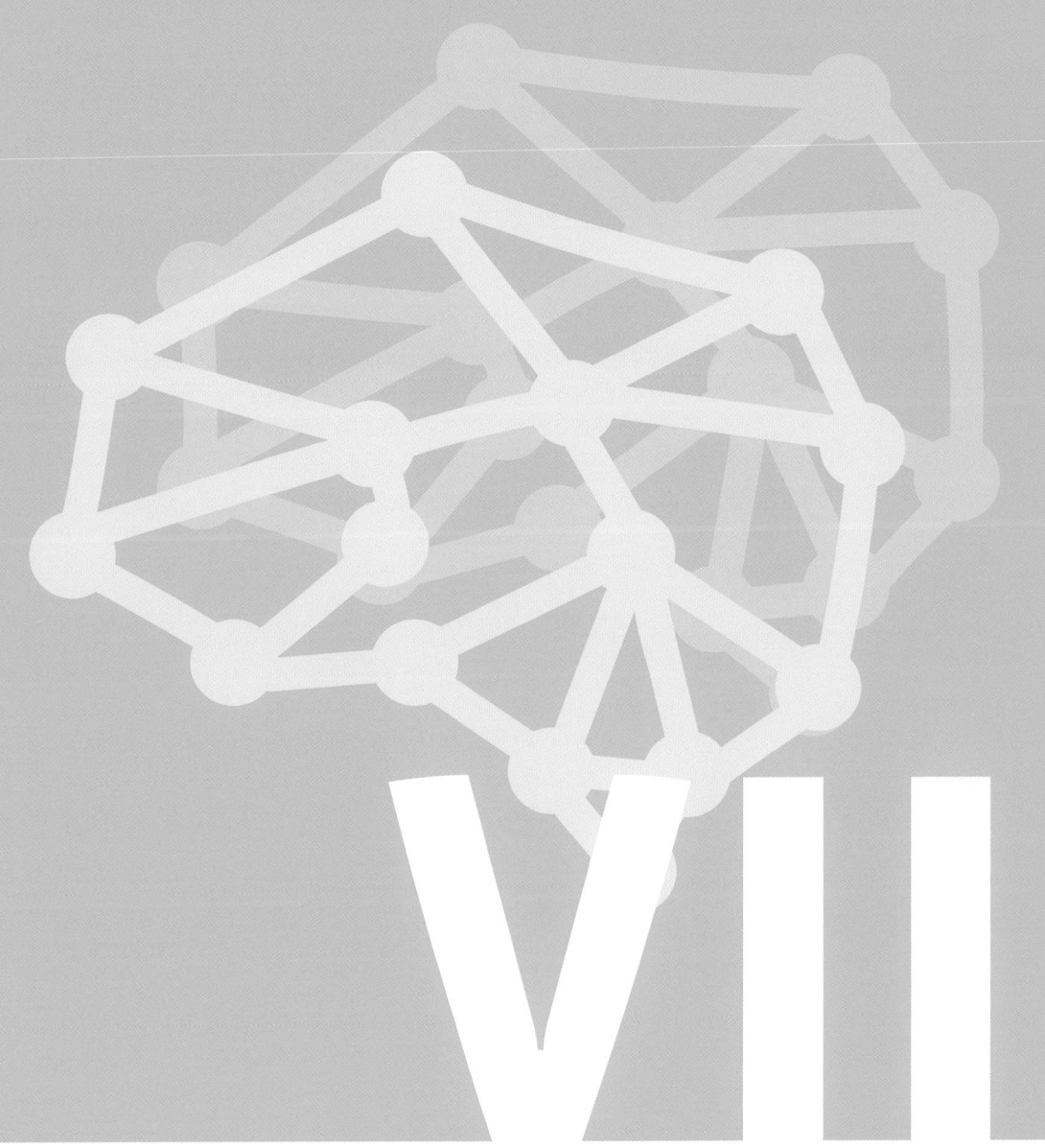

VII

Wie alles begann bis zum heutigen Stand

Ich beziehe mich hier im Wesentlichen auf die Transplantation der Niere. Diese Operation wird in Deutschland mit Abstand am häufigsten durchgeführt. Die erste Nierentransplantation 1963 wurde durch die Urologen Wilhelm Brosig und Reinhard Nagel in Berlin durchgeführt. Die Empfängerin verstarb jedoch sechs Tage nach der Transplantation an einer Blutungskomplikation. Der erste Langzeiterfolg stellte sich 1964 nach der Lebendnierenspende einer Mutter für ihre Tochter ein. Weitere Nierentransplantationen in der Bundesrepublik Deutschland und der DDR (erste Nierentransplantation 1966) erfolgten in München, Heidelberg, Hannover, Berlin und Halle. Unterstützt durch die Erfahrungen aus experimentellen Arbeiten im Bereich der Transplantationsimmunologie und Organkonservierung, wurde die Nierentransplantation auch in Deutschland zur akzeptierten Heilmethode vollständig nierenerkrankter Patienten. In den 40 Jahren seit der ersten Nierentransplantation in Deutschland sind hier über 45.000 Nieren übertragen worden.[230]

Bei allen Erfolgen der Transplantation müssen wir feststellen, dass gerade zwischen genetisch nicht verwandten oder identischen Menschen, die Abstoßung ein massives Problem war. In den Anfängen hat man mit Röntgenstrahlen Gewebe zerstört, das für die Immunantwort verantwortlich war. Heute erscheint dies undenkbar. Gleiches gilt für das Entfernen der Milz. Damit können die Ärzte zwar Abstoßungen verhindern, aber der Patient ist Erregern gnadenlos ausgeliefert.

---

230 Hatzinger u. a: Die Geschichte der Nierentransplantation, In: Der Urologe, Volume 55, 2016.

INFORMATIONEN

Deutlich wurde diese Herausforderung bei einem Transplantationskongress, der im Jahre 1963 in Washington stattfand. Bis dahin haben die Fachleute 244 Transplantationen durchgeführt. Selbst bei verwandten Spendern kam es in 45 Prozent zu einem Transplantationsverlust innerhalb von drei Monaten. Gab es kein Verwandtschaftsverhältnis, lag die Quote bei 85 Prozent. Diese Ergebnisse konnten massiv verbessert werden, indem wirksame Medikamente wie Cyclosporin eingeführt wurden. Sie waren der Schlüssel für die guten Ergebnisse, die wir heute kennen und erreichen.[231]

Im Dezember 1997 trat das erste deutsche Transplantationsgesetz in Kraft. Vorher galt für die Bundesrepublik lediglich ein selbstauferlegter Transplantationskodex als rechtliche Grundlage, während die Organentnahme und -transplantation in der DDR schon seit 1975 durch eine gesetzliche Verordnung (Widerspruchslösung) geregelt war. Mit Inkrafttreten des Gesetzes von 1997 wurde einerseits Rechtssicherheit im Bereich der Organtransplantation geschaffen, andererseits wurden auch die Zuständigkeiten innerhalb der Organtransplantation festgelegt.

Für den aktuellen Stand der Dinge bleibt die Frage zu beantworten, wie viele Menschen derzeit auf eine Niere warten. Die folgende Tabelle 2 von Eurotransplant[232] gibt darauf eine Antwort:

---

231 Geschichte der Transplantation (ohne Jahrgang): Novartis, http://www.transplantation-verstehen.de/dotAsset/79051.pdf [abgerufen am 10.4.2018].
232 http://statistics.eurotransplant.org/index.php?search_type=&search_organ=kidney&search_region=by+country&search_period=2017&search_characteristic=&search_text= [abgerufen am 10.4.2018].

TAB. 2: AKTIVE NIERENWARTELISTE

Aktive Nieren-warteliste	2008	2009	2010	2011	2012	2013	2014	2015	2016	2017
Österreich	883	827	810	743	745	724	673	625	587	528
Belgien	813	866	914	883	791	770	878	871	797	849
Kroatien	349	324	230	172	130	136	124	124	187	206
Deutsch-land	8003	8014	7869	7873	7919	7908	7961	7781	7876	7924
Ungarn					18	799	717	762	775	872
Luxem-burg	10									
Nieder-lande	952	926	892	883	855	735	650	576	629	673
Slowenien	72	53	53	68	67	48	77	58	50	53
Alle Patienten	11082	11010	10768	10622	10525	11120	11080	10797	10901	11105

Quelle: Eurotransplant.

Für Deutschland ist dabei eine leichte Abnahme zu beobachten. Auffallend ist, dass es diese Abnahme der Wartelistenpatienten in den meisten Ländern gibt. In den meisten Ländern fällt diese aber deutlich stärker aus, als wir dies hierzulande finden. Die Niederlande sind ein Beispiel, aber auch für Kroatien gilt dies.

Die folgende Tabelle 3 zeigt die Anzahl der Spender aufgeschlüsselt.[233] Von allen gemeldeten Spendern fallen diejenigen weg, bei denen die Nieren nicht zur Explantation zur Verfügung standen. Daraus ergeben sich die gemelde-ten Nierenspender. Davon konnten wiederum von einigen die Nieren nicht genutzt werden; dies kann sich auf eine oder auf beide Nieren beziehen. Übrig bleiben die tatsächlich genutzten Nierenspenden.

---

233 http://statistics.eurotransplant.org/index.php?search_type=&search_organ=kid-ney&search_region=by+country&search_period=2017&search_characteristic=&search_text= [abgerufen am 14.4.2018].

TAB. 3: LÄNDERBEZOGENE NIERENSPENDER 2017

Spender	A	B	D	H	HR	L	NL	SLO	Nicht-ET	Total
Alle gemeldeten Spender	224	380	821	165	142	10	322	44	138	2246
Spender, ohne Nieren	5	71	58	5	15	1	28	0	131	314
Gemeldete Nierenspender	219	309	763	160	127	9	294	44	7	1932
Nicht genutzte Nieren	27	49	63	22	35	2	67	16	4	285
Eine Niere genutzt	15	33	53	18	16		28	1		164
Zwei Nieren genutzt	177	227	647	120	76	7	199	27	3	1483
Nierenspenden genutzt	192	260	700	138	92	7	227	28	3	1647

Quelle: Eurotransplant.

A steht dabei für Österreich, B für Belgien; D für Deutschland, H für Kroatien, HR für Ungarn, L für Luxemburg, NL für Niederlande und SLO für Slowenien.

Schauen wir nun auf die Qualität der gespendeten Nieren und wie sich diese verändert hat: Die Scientific Registry of Transplant Recipients (SRTR) in den USA, eine große Datenbank, zeigt, dass in den letzten 20 Jahren der Anteil der Organspender, die älter als 50 Jahre sind, über 200 Prozent gestiegen ist. Der Anteil der Spender, die jünger als 50 Jahre sind, fiel um 76 Prozent. Früher haben die Fachleute solche Organe als marginal beschrieben oder auch mit „Expanded Criteria Donor" (ECD) bezeichnet. Neben dem höheren Alter der Spender meint dies auch eine höhere Anfälligkeit für Schäden und die Eigenschaft eine Immunantwort auszulösen. Dass so der Erfolg der Transplantationen nicht steigt, versteht sich von selbst. Im Alter sind auch die Möglichkeiten des Körpers Reparaturen durchzuführen eingeschränkt. Damit steigt die Wahrscheinlichkeit, dass es zu Schäden kommt, wenn sich das Organ außerhalb des Körpers befindet. Diesen Zeitraum nennt man

Ischämie, und er beschreibt das Intervall zwischen dem Ende der Durchblutung durch den Spender und dem Wiedereröffnen der Blutgefäße nach Implantation. Möglicherweise ist auch eine erhöhte Immunogenität älterer Spenderorgane durch zahlreiche molekulare Veränderungen wie eine vermehrte Antigenpräsentation oder eine höhere lokale Apoptoserate, also der programmierte Zelltod, damit verbunden.[234]

---

234 https://www.aerzteblatt.de/archiv/167691/Konservierungsmethoden-von-Organen-fuer-die-Transplantation-Organqualitaet-laesst-sich-verbessern [abgerufen am 15.9.2017].

Nach der Nierentransplantation heißt es „Back to life!"

Ab und zu liest man in den Medien, wie lange Menschen trotz Dialyse leben können. So heißt es „Bamberger KfH-Patient Herbert Schneider wird seit 40 Jahren mit der Hämodialyse behandelt"[235] oder „Ulrich Hammer: 40 Jahre ohne eigene Niere".[236] Ohne Frage ist es ein Segen, dass Patienten mit totalem Nierenversagen lange Zeit dank maschineller Unterstützung leben und überleben können. Dies ändert aber nichts daran, dass dialysepflichtige Menschen ein deutlich höheres Risiko haben zum Beispiel an Herz-Kreislauferkrankungen zu versterben. So steigt sowohl die Wahrscheinlichkeit zu erkranken als auch die zu versterben, wenn Patienten an der Dialyse sind. Dieser Vergleich mit der Normalbevölkerung fällt für die Dialysepatienten hinsichtlich ihres Sterberisikos bis zu 20 mal höher aus.[237,238] Auch nach einer erfolgreichen Nierentransplantation sinkt diese Wahrscheinlichkeit nicht auf das der Normalbevölkerung. Das langfristige Patientenüberleben konnte eben nicht in gleichem Maße verbessert werden, wie dies kurzfristig gelungen ist. Wird neben anderen Maßnahmen die Unterdrückung des Immunsystems nach einer Transplantation individuell eingestellt und wird konsequent der Blutdruck eingestellt, werden wichtige Risikofaktoren gesenkt.[239]

Neben der Lebenserwartung ist aber auch die Lebensqualität ein Maßstab, um Dialyse und Transplantation vergleichen zu können. Während sich die Lebenserwartung in Zahlen ausdrücken lässt, ist dies bei der Lebensqualität anders. Die WHO versteht darunter:

---

235 https://www.kfh.de/presse/pressemitteilungen/detail-ansicht/news/85-trotz-dialyse-stehe-ich-mitten-im-leben [abgerufen am 11.4.2018].

236 https://www.kreiszeitung.de/lokales/diepholz/ulrich-hammer-jahre-ohne-eigene-niere-2011465.html [abgerufen am 15.2.2018].

237 https://sundoc.bibliothek.uni-halle.de/diss-online/02/02H185/t11.pdf [abgerufen am 11.4.2018].

238 http://www.bayerischerinternistenkongress.de/bik2015/vortraege-2009/Schoenermarck.pdf [abgerufen am 11.4.2018].

239 https://www.con-nexi.de/article-Kardiovaskulaere-Komplikationen-nach-Nierentransplantation__newsitem_5aa82aa788938.html [abgerufen am 11.4.2018].

„Lebensqualität ist die subjektive Wahrnehmung einer Person über ihre Stellung im Leben in Relation zur Kultur und den Wertsystemen, in denen sie lebt und in Bezug auf ihre Ziele, Erwartungen, Standards und Anliegen."[240]

Um die Lebensqualität nach einer Transplantation zu messen, ist es sinnvoll, dies in unterschiedlichen Dimensionen zu tun. Beispielsweise können diese der Umfang körperlicher Beschwerden, die Möglichkeit arbeitsfähig zu sein, der Umfang sozialer Beziehungen sowie die kognitiven und emotionalen psychischen Funktionen sein.[241] Egal, mit welchen Instrumenten hier auch gemessen wird, in allen Publikationen kommen die Verantwortlichen zu dem Ergebnis, dass sich die Lebensqualität nach einer Transplantation im Vergleich zur Dialyse deutlich verbessert hat. Die Lebensqualität kann im Vergleich zur Normalbevölkerung durch eine bessere berufliche Integration optimiert werden.[242,243] Kommen wir zu den Ergebnissen – und man muss sagen – zu den Erfolgen der Nierentransplantation. Historisch sei angemerkt, dass sich die Erfolge der Nierentransplantation ganz erheblich mit der Einführung der modernen Medikamente, die eine Abstoßung verhindern, massiv verbessert haben. Ein wichtiger Schritt war dabei die Einführung von Cyclosphorin. Ein weitere die von Tacrolimus. Die folgende Abbildung zeigt diesen Zusammenhang eindeutig auf. Ich finde es schon imposant, wie durch die Einführung neuer Medikamente alle Organe deutlich länger überleben. Auch wenn man sich darüber streiten kann, wie teuer solche Medikamente sein dürfen, ist es die Pharmaindustrie, die diese längere Überlebenszeit primär erreicht hat.

Diese Zahlen sind sicherlich beeindruckend. Für Deutschland fallen sie geringfügig schlechter aus. Das hat zum einen den wichtigen Grund, dass sich das Alter der Deutschen Spender in den letzten Jahren immer weiter

240 https://www.who.int/mental_health/media/68.pdf [abgerufen am 11.4.2018].
241 Kröncke: Lebensqualität nach Lebendspende und die Bedeutung des Fatigue-Syndroms, Präsentation, 2013.
242 Ogutmen u. a: Health-Related Quality of Life After Kidney Transplantation in Comparison Intermittent Hemodialysis, Peritoneal Dialysis, and Normal Controls, Transplantation Proceedings, 38/2, 2006, S. 419–421.
243 Fiebiger/Mitterbauer/Oberbauer: Health-related quality of life outcomes after kidney transplantation, In: Health Qual Life Outcomes. 2004; S. 2.

nach oben verschoben hat. Mit steigendem Alter steigt sicherlich die Chance, dass gerade die Nierenfunktion schlechter wird und der Mensch auch nicht mehr optimal gesund ist. Dies ist die Seite der Spender. Da auch die Empfänger immer länger warten, so hat auch dies Auswirkungen auf ihren Gesundheitszustand. Je länger jemand dialysieren muss, desto schlechter wird es ihm insgesamt gehen. Das gilt für einzelne Organe, aber auch für die grundsätzliche Fitness eines Menschen.

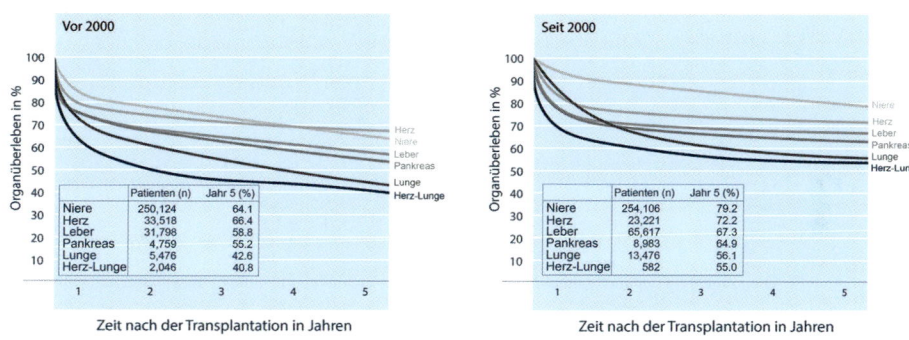

Abb. 11: Organüberleben vor und nach 2000

Quelle: CTS, Grafik: BrawandRieken

 INFORMATIONEN

Kommen wir jetzt zu konkreten Zahlen, was die Resultate der Nierentransplantation angeht. Die erste Hürde besteht darin, dass die Niere unmittelbar nach der Transplantation ihre Arbeit aufnimmt. Will ein Patient dieses Kriterium „unmittelbar" erfüllen, so ist maximal eine Dialyse nach der Operation erlaubt. Bei einer postmortalen Transplantation ist dies im Jahre 2016 bei 76,02 Prozent der Operationen der Fall. Bei Lebendspenden ist dieser Prozentsatz mit 94,59 Prozent sogar noch deutlich höher. Die Niere kann natürlich auch noch nach einer ersten Dialyse anspringen, die Prognose verschlechtert sich dann aber. Probleme während und kurz nach der Transplantation treten bei 18,29 Prozent auf. Das sind meist Blutungen oder eine notwendige erneute Operation. Das Transplantat versagt im ersten Jahr bei 5,02 Prozent. Nach zwei Jahren ist dies bei 6,77 Prozent der Fall. Nach einem Jahr mehr erhöht sich dies auf 7,21 Prozent. 1,4 Prozent der Patienten versterben nach einer Nierentransplantation. Ursachen dafür sind meistens Infektionen und kardiovaskuläre Erkrankungen. Schauen wir uns an, wie lange die Patienten nach einer Nierentransplantation im Krankenhaus liegen, so sind mehr als ein Viertel der Patienten nach 14 Tagen wieder zuhause. Die meisten Patienten bleiben bis zu drei Wochen in der Klinik.[244] All diese Zahlen sagen natürlich nichts über den Einzelfall aus. So begegnete mir ein Patient, der nach sechs Jahren nierentransplantiert wurde und somit relativ kurz gewartet hat. Zu seinem Glück gab es auch eine vollständige Übereinstimmung seiner Gewebemerkmale mit denen des Transplantates. Dies hat allerdings nichts daran geändert, dass er mit dem Verlauf der Transplantation nicht zufrieden sein konnte. Ich traf ihn ungefähr drei Monate nach dem Eingriff. Seine Nierenwerte waren so schlecht, dass er wieder dialysieren musste.

Wie gehen Transplantierte mit Organversagen um und wie ausgeprägt ist ihre Dankbarkeit?

Es gibt sicherlich noch einen weiteren Punkt, den die Betroffenen als Nebenwirkung sehen. Es gibt bei ihnen sicherlich eine beständige Angst bzw. Befürchtung eines Versagens des Transplantates. Auch dies kann ich sicherlich nur beispielhaft verdeutlichen. Nehmen wir die wichtige regelmäßige Kontrolle der Blutwerte: Das Prozedere dabei ist recht einfach und scheinbar nicht weiter aufregend: Der Patient meldet sich bei seinem Nephrologen telefonisch an und bekommt einen Termin zur Blutabnahme. Es ist dabei wichtig, dass die letzte Einnahme der Immunsuppressiva relativ genau zwölf Stunden vor der Blutabnahme geschehen ist. In der Regel hat der Patient

244 https://www.iqtig.org/downloads/ergebnisse/bundesauswertung/2016/direkte_verfahren/QSKH_NTX_2016_BU AW_V02_2017-07-12.pdf [abgerufen am 17.3.2018].

hier eine Kulanz von plus minus 30 Minuten. Den genauen Zeitpunkt des Termins kann der Patient vorher ebenfalls vereinbaren. An diesem Tag passiert nicht viel: Der Betroffene sieht in der Regel noch nicht mal einen Arzt, da die Blutabnahme auch von einer anderen Person durchgeführt werden kann. Meist am nächsten Tag erfährt er dann die Ergebnisse. Nochmals: Reine Routine. Die gesamte Situation ist jedoch sehr emotional, da der Patient meist im Dunklen tappt. Auch wenn das Organ sich in seiner Funktion verschlechtert hat, kann er dies meist von außen nicht wahrnehmen.

Ich will die Gefühle hier gar nicht im Detail ausführen, aber jeder kennt aus anderen Bereichen emotional angespannte Situationen, bei denen jeder auf das Schlechteste gefasst ist und das Beste hofft. Selbst telefonaffinen Menschen fällt es in solchen Situationen nicht leicht, zum Hörer zu greifen und nach den Laborwerten zu fragen. Natürlich bauen sich diese Gefühle sukzessive auf, was auch schon einige Tage zuvor beginnen kann.

Ich gebe zu: Das oben Beschriebene wirkt nicht gerade wie eine willkommene Einladung zu einer Transplantation. Aber dieser Eindruck täuscht aus meiner Sicht mehr als massiv. Ich habe oben schon darauf hingewiesen, dass Nierentransplantierte kaum mehr Einschränkungen haben, was zum Beispiel die Ernährung angeht. Die Patienten können nach einer erfolgreichen Operation auch wieder sehr viel autonomer leben. Reisen, das dank Feriendialyse zwar möglich ist, aber immer einen hohen Planungsbedarf und eine ebensolche Inflexibilität hat, ist jetzt wieder fast unbegrenzt möglich.

Mir geht es aber um einen wesentlichen Punkt, der von einer gesunden Person überhaupt nicht nachvollzogen werden kann. Ich bin mir auch darüber bewusst, dass die folgenden Bemerkungen als merkwürdig wahrgenommen werden könnten: Ich habe schon darauf hingewiesen, dass ein Dialysepatient, der den Vorgang schon längere Zeit durchleiden muss, wahrscheinlich überhaupt keine oder wenn nur noch eine sehr geringe Wasser- bzw. Urinausscheidung hat. Dies ändert sich bekanntlich nach einer Transplantation mit großen Auswirkungen. Für einen Gesunden ist das Bedürfnis zur Toilette zu müssen, eines, das neutral oder aber auch als lästig empfunden wird. Das mag daran liegen, dass eine wichtige Beschäftigung oder ein nettes Gespräch unterbrochen werden muss. Wir alle kennen die Werbung, in der ein älterer Herr seinen nächtlichen Schlaf unterbricht, weil er seine Blase entleeren muss. Entsprechend wird dies mit Missmutigkeit quittiert. Bei einem Nierentransplantierten ist ein solches Verhalten in keinster Weise zu erwarten. Vielmehr geht mit dem Gedanken, dass sich langsam aber sicher die Blase füllt, ein Gefühl der Freude einher. Gleiches gilt bzw. steigert sich bei der Entleerung der Blase. Ich will nicht so weit gehen und behaupten, dass dies das schönste Gefühl der Welt ist, dem ist nicht so. Aber es reicht an dieses Gefühl schon sehr nah heran. Ich erwarte nicht, dass das von einem Menschen mit normaler Nierenfunktion verstanden wird. Schon meine nächste Umgebung befällt ein Staunen, dass ich es mit einem sehr positiven Gefühl assoziiere, meine Blase zu entleeren. Dieser Sachverhalt macht nochmals deutlich, wie groß, gerade auch im emotionalen Bereich, eine solche Transplantation ist. Menschen sind nur begrenzt fähig andere Personen wirklich zu verstehen; dies gilt gerade für solch grundlegende Themen. Ich kann die Freude eines Lungentransplantierten auch nur ansatzweise begreifen, wenn diese Person nun wieder laut und ohne Pausen, die früher nötig waren, um Luft zu holen, sprechen kann.

Nach einer Transplantation ist die Angst vor Abstoßung und Transplantatversagen ein Faktor, der zu Belastungen führen kann. Es kann sich daraus auch eine ängstliche und depressive Anpassungsstörung entwickeln. Ebenso kann die psychische Akzeptanz des Fremdorgans eine erhebliche Schwierigkeit darstellen und sich durch depressive Beschwerden oder Identitätsstörungen bemerkbar machen. Neuere Untersuchungen weisen in diesem Zusammenhang darauf hin, dass in der Nachsorge von einem erhöhten Bedarf an psychosozialer Betreuung ausgegangen werden muss.[245]

Eng damit assoziiert sind natürlich auch der Gedanke und die Dankbarkeit gegenüber dem oder der Spenderin. Wie auch immer ein Transplantierter sein Organ pflegt und welche Probleme es geben mag, bis auf eine kleine verschwindend geringe Minderheit, ist jeder Transplantierte dankbar. Ist es ein Motiv des Spenders, Leben zu verbessern bzw. zu verlängern, so kann jeder Spender sicher sein, dass dies gewürdigt wird. Dies mag bei dem

---

245 https://www.aerzteblatt.de/archiv/67380/Psychosoziale-Nachsorge-bei-Organtransplantation [abgerufen am 11.4.2018].

einem mehr, bei dem anderen weniger der Fall sein: Vorhanden ist die Dankbarkeit immer. Ich finde das ist ein sehr starker Gedanke.

Hinweis

 Ich persönlich habe mir vorgenommen mindestens einmal am Tag an meine Spenderin bzw. an ihre Familie zu denken. Sicherlich ist mir dies nicht immer gelungen, aber ich bemühe mich redlich. In einer Situation, in der man mit dem Tod eines nahen Angehörigen konfrontiert war und die auch noch mit wenig Vorlaufzeit eingetreten ist, ist die Kraft eine solche Entscheidung getroffen zu haben, einfach nur großartig. Von ganzem Herzen: Danke! Vielen Dank! Seien Sie versichert, dass ich hier keine Ausnahme bilde. Ich bin Teil der großen Mehrheit, deren Dankbarkeit ebenso groß ist.

Es folgen nun zwei Beispiele, die diese Dankbarkeit nochmals verdeutlichen:

Danke – das Wort hat fünf Buchstaben und kann doch so viel sagen.

Mein Herz ist voller Freude, Freude die ich ohne Ihre Zustimmung zur Organspende Ihrer oder Ihres Liebsten verstorbenen Angehörigen, niemals hätte empfinden können. Sie haben mir die Lebensfreude zurückgegeben. Von Ihnen erhielt ich die Chance, weiterzuleben.

So etwas Wertvolles für einen fremden Menschen zu tun, zeigt, dass meine Spenderfamilie trotz Schmerz und Trauer noch an andere Menschen gedacht haben. Meine Nierentransplantation ist jetzt 1,5 Jahre her. Mir geht es fantastisch ich kann meine beiden Enkelinnen aufwachsen sehen. Nach 13 Jahren Dialyse habe ich nicht mehr geglaubt, dass ich noch ein Spenderorgan bekomme. Sie haben mir dieses Geschenk gemacht. Ich glaube, dass das Versterben eines jungen Menschen kaum zu ertragen ist und doch haben Sie in tiefer Trauer noch an andere kranke Menschen gedacht. Auf meine Niere werde ich immer achten und sie durch nichts gefährden. Das verspreche ich Ihnen und meinem unbekannten Spender. Für die Zukunft werde ich für Sie beten und wünsche Ihnen das einzige, dass wir alle brauchen, nämlich Gesundheit. Ich hoffe, dass Sie Frieden finden und Ihre Endscheidung nicht bereut haben. Danke![246]

Werter Spender,

Du hast die höchste Form der Nächstenliebe, die Menschen geben können, angewandt. Du hast dein Herz zur Transplantation freigegeben, nach deinem eigenen Abschied aus dem Leben.
Ich war 16 Jahre schwer herzkrank und die Transplantation kam in letzter Sekunde am 06. Januar 2016. Dein Herz rettete mir das Leben und Deines endete leider. Aber ich werde dieses Geschenk ewig zu würdigen wissen und alles dafür tun, dass Dein Herz zusammen mit meinem Körper noch sehr lange im Leben bleiben kann.

Danke! Es ist nur ein kleines Wort, aber es drückt meine unendliche Dankbarkeit aus, die ich seit der Transplantation empfinde.[247]

Jeder Organempfänger, den ich kenne, feiert auch aus Dankbarkeit zweimal Geburtstag. Ich habe vor einigen Tagen mit einem Herztransplantierten gesprochen, der dies ganz besonders konsequent umsetzt und nur noch seinen Transplantationsgeburtstag begeht. Natürlich gibt es auch andere Gründe, um zweimal zu feiern, aber eine geglückte Organübertragung ist

---

246 http://www.dank-dem-organspender.de/Home/Lesen.php?id=204 [abgerufen am 15.10.2017].
247 http://www.dank-dem-organspender.de/Home/Lesen.php?id=201 [abgerufen am 15.10.2017].

dafür mehr als sinnvoll.[248,249] Vor diesem Hintergrund finde ich es besonders schade, dass viele meiner Mitmenschen dafür nur ein Lächeln übrigha-
ben und diesen zweiten Feiertag nicht wirklich ernst nehmen. Was ich
nämlich erwarte, sind mindestens genauso viele Geschenke wie zu meinem
im Pass eingetragenen Geburtstag – aber eigentlich müssten es viel mehr
sein.

Gerade im Netz taucht immer wieder die Frage auf, ob sich der Empfänger
nach einer Transplantation verändert hat. Manchmal wird auch der Vermutung Anschub gegeben, dass der Empfänger nun neue Verhaltensweisen
an den Tag legt, die er/sie von seinem Spender erworben hat. Diese können
natürlich nur in der Transplantation des Organs ihren Ursprung haben und
indem man die Charaktereigenschaften vom Spender übernommen hat.
„Ein Junge, der das Herz eines ertrunkenen Kleinkindes implantiert bekommen hatte, entwickelte danach plötzlich eine irrationale Furcht vor Wasser."[250] Natürlich verändert eine Transplantation. Natürlich verhält sich
jeder danach anders als vor diesem großen Ereignis.

Es kann daher durchaus vorkommen, dass Patienten nach der Operation
ein Verhalten an den Tag legen, das vorher so nicht bekannt war. Die
Ursachen können aber sehr unterschiedlich sein. An dieser Stelle müssen
wir uns fragen, wie denn Verhalten gesteuert wird. Dies passiert nun mal
über das Gehirn und Änderungen liegen genau dort begründet. Da aber
nachweislich nur eine Niere eingebaut wird und keine Neuronen und
schon gar nicht im Gehirn, kann es viele Gründe für die Veränderungen
geben, aber keine die beim Spender liegen. Lustig finde ich an dieser
Interpretation auch immer, dass so gut wie immer nur schlechte Veränderungen eines solchen Verhaltens gesehen werden. Warum können diese
eigentlich nicht auch einmal gut sein, wenn es sie geben sollte? Warum
kann ein Patient nicht plötzlich auch mal über eine Nierenspende eine

248   https://www.westfalen-blatt.de/OWL/Kreis-Minden-Luebbecke/Bad-Oeynhau-
      sen/3303391-Eine-seltene-Herz-Lungen-Transplantation-im-HDZ-rettete-Simon-
      Kretschmar-das-Leben-mit-Video-Das-ist-mein-zweiter-Geburtstag   [abgerufen
      am 16.10.2018].
249   https://www.shz.de/lokales/holsteinischer-courier/wie-zwei-sechser-im-lotto-id
      19475416.html [abgerufen am 16.10.2018].
250   https://werner-huemer.net/texte/weltanschauliches/organtransplantation [ab-
      gerufen am 21.5.2018].

weitere positive Veränderung erfahren? Wenn es hier ein neues Verhalten gibt, ist dies doch mindestens genauso wahrscheinlich.

Ob ich mich nach der Transplantation verändert habe? Aber natürlich! Kennen Sie die Menschen, die Ihnen entgegenkommen und ein Dauergrinsen im Gesicht haben. Mir waren und sind diese Menschen immer ein wenig fremd gewesen. So ganz verstehen konnte ich sie nie. Nach meiner Transplantation musste ich allerdings feststellen, dass ich nun, wenn auch nicht oft, wie ich betonen möchte, genau zu dieser Gruppe von Menschen gehörte. Es ging und geht mir einfach verdammt gut.

Wie funktioniert die Nachsorge nach der Transplantation?

Nach einer erfolgreichen Nierentransplantation entfallen alle Einschränkungen. Konnte es vor der Operation tödlich sein eine Banane zu essen, so ist dies jetzt wieder gefahrlos möglich. War die maximal erlaubte Trinkmenge deutlich weniger als ein Liter, so soll der Patient jetzt richtig viel trinken. Er kann – und soll – auch wieder so gut wie alles essen. Nun wird abwechslungsreiche Ernährung als gut angesehen und empfohlen. Natürlich gibt es auch hier Ausnahmen von der Regel. So sollten Betroffene erstaunlicherweise die Grapefruit meiden. Als Obst gegessen oder als Saft getrunken, führt der Genuss dazu, dass einige Medikamente, die zur Dämpfung des Immunsystems eingesetzt werden, eben damit es keine Abstoßung des Organs gibt, zu stark über den Darm in das Blut resorbiert werden. Dies ist nicht etwa schwierig, weil man dann aufgrund eines zu gedämpften Immunsystems schneller krank wird. Davon merken die Patienten gar nichts. Vielmehr müssen diese Medikamente in einem engen Rahmen im Blut vorhanden sein. Ist dieser unterschritten, so kann eine Abstoßung die Folge sein. Ist der Wirkstoff in einem zu hohen Maße im Blut vorhanden, kann darunter das Transplantat leiden, da es speziell für die Niere giftig ist. Ich persönlich habe den Verzicht auf Grapefruit nie als Einschränkung empfunden. Dies wird wohl gerade dann deutlich, wenn wir uns nochmals den notwendigen Verzicht zu Dialysezeiten vor Augen führen.

Viele Patienten, denen ein Herz transplantiert wurde, sind nach zehn oder mehr Jahren von der Dialyse bedroht, weil durch diese Medikamente, die das Herz bewahren sollen, die Nieren geschädigt werden können. So bedauerlich dies ist, haben die Verantwortlichen hier massive Verbesserungen erreicht. Der Zeitraum, in dem die Dialyse drohte, war vor einigen Jahren noch kürzer.

Transplantierten wird auch empfohlen, rohe Lebensmittel, die sich nicht schälen lassen, zu meiden. Dazu gehört roher Fisch, also zum Beispiel Sushi, oder unverarbeitetes Hackfleisch (Tartar). Hier kommt es sicherlich darauf an, wie lange jemand transplantiert ist. Ich merke mit jeder Erfahrung, was geht, und was ich besser bleiben lassen sollte. Genauso wie bei der Ernährung, gibt es auch einige Sportarten, von denen die Ärzte abraten. Was bei der Ernährung die Grapefruit ist, sind bei Leibesertüchtigung alle Optionen, bei denen Tritte, Schläge oder sonstige Erschütterungen in den Unterbauch wahrscheinlich sind. Aber auch hier gilt wieder: Wenn ein transplantierter Patient passioniert Fußball spielt, so geht er zwar ein gewisses Risiko ein, hat im Gegensatz dazu aber sehr viel mehr Spaß am Leben. Es gibt also sicherlich einige wenige wirkliche Verbote aber sehr viele Graubereiche. Hier muss jeder sehr genau abwägen, welche er davon eingeht. Es versteht sich aber von selbst, dass ein Leben nur dann lebenswürdig ist, wenn ein Mensch bestimmte Risiken eingeht. Ohne das ist das Leben fade und eine Transplantation macht keinen Sinn.

Jeder Patient kann sicherlich die Reihe, „Das kannst Du eigentlich essen, aber vielleicht doch lieber nicht!", lange fortsetzen. In der Essenz geht es aber doch nach der Transplantation darum, ein möglichst normales Leben zu führen. Dabei sind sicherlich einige Regeln wichtig, aber es gehört auch „einfach machen!" dazu. Ansonsten werden die Einschränkungen einfach zu groß. Das kann sehr schnell gehen, da sich Patienten nicht nur mit dem Für und Wider von Lebensmitteln intensiv befassen können. Sie können sich sehr lange damit beschäftigen, ob diese nun gut sind oder nicht. Das gilt auch für viele andere Bereiche. Um nur einige Beispiele zu nennen: Wann ist mein Blutdruck richtig eingestellt? Pflege ich meine Haut richtig, um Hautkrebs zu vermeiden? Welchen Sport und wie viel kann ich machen? Alle diese Fragen und noch einige mehr, geben viel Raum, um sich hiermit ausgiebig zu beschäftigen. Erliegen die Betroffenen dieser Versuchung, leben sie schnell nicht mehr das normale Leben, das eine Transplantation eigentlich ermöglichen soll.

Wie und wie stark wird das Immunsystem geschwächt?

Es wird auch immer wieder darauf hingewiesen, dass durch eine Schwächung des Immunsystems auch die Anfälligkeit für Infekte oder dergleichen höher ist. Auch hier wird es massive Unterschiede geben. Sicherlich ist es so, dass sich Transplantierte nicht zu lange in einer kalten oder kühlen Umgebung aufhalten sollten. Sie werden auch, wenn sich ein solcher Patient wirkliche Influenza und nicht nur eine Erkältung eingefangen hat, diese besser nicht zuhause auskurieren, sondern sich dabei lieber im Krankenhaus beobachten lassen. Dieser Umstand ändert aber nichts daran, dass diese erhöhte Anfälligkeit für Husten, Schnupfen und Co. sicherlich gegeben ist, aber aus meiner Perspektive nicht wirklich viel höher liegt als bei einem Gesunden. Mediziner werden jetzt einwenden, mit solchen Aussagen vorsichtig zu sein, da objektive Daten eine deutliche Erhöhung zeigen. Menschen, bei denen das Immunsystem geschwächt ist, mögen sich schneller einen Infekt einhandeln. Auch dies kann ich nur eingeschränkt bestätigen, aber die Infekte dauern meist nicht lange an. Vor diesem Hintergrund wird auch davon abgeraten, sich in großen Menschenmengen aufzuhalten. Diese Idee kann ich durchaus für Patienten verstehen, die frisch transplantiert sind. Die Frage stellt sich aber, was denn große Menschenmengen sind? Eine Straßenbahn mit wenigen Leuten ist dies sicherlich nicht. Aber wenn ich mich an einer Haltestange festhalte, die auch von einer Person benutzt wurde, die eine Grippe hatte, habe ich schlechte Karten. Das Infektionsrisiko kann ich natürlich verringern, wenn ich mir bald die Hände wasche. Es ist daher immens wichtig, auch solche Ratschläge zu geben, die auch praktisch umsetzbar sind.

Dies sagt auch einer der wenigen Nierentransplantierten, der auch selbst Arzt ist. Er hat deswegen nochmals eine ganz besondere Sicht der Dinge:

> „Es gibt viele Vorschläge und Ratschläge von Ärzten, wie sich Transplantierte verhalten sollen. Natürlich muss jeder hier gerade zu

Beginn noch genauer sein. Dies ändert aber nichts daran, dass diese Hinweise auch praktisch, und damit meine ich für das wirkliche tägliche Leben, gerade wenn ein Patient vielleicht berufstätig ist und eine Familie hat, auch umsetzbar sein müssen. Es ist keine Frage, dass Betroffene das Thema Sonnenschutz ernst nehmen müssen. Aber wenn mir der Rat gegeben wird, dass ich meinen ganzen Körper eincremen soll, so passt so etwas einfach nicht in meine tägliche Routine. Ich brauche dafür viel zu viel Zeit. Dies gilt auch für die Einnahme der Medikamente. Natürlich muss dies gerade bei den Immunsuppressiva sehr genau passieren. Wenn ich zu dieser Zeit aber zum Beispiel in einem vollbesetzten Zug unterwegs bin, so muss ich mir einen sinnvollen Plan zurechtlegen, wie ich dies umsetzen kann. Für mich wäre es eine Verbesserung, wenn gerade in der Nachsorge auch an solche Fragen gedacht würde. Das gilt auch für Nebenwirkungen von Medikamenten. Einige führen dazu, dass die Patienten Durchfall bekommen. Das ist sicherlich einmalig nicht schlimm, tritt dies aber öfters auf, so kann dadurch meine Wasserbilanz negativ verändert werden und andere Immunsuppressiva können in ihrer Konzentration im Blut erhöht sein. Beides, aber speziell das letztere ist nicht gut für die Nieren. Auch für solche und andere vergleichbare Fragen sollte mehr Raum bei der Nachsorge sein. Hier ist das Verbesserungspotenzial sicherlich noch recht groß."

Ich kann diese Ausführungen nur bestätigen. Dies gilt auch für die Untersuchungen nach einer Transplantation: Ein Hautarzt in einem entsprechenden Zentrum hat mir empfohlen, ein Screening der Haut mindestens jeden zweiten Monat durchführen zu lassen. Die Konsequenzen wurden mir, wenn ich dies nicht tue, in den schwärzesten Farben (Achtung Wortspiel) ausgemalt. Ein Nephrologe hat diesen Vorschlag nur kommentiert, dass dann auch ein Patient genauso regelmäßig den Darm anschauen lassen müsste. Bei allen, auch sinnvollen, Ratschlägen müssen diese auch auf die mitunter tägliche Umsetzbarkeit hin überprüft werden. Bei den allermeisten sollte dies kein Problem sein, bei einigen wenigen kann man hier schnell Stolpersteine sehen, die es natürlich zu vermeiden gilt.

Grundsätzlich müssen wir aber sagen, dass Infekte gerade bei Nierentransplantierten eine der großen Ursachen für weitere Erkrankungen, aber auch für das Versterben sind. Um dies besser verstehen zu können, können wir eine zeitliche Unterteilung vornehmen. Die erste reicht dabei bis zum Ende des ersten Monats nach der Transplantation, die zweite knüpft dort an und endet nach einem halben Jahr. Die dritte deckt den darauffolgenden Zeitraum ab. Im ersten Abschnitt stehen Infektionen im Vordergrund, die sich aus der Operation ergeben; dies können Infektionen der Wunden oder aus Kathedern sein. Schwierig sind hier Bakterien, die eine hohe Resistenz aufgebaut haben.

Gerade in dieser ersten Phase ist die Gefahr für eine Infektion besonders groß, da hier die Immunsuppression am stärksten ist. In einer brasilianischen Studie, bei der die Wissenschaftler sich mit Infektionen von Transplantieren während des Krankenhausaufenthaltes beschäftigt haben, finden sich zum Beispiel die folgenden Ergebnisse: Es wird berichtet, dass 15 % der Infekte auf die Operation zurückzuführen sind. Es gab bei 14 % eine Lungenentzündung und bei 9 % Infekte der Blutbahn, also zum Beispiel durch Katheder verursachte Infektionen.[251]

Bakterielle Infektionen haben über die gesamte Zeit des Lebens mit einem Transplantat eine hohe Bedeutung. Je weiter die Patienten sich von der Operation entfernen, desto stärker stehen Infektionen wie Influenza oder Herpesviren im Vordergrund. Aber auch bakterielle wie Streptokokken sind von Bedeutung.[252,253] Herpesinfektionen durchlaufen dabei bis zu 60 % aller transplantierten Patienten, was besonders in den ersten Monaten nach dem Eingriff gefährlich ist. Die Symptomatik ist mit einer Grippe vergleichbar: Die Patienten bekommen Fieber, Gliederschmerzen, Schüttelfrost und vieles mehr.[254] Auch Pilzinfektionen, die aber bei Lungentransplantierten weitaus häufiger vorkommen als bei Nierentransplantierten, sind von Bedeutung.[255]

251 Sola u. a: Health Care-Related Infections in Solid Organ Transplants. In: The Brazilian Journal of Infectious Diseases, 11(6)/2007. S. 567–570.
252 https://de.slideshare.net/doctortvrao/infections-in-organ-transplant-patients-essential-learning [abgerufen am 4.6.2018].
253 http://cjasn.asnjournals.org/content/7/12/2058.full, [abgerufen am 4.6.2018].
254 https://www.roche.com/research_and_development/what_we_are_working_on/infectious_diseases/cmv-in-organ-transplantation.htm [abgerufen am 4.6.2018].
255 http://www.patientcareonline.com/infections-medicine-journal/prevention-opportunistic-infections-solid-organ-transplant-recipient/page/0/2, [abgerufen am 4.6.2018].

Auch wenn mit der Einführung der modernen Immuntherapie die Erfolge der Transplantation sprunghaft zugenommen haben, wird mit den heutigen Medikamenten das Immunsystem breit und ungezielt geschwächt. Perspektivisch möchte man das Immunsystem des Empfängers nicht unterdrücken, sondern an das Fremde gewöhnen; dies wird primär für die Lebendspende gelten.[256,257]

Nehmen alle Patienten ihre Medikamente ein?

Bei der Einnahme der Immunsuppressiva können verschiedene Probleme auftreten. So ist es möglich, dass der Patient die Medikamente, die ihm verschrieben wurden, nicht aus der Apotheke abholt, oder dass er die Medikamente zwar holt, aber diese dennoch nicht einnimmt. Des Weiteren besteht die Möglichkeit, dass die Dosis der Medikamente ohne Absprache mit dem Arzt erhöht oder vermindert wird. Es kann aber auch vorkommen, dass der Patient ein anderes Medikament einnimmt. Ein weiteres häufiges Problem besteht darin, dass die Medikation nicht zum vorgesehenen Zeitpunkt durchgeführt wird. All diese Verhaltensweisen können als Nicht-Adhärenz zusammengefasst werden.

Die Adhärenz nach Nierentransplantation wird mit 48 % bis 72 % angegeben. Diese Werte sind niedriger als nach anderen Organtransplantationen; so sind nach Herztransplantationen durchschnittlich 85 % der Patienten adhärent und nach Lebertransplantationen sogar 93 %. Als Ursache wird vermutet, dass die Auswahl der Patienten für Nierentransplantation möglicherweise nach weniger strengen psychosozialen Kriterien erfolgt. Ein weiterer Grund wird darin gesehen, dass den Patienten bei Versagen des Transplantats mit der Dialyse eine alternative Therapie zur Verfügung steht. Dadurch wird die Erkrankung möglicherweise nicht als akut lebensbedrohlich angesehen und eher als chronische Erkrankung wahrgenommen.[258]

---

256 https://idw-online.de/de/news703087, [abgerufen am 26.10.2018].
257 https://www.tolerogenixx.com/de/technologie, [abgerufen am 26.10.2018].
258 Groß: Adhärenz und Lebensqualität bei Patienten nach Nierentransplantation – eine Querschnittstudie, Diplomarbeit, Wien, 2013.

Wann kann eine Nierentransplantation durchgeführt werden und wann nicht?

Patienten können dann in die jeweilige Warteliste aufgenommen werden, wenn die Organtransplantation mit größerer Wahrscheinlichkeit eine Lebensverlängerung oder eine Verbesserung der Lebensqualität bewirkt, als die sonstige Behandlung. Bei der Entscheidung über die Aufnahme in die Warteliste ist jeweils zu prüfen, ob die individuelle medizinische Situation des Patienten sowie sein körperlicher und seelischer Gesamtzustand den erwünschten Erfolg der Transplantation erwarten lassen. Dieser Erfolg meint das längerfristige Überleben, die längerfristig ausreichende Transplantatfunktion und die verbesserte Lebensqualität des Patienten. Für diese Beurteilung sind die Gesamtumstände zu berücksichtigen. Dazu gehört auch die Compliance[259], also die Bereitschaft eines Patienten zur aktiven Mitwirkung an therapeutischen Maßnahmen.

Liegt eine aktive oder chronische Infektion oder auch eine Psychose vor, wird der Patient nicht auf die Warteliste kommen. Ähnliches gilt, wenn der Darm oder der Magen eine schwere Entzündung aufweist.[260]

Merkwürdig mutet die Frage an, wie eine Niere ausgebaut wird. Jeder weiß, wie eine Niere aussieht und wo sie liegt. Was ist also das Problem? Die Herausforderung beginnt, wenn wir uns vor Augen führen, dass es so etwas wie eine biologische Variabilität gibt. Soll heißen: Die Natur bildet nicht jedes Organ vollständig gleich aus, sondern gestattet sich hier und da die eine oder andere Verschiedenheit. Diese Unterschiede haben erst einmal keine Auswirkungen auf die Funktion des Organs und die sich daraus ergebenden Laborwerte. Was heißt dies aber nun genau? Schauen wir uns eine Niere an, so kennen wir die entsprechende Form. Im mittleren Bereich, der auch derjenige mit der geringsten Breite ist, verlassen drei Gefäße das Organ. Das eine ist die Arterie, die das Organ mit sauerstoffreichem Blut versorgt. Dann sehen wir die Vene, durch die das genutzte Blut wieder abfließt. Als letztes ist der Harnleiter zu nennen. Wie der Name schon sagt, fließt dadurch der Harn von der Niere in die Blase. Genauso verhält es sich auch bei den meisten Nieren. Bei einigen finden wir aber zwei, in noch

---

259   Richtlinien für die Wartelistenführung und die Organvermittlung zur Nierentransplantation der Bundesärztekammer (vom 9.12.2013).
260   § 10 Abs. 2 Nr. 2 TPG.

selteneren Fällen auch drei Arterien. Ganz ähnlich kann es sich bei den anderen Gefäßen verhalten. Außerdem müssen diese Adern auch nicht zwingend im mittleren Teil der Niere anknüpfen. Vielleicht versorgt eine Arterie speziell den einen oder den anderen Pol der Niere. Wie dem auch sei, die Lage kann sehr unübersichtlich werden und stärker an einen zotteligen Bart erinnern als an eine Niere. Ein Arzt, der solche Nieren explantiert, steht vor einer herausfordernden Aufgabe. Diese wird dadurch noch erschwert, da die Operateure diese zusätzlichen Gefäße nicht unbedingt auf den ersten Blick sehen. Vielmehr müssen sie die Niere als Ganzes frei präparieren, um einen vollständigen Überblick zu erhalten. Moderne bildgebende Verfahren helfen hier natürlich.[261]

Ärzte müssen auch berücksichtigen, dass Menschen unterschiedlich schwer sind. Das zusätzliche, durch das Fett verursachte Gewicht, wirkt sich auch auf die Nieren aus. Das Fett lagert sich dabei um die Nieren und vergrößert diese. Dies schädigt zwar dieses Organ erst einmal nicht, aber auch hier muss der Chirurg erst eine Schicht durchtrennen, um die Niere freizulegen.

---

261 Gespräch mit Prof. Dr. Przemyslaw Pisarski.

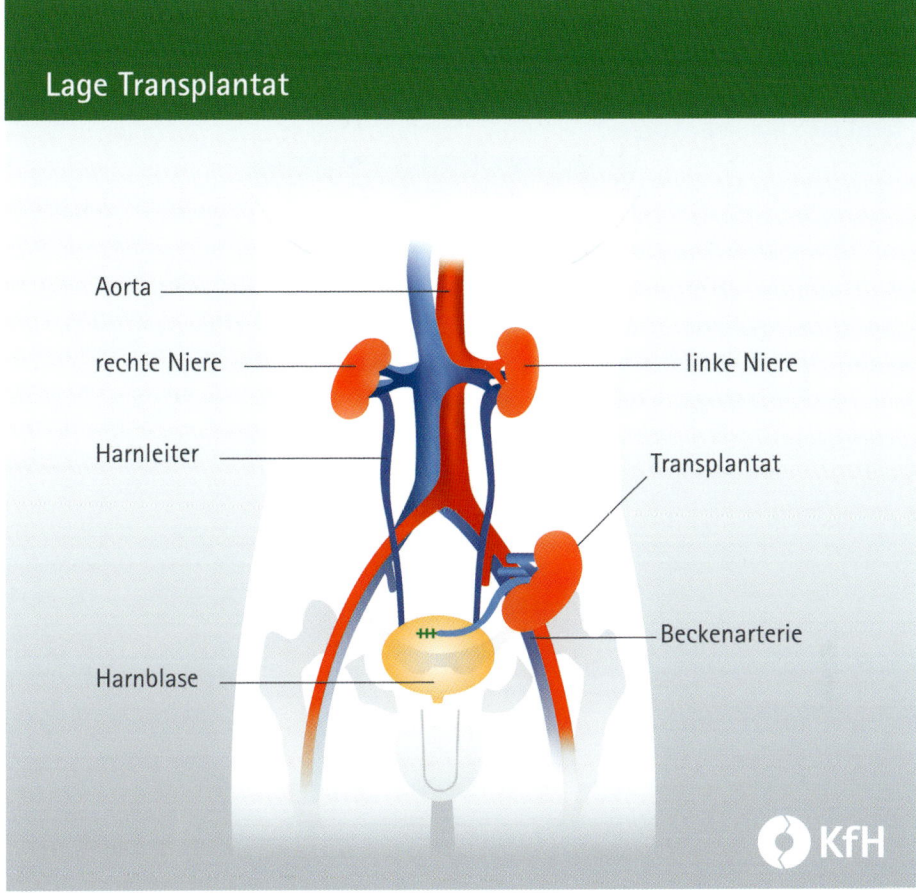

Lage Transplantat

Aorta

rechte Niere   linke Niere

Harnleiter

Transplantat

Beckenarterie

Harnblase

Abb. 12: Transplantierte Niere

Quelle: Kuratorium für Heimdialyse.

Die obige Abbildung zeigt, dass die einzubauende Niere nicht an der Stelle eingebaut wird, an der wir die ehemals gesunden finden. Die sind oder waren bekanntlich rechts und links der Wirbelsäule – und zwar in Höhe der letzten bzw. vorletzten, unteren Rippenbögen. [262] Die neue Niere wird nun dort nicht eingesetzt, sondern in das kleine Becken. Um es ein wenig bodenständiger zu beschreiben, können wir uns ein Dreieck zwischen Hüftknochen, einem Gürtel und den Genitalien vorstellen. Genau dort finden wir unmittelbar unter der Haut die neue Niere. Liegt ein Nierentransplantierter, wölbt sich das Organ leicht nach oben. Die neue Niere wird also zusätzlich

---

262   https://www.internisten-im-netz.de/fachgebiete/niere-harnwege/aufbau-und-funktion/lage-der-nieren.html, [abgerufen am 11.10.2018].

eingebaut und die alten werden nur dann entnommen, wenn es dafür medizinische Gründe gibt. Warum setzen die Chirurgen das Transplantat an dem beschriebenen Platz ein? Hier ist schlicht Raum und der Weg zur Harnblase ein sehr kurzer.

Der Lungentransplantierte Josef Moosmann sagt: „Ich weiß, dass mein Leben jederzeit zu Ende sein kann"

Josef Moosmann

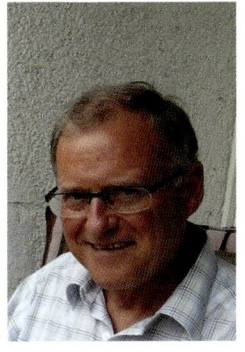

© Maria Bonath

Die Dankbarkeit greife ich in meinem nächsten Gespräch auf, das ich mit Josef Moosmann führe. Er war katholischer Pfarrer, bis er wegen einer Lungenfibrose vorzeitig pensioniert werden musste. Vor einigen Jahren konnte sein Leben nur noch durch eine Lungentransplantation gerettet werden. Zwischenzeitlich geht es ihm (wieder) so gut, dass er auch einige Stunden pro Woche arbeitet, aber hauptsächlich ist er froh und glücklich zu leben. Hier erzählt er seine Geschichte.[263,264,265]

HEIKO BURRACK: Wie beschreiben Sie Ihren gesundheitlichen Zustand vor der Operation?

JOSEF MOOSMANN: Ich habe als Grunderkrankung eine Lungenfibrose. Lange Zeit war ich beschwerdefrei und brauchte nur gelegentlich etwas Sauerstoff. Mein Zustand hat sich dann in den letzten Jahren vor der Operation verschlechtert. Dramatisch wurde die Situation, als ich einen Infekt auskuriert habe. Eines Nachts hat meine Lunge fast vollständig versagt. Ich habe kaum noch Luft bekommen und drohte zu ersticken. Diese schnelle und massive Verschlechterung ist typisch für eine Fibrose; genau deswegen

---

263   https://www.youtube.com/watch?v=E1Za3XBcBUo, [abgerufen am 26.4.2018].
264   https://www.planet-wissen.de/sendungen/organspende-josef-moosmann-100.html, [abgerufen am 26.4.2018].
265   https://swrmediathek.de/player.htm?show=9db0b990-16d5-11e8-8c1f-005056a12b4c, [abgerufen am 26.4.2018].

versterben auch viele Patienten, weil ihnen die Ärzte dann nicht schnell genug mit einer Transplantation helfen können. Mein behandelnder Arzt hat mir eindeutig nach der Einlieferung in die Notaufnahme der Uniklinik gesagt: „Hier kommen Sie nicht mehr lebend heraus, und wenn, dann nur mit einer neuen Lunge!". Meine eigene hat sich dann aber doch wieder erholt. Einen weiteren Infekt hätte ich nicht überlebt. Ich bin dann sehr schnell auf die Transplantationsliste von Eurotransplant gesetzt worden. Es war ein Glücksfall, dass ich noch rechtzeitig ein neues Organ bekommen habe. Erst beim dritten Versuch hat es geklappt, da alle beiden Angebote vorher nicht geeignet waren. Es war sehr frustrierend, da die Mediziner mir die Information, dass es diesmal (wieder) nicht klappt, jeweils mitgeteilt haben, als ich schon im Operationssaal war.

Unmittelbar nach der Operation ging es mir nicht wirklich gut, da ich das normale Atmen wieder lernen musste und auch von den unterschiedlichen Nebenwirkungen der Medikamente geplagt wurde. Nach diesen Anfangsproblemen verbesserte sich mein Zustand relativ schnell. Mein Leben ist seither darauf abgestellt, möglichst keine Infekte zu bekommen, um nicht eine Abstoßung zu provozieren. Ich habe also meinen Mitmenschen bei der Begrüßung und Verabschiedung nicht die Hand gegeben und auch große Menschenmengen habe ich eher gemieden. Außerdem habe ich oft meine Hände gewaschen und diese, wenn dies notwendig war, desinfiziert. Diese Maßnahmen sind gerade im ersten Jahr nach der Transplantation enorm wichtig, da es hier zu den größten Problemen kommen kann. Mittlerweile hat sich die Situation aber ein wenig entspannt, und ich habe auch schon erste Reisen unternommen.

BURRACK: Wie ist es für Sie mit einer Lunge zu leben, die vorher in einem anderen Menschen geatmet hat?

MOOSMANN: Ich bin dem Spender sehr dankbar, und ich hege und pflege die neue Lunge als wäre sie meine eigene. Daher beschäftigt mich der Gedanke, dass sie in einem anderen Menschen geatmet hat, kaum. Ich habe auch nicht den Eindruck, dass sich zum Beispiel mein Atem verändert hat, seit ich transplantiert worden bin. Allerdings höre ich immer wieder, dass meine Stimme jetzt voller und voluminöser klingt. Grundsätzlich kann ich sagen, dass es sich mit dieser Lunge atmet, wie mit meiner eigenen vor zwanzig

Jahren. Mir ist bewusst, dass ich heute ohne die Transplantation nicht mehr leben würde oder wenn, nur noch in einem sehr schlechten Gesundheitszustand. Ich weiß auch, dass nicht jede Operation ein so gutes Ergebnis hat, wie dies bei mir der Fall ist. Ich treffe immer wieder Menschen, denen eine Lunge transplantiert wurde und die Probleme haben. Der eine hat eine Abstoßung, der andere einen Schlaganfall und beim dritten sind die Nieren nach einigen Jahren ausgefallen. Bei aller modernen Medizin ist eben eine Transplantation ein stückweit immer noch ein großes Glücksspiel.

BURRACK: Die Lebensdauer einer Lunge ist von allen Organen am geringsten. Wie hat sich Ihr Leben nach der Transplantation vor diesem Hintergrund geändert?

MOOSMANN: Ihre Leser müssen wissen, dass eine solche Statistik nichts über den Einzelfall aussagt. Gerade als Lungentransplantierter bin ich mir aber der Endlichkeit meines Lebens sehr viel bewusster. Ich weiß, dass mein Leben jederzeit zu Ende sein kann. Deswegen freue ich mich, wenn mir morgens beim Aufstehen die Sonne entgegenlacht, und ich bin dankbar dafür. Ich habe auch ein größeres Maß an Gelassenheit bekommen und rege mich gerade über viele Kleinigkeiten längst nicht mehr so auf.

BURRACK: Vielen Dank für das Gespräch!

Die
Organisation

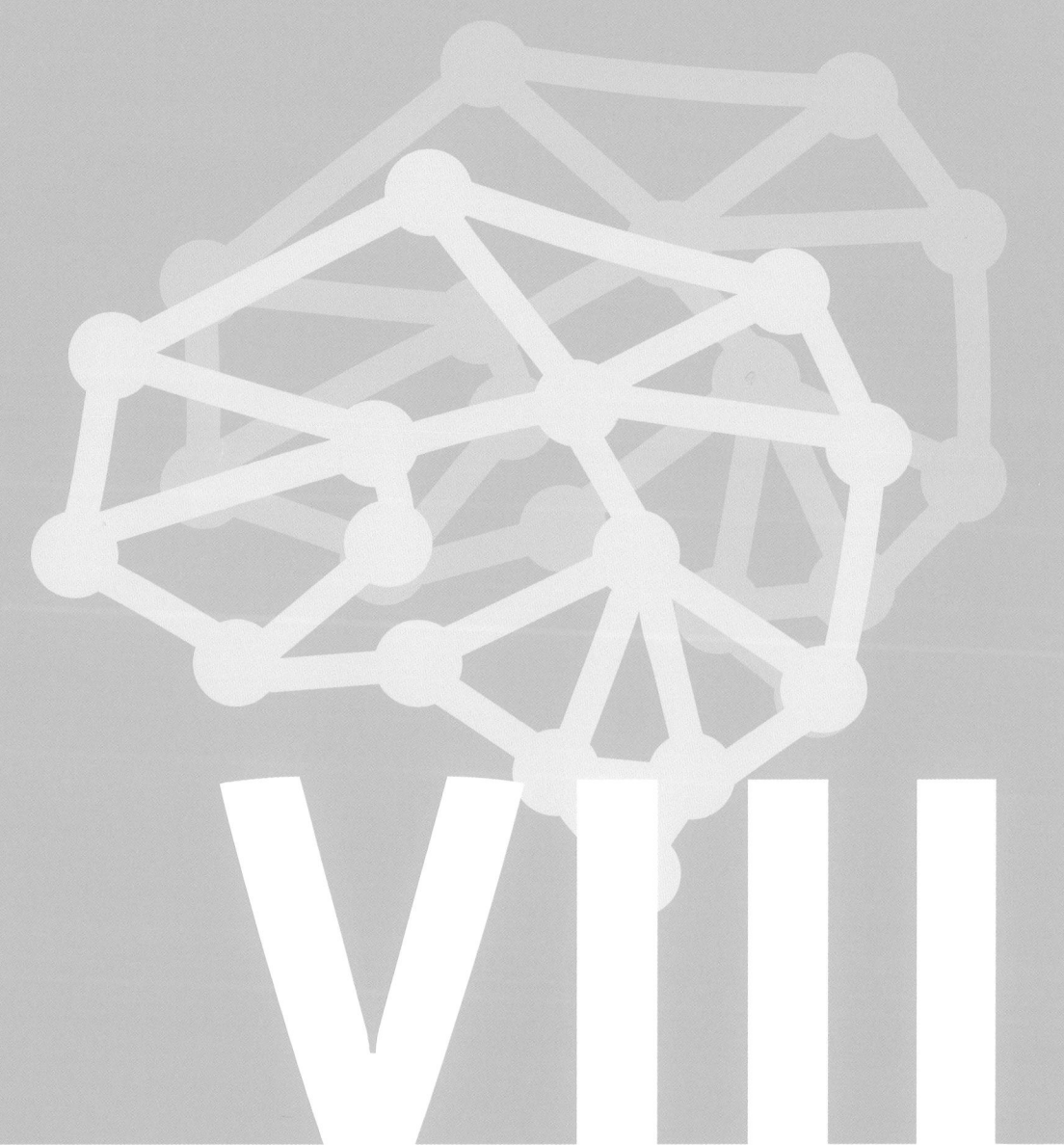

VIII

Was sind wichtige organisatorische Aspekte?

Starten wir mit der Rolle und Aufgabe von Eurotransplant. Zum Eurotransplant-Gebiet gehören die Länder Belgien, Deutschland, Kroatien, Luxemburg, Niederlande, Österreich, Ungarn und Slowenien. In diesem Gebiet leben ungefähr 135 Millionen Menschen. Der Grundgedanke dieser Stiftung besteht darin, dass eine internationale Zusammenarbeit für alle vorteilhaft ist, die sich aus einem gemeinsamen, großen Spender-Meldesystem und einer zentralen Warteliste ergeben.

INFORMATIONEN

Auf dieser Warteliste finden wir gegenwärtig ungefähr 15.000 Patienten. Dadurch kann beinahe jedem Patienten ein geeigneter Empfänger zugeordnet werden; dabei streben die Ärzte natürlich einen „Perfect Match" an, also die bestmögliche Passung zwischen Spender und Empfänger. Pro Jahr vermittelt Eurotransplant ungefähr 7000 Spenderorgane. Die Zusammenarbeit ermöglicht es, auch speziellen Patientengruppen, wie zum Beispiel Kinder und Kranke mit seltenen Blutgruppen oder Gewebetypen effizient helfen zu können.[266] Die Stiftung wurde 1967 gegründet. In diesem Zeitraum wurden mehr als 125.000 schwerkranken Menschen durch die Vermittlung eines Spenderorgans geholfen. Dazu gehören mehr als 14.000 Herzen, 4000 Lungen, 79.000 Nieren, 21.000 Lebern und 4200 Bauchspeicheldrüsen, die transplantiert wurden.[267]

---

266 https://www.eurotransplant.org/cms/index.php?page=pat_germany, [abgerufen am 1.12.2017].
267 https://www.organspende-info.de/organ-und-gewebespende/verlauf/vergabe, [abgerufen am 29.11.2017].

Eurotransplant hat primär die Aufgabe, alle wichtigen Merkmale eines Patienten, der über eine Expertenkonferenz des jeweiligen Transplantationszentrums auf die Organwarteliste kommt, zusammenzustellen. Diese Merkmale werden in eine zentrale Datenbank, also eine einheitliche Warteliste, aufgenommen. Dort findet jeweils ein Abgleich mit den Daten der Spender statt und die Organe werden dann vermittelt. Außerdem dokumentiert Eurotransplant die Vermittlungsentscheidung für jedes Organ und stellt sicher, dass jede Auswahl rückverfolgt und überprüft werden kann. Die Vermittlungsstelle arbeitet mit der nationalen Koordinierungsstelle zusammen; dies geschieht natürlich auch mit den Transplantationszentren. Zu diesem Aufgabenbereich gehört auch, dass regelmäßig Erfahrungen ausgetauscht werden. Schließlich erstattet Eurotransplant Bericht an seine Auftraggeber nach dem Transplantationsgesetz.[268]

Oben wurde bereits die Warteliste angesprochen. Wie ist diese überhaupt aufgebaut? Unter einer Warteliste versteht jeder eigentlich, dass die Teilnehmer ganz unten starten, wenn sie in diese Liste aufgenommen werden, und sich dann nach und nach weiter Richtung Spitze bewegen. Als Analogie für diese Vorstellung kann eine Schlange an der Kasse eines Supermarktes dienen. Hier reiht sich der Kunde am Ende ein, bis er seine Waren bezahlt. Eine Warteliste, egal für welches Organ, ist anders aufgebaut. Wenn ein Patient bei Eurotransplant gelistet ist, wird bei jedem Organ, das als Spende gemeldet wird, eine neue, nur für dieses Organ gültige Liste erstellt. Die wird aus der zentralen Warteliste – also der Datenbank – gespeist. Derjenige Patient bekommt die Niere oder jedes andere Organ, der jeweils die meisten Punkte erzielt hat.

Neben der Warteliste wird auch immer wieder gefragt, wie viel Zeit zwischen Explantation und Implantation vergeht. Genau diese Zeiträume werden für die unterschiedlichen Organe in der folgenden Tabelle 4 angegeben.

---

268 http://www.aokgesundheitspartner.de/bund/krankenhaus/transplantation/ postmortale_spende/index_10640.html, [abgerufen am 1.12.2017].

TAB. 4: ZEITSPANNE DER TRANSPLANTATION VON ORGANEN

Organ	Zeitraum zwischen In- und Explantation
Herz	4 bis 6 Stunden
Lunge	4 bis 6 Stunden
Leber	10 bis 12 Stunden
Bauchspeicheldrüse/Niere	10 bis 12 Stunden
Niere	bis zu 24 Stunden

Quelle: swisstransplant.org

Damit ein Organ nach der Implantation möglichst gut funktioniert und dies auch lange so bleibt, ist die Ischämiezeit von Bedeutung. Die Mediziner unterscheiden zwischen warmer und kalter Ischämie. Grundsätzlich verstehen sie darunter die örtliche Blutleere bei stark verminderter oder vollständig unterbrochener Durchblutung. Die warme Ischämiezeit ist das Zeitintervall zwischen der Unterbrechung der Nierendurchblutung im Spenderkörper und dem Beginn der initialen Kälteperfusion der Niere. Die kalte Ischämie beginnt bei der Kälteperfusion bis zur Verbindung des Organs beim Empfänger. Die Organe unterscheiden sich in ihrer Ischämiezeit, da Herz und Lunge schneller an Funktion verlieren, als dies zum Beispiel bei der Niere der Fall ist. Grundsätzlich sollte bei jedem Organ die Ischämiezeit so kurz wie möglich sein.[269,270]

Die Organe werden dann konserviert und zu den Empfängern transportiert. Zuerst wird das Blut des Spenders vollständig aus dem Organ entfernt. Es wird dann gekühlt und zwar so, dass die entsprechende Flüssigkeit durch das Organ gepumpt wird. Die Temperatur an der Oberfläche wird mit Eiswasser gesenkt. Die Konservierungslösung enthält Elektrolyte, Aminosäu-

---

269 https://www.swisstransplant.org/fileadmin/user_upload/Infos_und_Material/ Swiss_Donation_Pathway/SDP_modul_6_Organ_und_Gewebeentnahme_DE_2014. pdf [abgerufen am 22.5.2018].
270 https://sundoc.bibliothek.uni-halle.de/diss-online/05/05H129/t3.pdf [abgerufen am 22.5.2018].

ren und so weiter. Das Organ wird dann steril in mehrere Plastikbeutel in eine Kühlbox gelegt und mit Crushed-Ice bedeckt.[271]

Aufgrund der kurzen Ischämiezeit zum Beispiel des Herzens könnte man auf die Idee kommen, wenn zum Beispiel nur dieses gespendet werden soll, dass der Spender zum Empfänger transportiert wird. Sobald es mehr als um ein Organ geht, wird das natürlich schwierig. Aber die Ärzte gehen natürlich schon aus Gründen der Pietät nicht so vor. Es ist auch nicht erlaubt, da Leichen nicht in einem Krankenwagen transportiert werden dürfen. Dies ist nur in einem Leichenwagen gestattet.[272,273] Schwierig wird die Situation, wenn die Ärzte – zum Beispiel bei einem Hirntoten – eine Gefäßdarstellung des Herzens durchführen möchten. Gibt es in einem Entnahmekrankenhaus nicht die radiologischen Möglichkeiten die Gefäße des Herzens darzustellen, so kann man den Hirntoten nicht in ein anderes Krankenhaus bringen, wo dies möglich ist. Die Nutzung eines Krankenwagens ist verboten und ein Leichenwagen ist ungeeignet.[274]

Sollten Empfänger und Angehörigen des Spenders direkten Kontakt haben?

In Deutschland ist es nicht möglich, dass der Empfänger eines Organs mit den Angehörigen des Spenders direkt Kontakt aufnimmt. Dies ist hier nur indirekt und anonymisiert über die DSO möglich. Wäre eine andere Regelung sinnvoll? In den USA ist dieser direkte Dialog weniger problematisch. Warum nicht von den USA lernen? Das große Problem besteht sicherlich in einer Black-Box wenn ein Empfänger den Wunsch nach einem solchen Kontakt realisieren möchte. Diese Person weiß nicht wie der Kontakt ablaufen wird. Natürlich ist die Wahrscheinlichkeit hoch, dass sich die Angehörigen des Spenders darüber freuen, gerade wenn eine oder gar mehrere Transplantationen zu einem tollen Erfolg geführt haben. Darüber gibt es aber keine Gewissheit, da der Empfänger eben nicht weiß, wie die Entscheidung zur Organentnahme im Detail abgelaufen ist. Vielleicht bereuen die

271   Siewert, J. R., Rothmund, M., Schumpelick, V. (2011): Gastroenterologische Chirurgie, Springer.

272   http://www.gesetze-bayern.de/Content/Document/BayBestV-13 [abgerufen am 26.5.2018].

273   https://www.mymoria.de/de/todesfall/uberfuhrung-eines-leichnams-transport-des-verstorbenen [abgerufen am 26.5.2018].

274   Telefonat mit Prof. Boeken.

Angehörigen des Spenders im Nachhinein ihre Entscheidung? Vielleicht, gerade wenn zwischen Organspende und Kontakt eine längere Zeitspanne liegt, werden alte Wunden aufgerissen? Vielleicht, gerade wenn diese Zeitspanne nur kurz war, sind die Angehörigen noch voller Trauer?

Wenn es denn zu einer solchen Begegnung kommt, stellt sich die Frage, wie diese ablaufen soll? Es kann keine gleichberechtigte sein. Soll der Empfänger vor Dankbarkeit auf die Knie fallen? Und danach Kaffee und Kuchen trinken bzw. essen? Natürlich kann eine solche Begegnung für alle ein tolles Erlebnis sein. Aber die Risiken und möglichen Nebenwirkungen sind einfach zu groß. Es hört sich nach keiner guten Idee an, einen direkten Kontakt zu ermöglichen. Wehe wenn sich in dieser Blackbox ein böser Drache befindet und nicht die erwartete gute Fee.

TAB. 5: TODESURSACHEN VON ORGANSPENDERN

Ursache des Todes	A	B	D	H	HR	L	NL	SLO	Total
Unfall	40	51	119	25	22	1	52	14	324
Natürlich	131	160	644	138	86	2	142	15	1318
Selbstmord	14	24		4	4		14	1	61
Andere	5	11		3	1		12	1	33
Total	190	246	763	170	113	3	220	31	1736

A = Österreich, B = Belgien, D = Deutschland, H = Kroatien, HR = Ungarn, L = Luxembourg, NL = Niederlande, Slo = Slowenien.
Quelle: Eurotransplant.

Schauen wir uns den Grund des Todes bei Organspendern (Tabelle 5) an, so ergibt sich daraus ein weiteres wichtiges Argument dafür, dass kein Kontakt zwischen Spendern und Empfängern zustande kommt: Es gibt immer wieder Menschen, die aufgrund eines Suizides zu Organspendern werden. Will ein Transplantierter wirklich den Kontakt zu Angehörigen aufnehmen, wenn der Organspender auf diese Art und Weise zu Tode gekommen sind?

Die große Mehrheit der Empfänger, nämlich 82 %, wünschen sich einen Kontakt zu den Angehörigen des Spenders. Bei den Wartepatienten sind es immerhin auch 60 %. Es geht beiden primär darum, ihre Dankbarkeit zum Ausdruck zu bringen. Schauen wir uns die Angehörigen der Spender an, so wollen dort 67 % die Empfänger kennen lernen. Sie könnten dann hautnah erleben, welchen Nutzen die Spende bei aller Trauer erbracht hat.[275] Gerade in den USA sehen wir viele tränenreiche Bilder, auf denen die Angehörigen eines Spenders einen oder mehrere Empfänger kennenlernen.[276,277]

---

275 Ono u. a: Communication between organ donor families and recipients: a definitely controversial subject, Transplant Pro. 2008.
276 https://www.youtube.com/watch?v=0x4100Sa2L0, [abgerufen am 12.4.2018].
277 https://www.youtube.com/watch?v=48y8AjvcO2g, [abgerufen am 12.4.2018].

Ist Deutschland in der Transplantationsmedizin führend?

Für Deutschland müssen wir feststellen, dass Einjahresfunktionsraten von Transplantaten für viele Organe unter dem Durchschnitt in Europa liegen. Die entsprechenden Daten stammen von der Collaborative Transplant Study (CTS) in Heidelberg. Schauen wir uns den Zeitraum von einem Jahr nach der Transplantation an, so kommen wir bei den Lebern auf eine Funktionsrate von 67 % hierzulande, in den europäischen Ländern, ohne dass wir das Eurotransplantgebiet miteinbezogen haben, sind es aber 83 %. Bei den Herzen ist Deutschland für den gleichen Zeitraum zehn Prozentpunkte schlechter. Bei den Lungen findet die CTS-Studie eine Differenz von etwa sechs Prozentpunkten – zu Ungunsten Deutschlands.

Worin liegen nun aber die Ursachen für die schlechteren Funktionsraten hierzulande? Wir müssen uns auf der einen Seite die Empfänger und auf der anderen die Spender anschauen. Bei der Leber zum Beispiel geschieht das Matching nach Dringlichkeit. Dazu wird der MELD-Score genutzt; die Abkürzung steht für Model of Endstage Liver Disease. Je höher hier der Wert ist, desto sicherer ist es, dass ein Patient eine Leber bekommt. Desto größer ist aber auch gleichzeitig die Möglichkeit, dass der Mensch verstirbt. Wenn ein Patient aber eine hohe Wahrscheinlichkeit hat, die nächsten Monate nicht zu überleben, ergibt sich aber daraus auch, dass nicht nur die Leber in einem schlechten Zustand ist, sondern der Patient allgemein. Es ist klar, dass bei solchen Patienten das Ergebnis schlechter ist, als wenn ihr Allgemeinzustand ein besserer wäre. In anderen Ländern finden wir oft eine Variation des MELD, bei der die Erfolgswahrscheinlichkeit eine gewisse Rolle spielt.[278] Das große Problem ist aber, dass in Deutschland aufgrund des Organmangels die Patienten zu lange warten müssen. Dann sind sie zu krank und ein Organ hilft ihnen nicht mehr maximal. Diese Argumentation gilt für alle Organe.

---

278 https://www.aerzteblatt.de/treffer?mode=s&wo=17&typ=1&nid=57457&s=organspende [abgerufen am 11.10.2017].

Schauen wir uns die Spender an, so sehen wir gerade in Deutschland, dass diese in den letzten Jahren immer älter geworden sind. Pauschalisierungen sind immer schwierig, aber grundsätzlich gilt, dass mit zunehmendem Altem auch die Qualität der Organe abnimmt. Last but not least ist auch die Ursache des Hirntodes wichtig. Es leuchtet ein, dass die Schädigung der Organe größer ist, wenn die Spende von einem Patienten kommt, der lange Zeit auf der Intensivstation verbracht hat, weil er zum Beispiel einen Hirnschlag erlitten hat. Anders ist dies bei einem Menschen, der schnell nach einem Trauma verstorben ist.

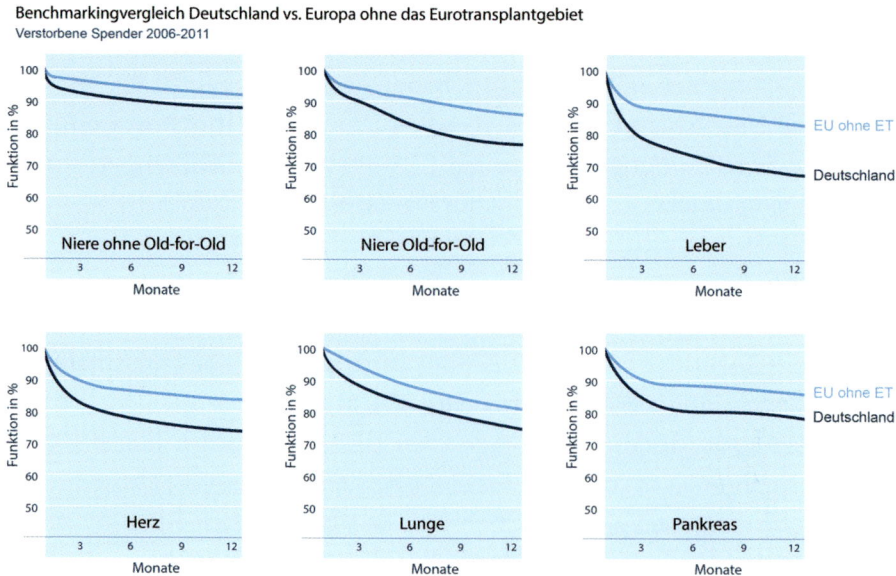

Abb. 13: Vergleich Deutschland und Europa ohne ET Überlebensquote

Quelle: CTS, Grafik: BrawandRieken

Die obige Abbildung zeigt den Zusammenhang nochmals über unterschiedliche Organe auf. Mal sind die Unterschiede kleiner, mal sind sie größer, aber immer sind die europäischen Länder außerhalb des Eurotransplantgebietes besser als Deutschland.

Exkurs: HLA-System

Ein großes Kriterium bei Nierentransplantationen sind die sogenannten Gewebemerkmale, die Ärzte auch als HLA-Merkmale bezeichnen. Diese Abkürzung steht für den englischen Begriff „Human Leucocyte Antigen". Dabei handelt es sich um ein Merkmal, oder genauer um ein Protein bzw. Antigen, welches sich auf den menschlichen weißen Blutkörperchen befindet. Das HLA-Matching, die Übereinstimmung in HLA-Merkmalen, wird als eines der wichtigsten Kriterien für den Erfolg der Nierentransplantation gesehen.

Was ist aber nun das HLA-System? Neben dem schon genannten Begriff „Humane Leukozyten-Antigen" werden die so genannten Proteine auch als Antigene der Gewebeverträglichkeit, fachlich ausgedrückt als Histokompatibilitätsantigene oder Transplantationsantigene, bezeichnet. Tatsächlich haben Forscher erst durch Transplantationen und Bluttransfusionen herausgefunden, dass Gewebe und Organe von verschiedenen Menschen unterschiedlich sind und haben daraufhin die HLA-Proteine und -Gene des Menschen identifiziert. Diese Proteine gibt es bei allen Wirbeltieren, und sie heißen dort Major Histocompatibility Complex (kurz MHC). Der Begriff Antigen bezeichnet hierbei auf molekularer Ebene, dass sich Antikörper anheften können. In der Funktion bezeichnet es aber, dass das Antigen eine Immunantwort auslösen könnte.

Für das HLA-System ist ein Polymorphismus charakteristisch; darunter verstehen die Fachleute die molekulare Vielgestaltigkeit bestimmter Erbanlagen aller Individuen der Bevölkerung. Praktisch heißt das, dass jeder Mensch seine eigene Kombination an bestimmten HLA-Proteinen hat, genauso wie jeder Mensch durch eine bestimmte Augenfarbe, eine Haarfarbe oder ähnliches gekennzeichnet ist. In der Summe der Kombination aller Eigenschaften, die für jeden Menschen charakteristisch sind, ist jeder einzigartig. Das heißt aber auch, dass für manche seltenen HLA-Varianten auch kein übereinstimmender Partner gefunden werden kann.[279] Der Vorteil dieses HLA-Systems liegt darin, dass die Menschheit sich insgesamt gegen eine Vielzahl von Krankheitserregern wehren kann. Im Rahmen einer Transplantation erkennt das Immunsystem eines Menschen ein transplantiertes Gewebe unter anderem an seinen HLA-Merkmalen als fremd. Dann werden Mechanismen gestartet, die letztendlich zu einer Abstoßung führen können. Damit ist das HLA-System ein wichtiger Faktor, der eine Transplantation zum Erfolg führt.

INFORMATIONEN

Diese Vielgestaltigkeit, der Polymorphismus im HLA-System, wird in den Genen festgelegt. Mit einer Größe von vier Millionen Basenpaaren befinden sich mehr als 200 einzelne HLA-Gene auf dem Chromosom Nr. 6 des Menschen.[280,281] Die Bandbreite der genetischen Ausstattung wird also weiter dadurch erhöht, dass nicht nur ein Gen in vielen Ausprägungen eine Rolle spielt, sondern viele Gene, die alle für sich viele Ausprägungen haben. In 2017 waren bereits etwa 15.000 verschiedenen Ausprägungen von HLA I Genen benannt, und immerhin ungefähr 4.500 Ausprägungen von HLA II Genen.[282]

279   Davis: The compatibility gene, How our bodies fight disease, attract others, and define ourselves, Oxford University Press, Oxford, 2014.

280   https://de.wikipedia.org/wiki/Human_Leukocyte_Antigen [abgerufen am 1.12.2017].

281   https://ghr.nlm.nih.gov/primer/genefamily/hla [abgerufen am 5.5.2018].

282   http://hla.alleles.org/nomenclature/index.html [abgerufen am 5.5.2018].

Wie teuer sind Transplantationen?

Immer wieder tauchen in den Medien Berichte bzw. Kommentare auf, die sich kritisch mit der Transplantation hinsichtlich der Kosten auseinandersetzen. Es wird behauptet, dass „Transplantationen zu den teuersten Operationen überhaupt" gehören.[283] An anderer Stelle schreiben Kritiker in Kommentaren, dass es sich nicht lohnt „bei ca. 60.000.000 Einwohnern in Deutschland so viel Geld auszugeben, nur um „4000 Menschen am Leben zu erhalten."[284] Obwohl der User sich bei der Einwohnerzahl von Deutschland gehörig irrt, muss eine solche Diskussion über die Kosten natürlich geführt werden – genauso schnell wird sie aber makaber, gerade wenn wir in einem Land leben, das so reich ist. Sind die Kosten aber wirklich so hoch? Zum einen müssen wir uns anschauen, wie viele Organe überhaupt pro Jahr transplantiert werden. Bei der Lunge ist dies bei ungefähr 300 Patienten der Fall[285], ähnlich verhält es sich bei den Herzen[286], bei den Lebern waren es in Deutschland 888 Transplantationen, die nach einer postmortalen Spende durchgeführt wurden und 50 Transplantationen nach einer Lebendspende.[287] Den Großteil der Transplantationen sehen wir bei den Nieren. Es sind jährlich in Deutschland ungefähr 2.100 Nieren. Davon wählen 600 Patienten die Lebendorganspende.[288] Bevor wir zu den Kosten kommen, lässt sich also festhalten, dass Leber-, Lungen- und Herztransplantationen keine wirklich häufigen Ereignisse in Deutschland sind. Etwas stärker fallen die Nierenübertragungen ins Gewicht. Nicht aufgeführt wurden in dieser Aufstellung die Transplantation des Dünndarms und des Pankreas. Das erstgenannte Organ wird fünf Mal pro Jahr transplantiert. Beim Pankreas

283 http://www.rp-online.de/leben/gesundheit/medizin/so-teuer-ist-eine-transplantation-aid-1.2942852 [abgerufen am 24.2.2018].

284 https://www.focus.de/gesundheit/arzt-klinik/organspende/tid-6841/organspende_aid_66482.html [abgerufen am 24.2.2018].

285 https://www.organspende-info.de/organ-und-gewebespende/organe/lungentransplantation [abgerufen am 25.2.2018].

286 https://www.organspende-info.de/organ-und-gewebespende/organe/herztransplantation [abgerufen am 25.2.2018].

287 https://www.dso.de/organspende-und-transplantation/transplantation/lebertransplantation.html [abgerufen am 25.2.2018].

288 https://www.organspende-info.de/organ-und-gewebespende/organe/nierentransplantation [abgerufen am 25.2.2018].

ist dies in 100 Fällen passiert. Schauen wir uns auf der anderen Seite an, wie viele Menschen jährlich an Krebs in Deutschland neu erkranken, so kommen wir auf ganz andere Zahlen. Dies sind immerhin 480.000. Dabei gehen die Fachleute davon aus, dass bis zum Jahre 2030 mit einem Anstieg der Krebserkrankungen um 30 Prozent zu rechnen ist.[289]

Die Kosten einer Therapie setzen sich bekanntlich aus zwei Komponenten zusammen. Zum einen ist es die Operation und zum anderen die weiterführende Medikation. Bei den Medikamenten steigen die Kosten besonders stark, wenn diese noch einen Patentschutz genießen. Ist dies nicht mehr der Fall, kommen sogenannte Generika auf den Markt. Ein Generikum ist auch als Nachahmerpräparat bekannt. Es enthält den gleichen Wirkstoff der bereits auf dem Markt befindlichen Marke; es kann sich nur bezüglich der Hilfsstoffe und der Herstellungstechnologie unterscheiden. Da das anbietende Unternehmen nicht in die Forschung investieren muss, sind die Generika meist billiger als die Originalpräparate. Über alle Produkte betrachtet, ist der Preis ein Drittel günstiger.[290] Bei den Krebsmedikamenten besteht aber gerade bei den neuen Produkten noch ein solcher Patentschutz, sodass hier die Preise sehr hoch sind. In der Transplantationsmedizin ist genau das Gegenteil der Fall. Die Barmer Arzneimittelstudie aus dem Jahr 2017 sagt:

„Hochpreisige Arzneimittel sind die Kostentreiber: Nivolumab, das Arzneimittel mit der stärksten Ausgabensteigerung bei BARMER-Versicherten im Jahresvergleich, ist allein für mehr als 25 Millionen Euro Mehrausgaben im Jahr 2016 verantwortlich. Nivolumab (Opdivo®) ist ein Checkpoint-Inhibitor, der als monoklonaler Antikörper gegen den ‚Programmed-Death-1-Rezeptor' (PD1) die Immuntoleranz gegen bestimmte Tumorzellen aufheben kann."

Weiter können wir lesen: „Fünf der zehn Arzneimittel mit der größten Umsatzsteigerung von 2015 zu 2016 sind Arzneimittel zur Behand-

---

289   https://www.krebsdaten.de/Krebs/DE/Content/Publikationen/Krebs_in_Deutschland/kid_2017/krebs_in_deutschland_2017.pdf?_blob=publicationFile [abgerufen am 25.2.2018].
290   https://de.wikipedia.org/wiki/Generikum [abgerufen am 25.2.2018].

lung von Tumorerkrankungen. Mit Pembrolizumab (Keytruda®) ist ein weiterer PD1-Rezeptorantikörper, zugelassen zur Monotherapie des fortgeschrittenen malignen Melanoms, für neun Millionen Euro Mehrausgaben verantwortlich. Die Behandlungskosten pro Patienten liegen bei über 100.000 Euro pro Jahr. Die fünf Onkologika mit der stärksten Kostensteigerung bei BARMER-Versicherten von 2015 zu 2016 sind für 61 Millionen Euro Mehrausgaben verantwortlich. Allein die Kostensteigerung in der Tumortherapie von 2015 zu 2016 übersteigt die gesamten Ausgaben für die Behandlung der Hepatitis C im Jahr 2015. Dies zeigt die ökonomische Relevanz neuer onkologischer Arzneimittel für die Ausgabenentwicklung und die Bedeutung des Themenschwerpunktes dieses Arzneimittelreports."[291]

Dies können wir nun mit der Immunsuppression bei Transplantationen vergleichen. Gehen wir von einer zweifachen Therapie aus: Beim Herzen werden stattdessen drei Medikamente eingesetzt, die das Immunsystem schwächen, ähnliches gilt auch für die Lunge und die Leber. In wenigen Fällen nehmen die Patienten nur ein derartiges Medikament ein. Eines der meist genutzten Produkte ist der Wirkstoff Tacrolimus, der seit einigen Jahren von unterschiedlichen Herstellern als Nachahmerprodukt angeboten wird. Erhält ein Patient eine Packung mit 100 Tabletten in Form von Hartkapseln, so kosten diese zusammen 393,16 Euro. Dies ergibt bekanntlich einen Tablettenpreis von rund 4 Euro.[292] Wie viele die Betroffenen davon nehmen sollten, ist von Patient zu Patient unterschiedlich und muss jeweils eingestellt werden. Gehen wir von vier Tabletten aus, von denen jeweils zwei im zwölfstündigen Rhythmus genommen werden, so kommen wir auf 16 Euro pro Tag. Das zweite Immunsuppressiva, wir können an das Kortison Prednison denken, liegt bei Kosten von ungefähr 15 Cent pro Tag, wenn wir von 5 mg pro Tag ausgehen.[293] Die weiteren Medikamente liegen ebenfalls im zuletzt genannten Preisbereich. Es ist keine Frage, dass sich diese Kosten über die Monate und Jahre läppern, da es sich um eine

291 https://www.barmer.de/blob/121882/fb95b983d313c453d9ebaa01c2ac783d/ data/dl-barmer-arzneimittelreport-2017.pdf [abgerufen am 15.3.2018].

292 https://www.medizinfuchs.de/preisvergleich/tacrolimus-hexal-1mg-hartkap- seln-100-st-hexal-ag-pzn-331398.html?mft_package [abgerufen am 15.3.2018].

293 https://www.medipreis.de/preisvergleich/prednisolon-acis-5-mg-tabletten-100- st-acis-arzneimittel-gmbh-01300425 [abgerufen am 15.3.2018].

Dauertherapie handelt. Es muss aber wohl auch nicht diskutiert werden, dass diese Kosten zum Beispiel mit denen einer Krebstherapie nicht im Mindesten mithalten können.

Es darf natürlich nicht verschwiegen werden, dass die Operationen jeweils durchaus teuer sind. Die folgende Aufstellung aus dem Jahre 2012 gibt einen entsprechenden Überblick.

DRG-Bezeichnung	Preis (Euro)
Lebertransplantation mit Beatmung > 179 Stunden	102.980
Lebertransplantation ohne Beatmung > 59 Stunden, ohne Transplantatabstoßung, ohne kombinierte Nierentransplantation	34.771
Nierentransplantation ohne postoperatives Versagen des Nierentransplantates, Alter > 15 Jahre oder ohne ABo-inkompatible Transplantation	18.709

Quelle: Barmer

Die Organspende und ihre Vermittlung sind Leistungen, die sich aus dem Transplantationsgesetz ergeben. Die Transplantation als solche ist eine Leistung des Sozialgesetzbuches V; sie wird gemäß dem Krankenhausfinanzierungsgesetz mit DRG-Fallpauschalen vergütet.

Vergleichen wir die Vergütung, die Krankenhäuser erhalten, wenn bei ihnen Organe entnommen werden, so fließt natürlich Geld, aber diese Vergütung ist in vielen Fällen noch nicht einmal annähernd kostendeckend. Dies ist immer dann der Fall, wenn die Untersuchungen aufwändiger sind oder wenn die Maßnahmen in die Höhe gefahren werden, um den Patienten bzw. den Hirntoten zu stabilisieren. Warum sollte der kaufmännische Geschäftsführer eines Krankenhauses der Explantation positiv eingestellt sein, wenn dies noch nicht einmal die Kosten deckt? Dann ist es doch nur rational, lieber mehr Kniegelenke einzusetzen, als Organe zu entnehmen.

Irmtraut Gürkan, die als kaufmännische Direktorin an der Heidelberger Uniklinik tätig ist, äußert sich dazu in einer Sendung von Report Mainz:

„Die Organentnahme ist ein Minusgeschäft, wenn man sich vor Augen hält, dass wir insgesamt eine Vergütung bei der Entnahme mehrerer Organe erhalten von 5.000 Euro. Dieser Betrag reicht nicht aus. Er deckt die unmittelbaren Operationssaalkosten, das Personal, der Materialeinsatz im OP ab. Er deckt aber nicht die intensive Betreuung des Organspenders auf den Intensivstationen ab."[294]

Die folgende Aufstellung zeigt die Pauschalen für Organspendekrankenhäuser für das Jahr 2016[295]:

Pauschalen	Betrag
Ablehnung durch Angehörige bzw. durch die Staatsanwaltschaft	505 Euro
Abbruch des Organspendeprozesses während der Aufrechterhaltung der Homöostase auf der Intensivstation nach erfolgter Zustimmung	1.283 Euro
Abbruch eines Organspendeprozesses im Operationssaal	3.752 Euro
Organentnahme (Einorganentnahme)	3.752 Euro
Organentnahme (Mehrorganentnahme)	4.693 Euro

Für das Jahr 2018 haben sich diese Kosten verändert. Jetzt werden pauschal für jedes transplantierte Organ 1729,00 Euro gezahlt.[296] Hinzukommt eine Registrierungspauschale für Eurotransplant. Diese beträgt für das Jahr 2018 1.166,00 Euro. Das ergibt 131,00 Euro mehr als im Vorjahr.[297]

---

294 https://www.swr.de/report/warum-kliniken-patienten-im-stich-lassen-warten-auf-organspenden/text-des-beitrags-warten-auf-organspenden/-/id=233454/did=22231824/mpdid=22259702/nid=233454/tn8lgb/index.html [abgerufen am 20.08.2018].

295 https://www.gkv-spitzenverband.de/krankenversicherung/krankenhaeuser/transplantation/entnahme_pauschalen/entnahme_pauschalen.jsp [abgerufen am 26.11.2017].

296 https://www.gkv-spitzenverband.de/krankenversicherung/krankenhaeuser/transplantation/koordinierung_dso/koordinierung_dso.jsp [abgerufen am 24.02.2018].

297 https://www.gkv-spitzenverband.de/krankenversicherung/krankenhaeuser/transplantation/vermittlung_et/vermittlung_et.jsp [abgerufen am 24.2.2018].

Pauschalen	Betrag
Ablehnung durch Angehörige bzw. durch die Staatsanwaltschaft	522 Euro
Abbruch des Organspendeprozesses während der Aufrechterhaltung der Homöostase auf der Intensivstation nach erfolgter Zustimmung	1.354 Euro
Abbruch eines Organspendeprozesses im Operationssaal	3.905 Euro
Organentnahme (Einorganentnahme)	3.905 Euro
Organentnahme (Mehrorganentnahme)	5.003 Euro[298]

Immer wieder wird auch diskutiert, ob die Anzahl der Transplantationszentren nicht zu hoch sei. So forderte Dr. Christoph Straub, er ist Vorstandsvorsitzender der Barmer GEK, eine Halbierung der Zentren von 44 auf 20. Die Grundlage dazu kann die Anzahl der durchgeführten Operationen sein, aber auch die Ein-Jahres-Überlebensrate.[299,300] Ganz so einfach ist die Sache aber dann wohl doch nicht. Auch kleinere Zentren mit weniger Transplantationen liefern keine schlechteren Ergebnisse. Außerdem haben diese Krankhäuser nicht nur die Aufgaben, die Operationen durchzuführen. Sie kümmern sich vielmehr auch um die Nachbetreuung der Patients. Müssen diese aber zu lange Anfahrtszeiten in Kauf nehmen, sinkt ihre Bereitwilligkeit, sich entsprechend behandeln zu lassen. Außerdem müssen auch die Ärzte ausgebildet werden, und auch dies passiert in den Transplantationszentren.[301]

---

298   DSO Chart, Aufwandserstattung für Entnahmekrankenhäuser im Organspendefall für das Jahr 2018.

299   https://www.hcm-magazin.de/straub-zu-viele-transplantationszentren/150/10957/205868 [abgerufen am 19.3.2018].

300   https://www.tagesspiegel.de/politik/zu-wenig-organe-zu-viele-kliniken-debatte-ueber-zentren-fuer-transplantationen/7081264.html [abgerufen am 19.3.2018].

301   Gemeinsame Stellungnahme der Deutschen Transplantationsgesellschaft (DTG), der Deutschen Gesellschaft für Nephrologie (DGfN) und der Deutschen Gesellschaft für Innere Medizin (DGIM) zu den Mindestmengenregelungen des Gemeinsamen Bundesausschusses für die Nieren- und Lebertransplantation vom 8.12.2017.

Was ist der Unterschied zwischen dem Sterben und dem Tod?

Nachdem ich nun beschrieben habe, wie der Tod immer weiter aufgeschoben wurde, komme ich nun zum Sterbeprozess. Wann beginnt dieser genau? Wir alle, und damit meine ich alle Lebewesen, sind vielen Umwelteinflüssen ständig und immer ausgesetzt. Erreger aller Art nagen an uns. Den Lebenden gelingt es aber, diese abzuwehren. Der Tod ist für mich dort eingetreten, wo genau dieser Punkt überschritten ist. Hier ist dieser Zustand der Abwehr und des Zurückdrängens nicht mehr gegeben und kann auch nicht mehr erreicht werden. Es ist, als ob jemand auf einer Brücke steht, und der Teil, auf dem er gekommen ist, ist abgebrochen. Der Weg zurück, also zum Leben, ist nicht nur versperrt, es gibt ihn nicht mehr. Die Abwehr besteht nicht mehr, das (wirkliche und reale) Sterben hat begonnen. Es ist hier egal, was der Grund dafür war. Ein Verkehrsunfall? Krebs? Erschossen oder ertrunken? Egal. Das Gesagte gilt für alle Möglichkeiten.

Wenn wir das Sterben als Prozess begreifen, so ist der Tod sicherlich auch ein solcher. Wir müssen aber beachten, dass dieser sich über einen viel kürzeren Zeitraum erstreckt. In den allermeisten Fällen ist wegen der Prozesshaftigkeit auch kein eindeutiger Todeszeitpunkt feststellbar. Dies gilt nur bei Fällen von massiver Gewalteinwirkung, bei denen der Mensch plötzlich nicht mehr existent ist. Haben wir es mit alltäglichen Situationen zu tun, kann zum Beispiel die Herzfunktion ausfallen, was kein sicheres Todeszeichen ist. Springt der Kreislauf aber nicht wieder an, so wird nach einigen Minuten das Gehirn so stark geschädigt, dass dieser Zustand irreversibel ist. Damit geht der gesamte Organismus zu Grunde, und nach ungefähr 20 Minuten sind die ersten sicheren Todeszeichen zu sehen. Auch wenn dann noch bestimmte Zellen vital sind, ist der Menschen als solcher trotzdem tot. Die Prozesshaftigkeit ist also sowohl beim Sterben als auch beim Tod gegeben, beim letztgenannten ist dieser aber deutlich kürzer.[302]

---

302 Schaupp: Die Problematik des Todeszeitpunktes, in: Organspende – Herausforderung für den Lebensschutz, Hilpert, K, Sautermeister, J. (Herausgeber), Herder, 2014.

Immer wieder wird bezweifelt, dass der Hirntod der wirkliche Tod des Menschen ist. Vielmehr wird als das bessere Kriterium der Stillstand oder das Aussetzen des Atems oder des Herzens genannt. Ich kann gut verstehen, dass hier eine große Unsicherheit herrscht. Schließlich muss jeder über den Tod Gewissheit haben. Immer wieder hören wir auch von Menschen, die doch wieder ins Leben zurückgekommen sind. Was sind also nur die richtigen Todeszeichen. Darüber habe ich mit Professor Kathrin Yen gesprochen, die ärztliche Direktorin des Institutes für Rechts- und Verkehrsmedizin in Heideberg ist. Sie sagt:

> „Aus rechtsmedizinischer Sicht sind die einzigen sicheren Todeszeichen folgende drei: Totenflecken, Leichenstarre und Fäulnis. Hinzu kommen natürlich die klinische Hirntoddiagnostik und Verletzungen, die mit dem Leben nicht vereinbar sind. Auch ein Abbruch nach erfolgloser Reanimation nach den entsprechenden klinischen Kriterien gilt als sicher."[303]

Unter Verletzungen, mit denen niemand leben kann, sind zum Beispiel äußerlich sichtbare gemeint, wie zum Beispiel eine Enthauptung oder eine komplette quere Durchtrennung oder Fragmentation des Körpers. Hier sind keine Reanimationsbemühungen erforderlich. Was aber nun im Detail unter solchen Zeichen zu verstehen ist, ist nicht immer eindeutig.[304]

Wie sieht es dann aber mit dem Herzstillstand aus? Sie sagt dazu:

> „Ein irreversibler Herzstillstand oder Ausfall der Hirnfunktionen sind gleich ‚sicher' (im Sinne von unumkehrbar). Deren sichere Diagnostik erfordert jedoch die oben genannten Feststellungen. Das soll heißen, es müssen Totenflecken oder ähnliches ausgebildet sein. Der Herzstillstand selbst ist nicht als sicheres Todeszeichen zu werten, das heißt, dass auch bei fehlendem oder nicht feststellbarem Herzschlag der ‚unwiderrufliche' Tod nicht festgestellt werden darf, wenn nicht

---

303   Aus einer Mail von Prof. Dr. Kathrin Yen vom 17.7.2017.
304   Buschmann u. a: „Mit dem Leben nicht vereinbare Verletzung". – ein sicheres Todeszeichen?, Rettungsdienst, SK Verlag, 6, 2013.

auch sichere Todeszeichen bzw. die oben genannten Konstellationen vorliegen. Dies liegt darin begründet, dass es hier potenziell immer noch die Möglichkeit einer Reanimation – und damit einer Umkehrbarkeit – geben kann. Der Zeitraum einer solchen Umkehrbarkeit kann auch längere Zeit anhalten, bis zu einer halben Stunde. Dies ist immer dann gegeben, wenn Menschen zum Beispiel in einer kühlen Umgebung verunglückt sind."

Vielfach wird ein fehlender Puls- oder Herzschlag als Zeichen für den Tod genutzt. Oberarzt PD Dr. med. Fred Zack äußert sich dazu folgendermaßen:

„Auch dies ist nicht richtig. Der Kreislauf kann soweit heruntergefahren sein, dass der Mensch zwar noch einen Herzschlag hat, aber der Puls tatsächlich nicht mehr gefühlt werden kann. Auch ein fehlender Herzschlag ist kein sicheres Todeszeichen, da dieser Mensch wieder reanimiert werden kann. Auch für ein Krankenhaus gilt, dass die Ärzte hier auf ein sicheres Todeszeichen warten sollten. Dies sind zuerst die Leichenflecke, die bei einer normalen Temperatur nach 20 bis 30 Minuten eintreten. So lange wird auch ein Arzt reanimieren. Neben kalter Temperatur kann auch bei einem Mensch, der einen Stromstoß erhalten hat, wieder der Herzschlag nach längerer Zeit einsetzen."

Zur Abgrenzung von Hirntod und Ausfall des Herzens sagt Dr. Peter Gabriel, Leiter der Rechtsmedizin bei den Sana-Kliniken in Duisburg:

„Wir müssen uns darüber im Klaren sein, dass ein fehlender Herzschlag oder das Ausbleiben des Atems kein sicheres Todeszeichen ist. Beides kann potenziell durch Reanimation wiederhergestellt werden, wenn nicht zu viel Zeit vergeht. Deswegen finden wir auch so viele Defibrillatoren an öffentlichen Plätzen. Genau diese Wiederherstellung der körperlichen Funktion ist nicht mehr möglich, wenn das Gehirn längere Zeit nicht durchblutet wurde. Dann ist es sicher, dass dieser Mensch tot ist."

„Allerdings," so Dr. Peter Gabriel weiter, „lässt sich die Funktion des Gehirns nur wiederherstellen, wenn rasch gehandelt wird. Sonst lassen sich zwar möglicherweise die körperlichen Funktionen wiederherstellen, die Funktion des Gehirns aber eben nicht. In diesem Fall würde ein Hirntod vorliegen. Aus meinem eigenen Berufsleben kann ich von Fällen berichten, wo Menschen für Tod erklärt wurden, dies aber nicht der Fall war. Die Ärzte haben sich hier darauf verlassen, dass der ausbleibende Herzschlag für den Tod des Menschen steht. Ich erinnere mich an eine ältere Dame, die der Bestatter schon in den Sarg gelegt hatte. Dann hörte er von ihr Atemzüge. Der herbeigerufene Arzt bestätigte, dass die alte Dame noch lebte. Sie ist zwar nicht wieder zu Bewusstsein gekommen und verstarb dann nach einiger Zeit wirklich, aber der geschilderte Fall kommt so gelegentlich in Deutschland vor. Es ist nicht wirklich feststellbar, wie viele Menschen pro Jahr in Deutschland für Tod erklärt werden, nur weil die Mediziner nicht mehr den Herzschlag wahrnehmen konnten. Es gibt Schätzungen, dass dies ungefähr zehn Personen betrifft. Nur der Hirntod ist neben den Leichenflecken, der Leichenstarre oder der Fäulnis ein sicheres Todeszeichen."[305]

Kennen Sie diese Szene aus Krimis? Der Herr Kommissar tritt an eine bewusstlos am Boden liegende Person heran und berührt sie mit den Fingern am Hals. Da er scheinbar keinen Puls fühlt, kommentiert er: „Der oder die ist tot, da geht nichts mehr!" Zum einen kann ein Polizist nicht entscheiden, ob eine Person tot ist oder noch lebt. Das ist ganz klar die Aufgabe eines Arztes. Auch das Betasten des Halses ist natürlich nicht ausreichend, um den Tod eines Menschen festzustellen. Dazu bedarf es eines sicheren Todeszeichens. Achten Sie mal darauf, wie oft das Berühren des Halses in Filmen und Serien genutzt wird, um zwischen Leben und Tod zu trennen.

Der Hirntod ist heute zweifelsfrei feststellbar. Wie das genau geht, beschreibe ich weiter unten. Ist dies aber beim Herztod auch der Fall? Den Herztod als solchen gibt es nicht, da dem Ausfall des Herzens immer eine

---

305   Aus einer Mail von Dr. Peter Gabriel vom 16.8.2017.

Ursache zu Grunde liegt. Dies kann zum Beispiel ein Infarkt sein. Um schneller auf den Punkt zu kommen, verwende ich diese Formulierung trotzdem. Schließlich macht der Ausfall des Herzens auf den ersten Blick sehr viel mehr Sinn. Traditionell betrachtet gehen wir bei einem Herzausfall sehr eindeutig vom Tod eines Menschen aus. Es leuchtet einfach viel besser ein.

In Deutschland werden ungefähr zehn Menschen pro Jahr für tot erklärt, weil die Ärzte bei ihnen keinen Herzschlag mehr feststellen können. Wir sollten beachten, dass es hier keine eindeutigen Zahlen gibt und wir uns in einem Graubereich bewegen. Bei diesen Menschen schlägt zwar das Herz noch, aber weil dies so schwach passiert, können es Ärzte oft auch mit einem Stethoskop nicht mehr hören. Würde ein EKG eingesetzt, würde ein solcher Fehler nicht passieren. Sie werden deswegen für Tod erklärt, obwohl ihr Gehirn noch arbeitet. Das Ergebnis ist, dass eigentlich noch lebende Menschen in der Kühlkammer dann wirklich sterben. Wir sollten beachten, dass solche Fälle nicht in einem Krankenhaus, sondern an Unfallorten o. ä. vorkommen. Oft sind Menschen, die an Unterkühlung gestorben sind oder unter ähnlich schwierigen Verhältnissen verunglückt sind, betroffen. Alle diesen Menschen könnten gerettet werden, wenn nicht der Herztod, sondern der Ausfall des Gehirns als Todeskriterium gewählt würde.[306]

Genau über solche Fälle lesen wir dann in der Yellow-Press, wenn die Bild-Zeitung zum Beispiel berichtet: „Gerade als die Männer die Tür geschlossen haben, hören sie Schreie. Entsetzt laufen sie zurück: Die alte Dame ist aufgewacht, hat die Augen geöffnet und stöhnt! Sofort rufen sie den Notarzt. Er stabilisiert die Patientin, bringt sie in die Klinik. Sogar ansprechbar soll sie gewesen sein."[307]

---

306 http://www.faz.net/aktuell/gesellschaft/medizin-rechtsmediziner-jaehrlich-werden-mindestens-zehn-scheintote-beerdigt-158733.html [abgerufen am 3.6.2018].
307 http://www.bild.de/regional/ruhrgebiet/ruhrgebiet/aus-dem-sarg-kamen-schreie-40276722.bild.html [abgerufen am 8.8.2017].

MERKE

Zwischenfazit: Aus allem sollte deutlich geworden sein, dass der Hirntod die einzige heute sinnvolle Todesdefinition ist, wenn ein Patient auf einer Intensivstation verstirbt, komatös ist und künstlich beatmet wird. Nur mit der Hirntoddiagnostik können die Spezialisten eine valide Entscheidung treffen, ob eine weitere Therapie sinnvoll ist. Ist jemand hirntot, so ist eine weitere Therapie sinnlos.

In der Stadt Görlitz hat das Pathologische Institut eine Untersuchung durchgeführt, die wir sonst so gar nicht oder kaum finden. Vom 1.12.1986 bis zum 30.11.1987 haben die Forscher bei 96,6 % der Verstorbenen eine Sektion durchgeführt. Sie konnten so also sehen, ob die von Ärzten angegebene Todesursachenfeststellung auch mit der tatsächlichen vorliegenden übereinstimmt. Im angegebenen Zeitraum sind 1060 Görlitzer verstorben. Das Durchschnittsalter der Männer betrug 69,4 Jahre, bei den Frauen 77,1 Jahre. 52 % verstarben im Krankenhaus, 19 % in Heimen, 30 % sind zuhause oder in einem anderen Ort der Stadt verstorben.[308]

Das entscheidende an dieser Studie ist nun, dass die Forscher verglichen haben, was der behandelnde Arzt auf dem Totenschein als Grundleiden des Versterbens angegeben hat und wie der pathologisch-anatomische und pathologisch-histologische Befund tatsächlich aussah. Die Übereinstimmungsrate beträgt nur 55 %. Die Differenzen werden noch größer, wenn der Sterbeort, das Alter und spezielle Krankheiten berücksichtigt werden.[309]

Auch in diesem Jahrzehnt hat sich daran wenig geändert. Das Institut für Rechtsmedizin der Universität Rostock hat 10.000 Todesbescheinigungen aus Rostock und Umgebung aus drei Jahren überprüft. Als ohne Fehler fand die Studie nur 223. Bei den Fehlern haben die Forscher zwischen schweren

---

308   Modelmog: Die Todesursachen in Görlitz 1986/87 – Ergebnisse der „Görlitzer-Studie", Naturforschende Gesellschaft. 1993.

309   https://www.aerzteblatt.de/archiv/97058/Die-Goerlitzer-Studie-Eine-Herausforderung [abgerufen am 26.9.2017].

und leichten unterschieden. Bei den erstgenannten waren dies 3000 und bei den leichten 35 000 Fehler. 44 Mal wurde fälschlicherweise ein natürlicher Tod bescheinigt.[310]

---

310 http://www.rp-online.de/panorama/deutschland/rechtsmedizin-von-10000-to-tenscheinen-sind-9777-fehlerhaft-aid-1.7242423 [abgerufen am 23.2.2018].

Wie sind die diversen Skandale einzuordnen?

Das Wort Skandal kommt leicht über die Lippen, gerade wenn es um das Thema Transplantation geht. Ob die Verwendung immer berechtigt ist, wird noch zu besprechen sein. Wie dem auch sei, müssen wir zwei Bereiche voneinander trennen. Der erste betrifft die Empfängerseite. Hier müssen wir uns anschauen, ob die potenziellen Empfänger den Regeln entsprechend gemeldet wurden und ob sie den Regeln entsprechend ein Organ erhalten haben. Mit diesem Fragenkomplex starte ich im nächsten Absatz. Danach schauen wir uns die Spenderseite an. Hier wird die Frage im Mittelpunkt stehen, ob die Hirntoddiagnostik nach dem aktuellen Protokoll durchgeführt wird.

Starten wir mit der Empfängerseite. Die Aufgabe, dies zu prüfen wird von der Überwachungskommission und der Prüfungskommission auf Grundlage des Transplantationsgesetzes übernommen. Der letzte Bericht hat sich den Zeitraum vom Dezember 2016 bis September 2017 angeschaut. Beginnen wir mit den Nieren, dem Organ, das am häufigsten transplantiert wird. Dort heißt es:

> „Im Berichtszeitraum wurden elf Nierentransplantationsprogramme abschließend geprüft sowie die Prüfung weiterer vier Nierentransplantationsprogramme, die im vorhergegangenen Berichtszeitraum begonnen wurden, abgeschlossen. Es bestehen keine Anhaltspunkte für systematische Richtlinienverstöße und/oder Manipulationen."[311]

---

311 Bericht 2016/2017 der Überwachungskommission gemäß § 11 Abs. 3. S. 4 TPG und der Prüfungskommission gemäß § 12 Abs. 5 S. 4 TPG

Im Detail aufbereitet sieht dies so aus:

TAB. 6: NIERE – PRÜFUNGEN DES ZEITRAUMS 2013 BIS 2015

Niere im Prüfungszeitraum	Transplantationen	geprüft	Verstöße
Augsburg	78	30	0
Berlin Charité Campus Benjamin Franklin	45	25	0
Dresden	157	33	0
Düsseldorf	190	34	0
Essen	227	34	0
Frankfurt/Main	139	33	0
Fulda	29	21	0
Hannover	297	35	0
Heidelberg	247	37	0
Homburg	52	26	0
Jena	120	32	0
Lübeck	105	32	0
Marburg	42	25	0
Münster	182	34	0
Regensburg	95	31	0
Summe	**2.005**	**462**	**0**[312]

Quelle: Bundesärztekammer.

Wer glaubt, dass dies Zufall sei, für den habe ich ebenfalls im Detail den Prüfungszeitraum von 2010 bis 2012 aufbereitet:

---

312   Ebd.

TAB. 7: NIERE – PRÜFUNGEN DES ZEITRAUMS 2010 BIS 2012

Niere im Prüfungszeitraum	Transplanta-tionen	geprüft	Verstöße
Aachen	50	26	0
Augsburg	93	47	0
Bochum	171	53	0
Bremen	84	42	0
Dresden	150	52	0
Erlangen	195	53	0
Essen	310	57	0
Frankfurt/Main	187	52	0
Freiburg	168	53	0
Heidelberg	232	55	0
Homburg/Saar	74	37	0
Jena	192	52	0
Kaiserslautern	61	32	0
Kiel	79	40	0
Köln-Lindenthal	91	50	0
Köln-Merheim	172	55	0
Lübeck	135	51	0
Mainz	60	30	0
Mannheim	68	34	0
Münster	194	54	0
Stuttgart	119	51	0
Tübingen	100	50	0
Summe	**2.985**	**1.003**	**0**[313]

Quelle: Bundesärztekammer.

---

313 Bericht 2014/2015 der Überwachungskommission gem. § 11 Abs. 3. S. 4 TPG und der Prüfungskommission gem. § 12 Abs. 5 S. 4 TPG.

Es sei also zusammenfassend gesagt, dass es hier keine systematischen Verstöße gibt, obwohl die Nieren das mit Abstand meist transplantierte Organ sind – und es hier auch die mit Abstand meisten Transplantationszentren gibt. Davon unabhängig kann es hier durchaus einzelne Fehler gegeben haben. Diese waren, und darauf möchte ich nochmals hinweisen, nie systematischer Natur. Ein Beispiel kann sein, dass der Beginn der Dialyse falsch eingetragen war. Die einen sind hier von der ersten akuten Dialyse ausgegangen, die anderen von der ersten chronischen. Solche Unregelmäßigkeiten sind deswegen wichtig, weil sie Einfluss auf die Wartezeit haben. Da die unterschiedlichen Zeiträume aber eher kleiner sind, ist der Fehler korrigierbar und hat keine wirklich hohe Bedeutung.

Wir müssen aber auch wissen, dass es die systematischen Fehler bei anderen Organen durchaus gibt. Aber der Reihe nach:

Bericht 2016/2017 (Prüfungen des Zeitraums 2012 bis 2015) der Überwachungskommission:

Herztransplantation und kombinierte Herz- und Lungentransplantation:

Keine Auffälligkeiten aber eine systematische Auffälligkeit bei einem Zentrum (Deutsches Herzzentrum Berlin), wo die Prüfung im Zeitraum zuvor begonnen wurde.

Lungentransplantation:

Keine Auffälligkeiten

Lebertransplantation:

Keine Auffälligkeiten, aber zwei systematische Auffälligkeiten bei einem Zentrum (Essen und Göttingen), wo die Prüfung im Zeitraum zuvor begonnen wurde.

TAB. 8: LEBER – PRÜFUNGEN DES ZEITRAUMS 2012 BIS 2015

Leber im Prüfungszeitraum	Transplantationen	geprüft	Verstöße
Berlin Charité Campus Virchow Klinikum	264	61	0
Essen	424	103	33
Göttingen	46	42	11
Homburg	54	31	0
Jena	141	5	0
Kiel	118	44	0
Köln/Lindenthal	21	17	0
Münster	127	31	0
Regensburg	135	33	0
Summe	**1.330**	**417**	**44**

Quelle: Bundesärztekammer.

Pankreas- und kombinierte Pankreas-Nierentransplantation:

Keine Auffälligkeiten[314]

Wie sieht es im Zeitraum davor aus? Für die Jahre 2010 bis 2012 haben sich die folgenden Ergebnisse ergeben:

Herztransplantation und kombinierte Herz- und Lungentransplantation:

Die Prüfungskommission konnte hier zwei auffällige Zentren finden; diese waren Heidelberg und Jena.

Lungentransplantationen:

Hier gab es systematische Verstöße bei zwei Zentren. Dabei handelt es sich um Jena und München-Großhadern.

---

314 Bericht 2016/2017 der Überwachungskommission gemäß § 11 Abs. 3. S. 4 TPG und der Prüfungskommission gemäß § 12 Abs. 5 S. 4 TPG.

Sowohl bei der Niere- als auch der Pankreastransplantation gab es keine Verstöße.[315]

Was folgt daraus? Sollten wir die Transplantationsmedizin abbauen, weil es Verstöße gibt? Es ist keine Frage und muss nicht diskutiert werden, dass diese Betrügereien nicht tolerierbar sind. Die Lösung scheint aber eine sehr einfache zu sein: Die Verantwortlichen müssen entschiedener und systematisch kontrollieren und prüfen. Dies ist die beste Möglichkeit, um solche Verstöße in Zukunft zu vermeiden. Wer als Arzt Angst hat, bei einer solchen Überprüfung aufzufliegen, wird erst gar keinen Täuschungsversuch in Erwägung ziehen. Es versteht sich von selbst, dass Journalisten darüber auch berichten sollen und müssen. Wenn sie dies tun, dann sollte aber auch die vollständige Geschichte erzählt werden und dazu gehören auch die Fälle ohne Auffälligkeiten.

Wirklich schwierig ist allerdings, dass zum Beispiel in Göttingen die gesamten Manipulationen nicht nur zum Wohle der Patienten durchgeführt wurden. Hier waren auch finanzielle Interessen des manipulierenden Arztes im Spiel. Es gab anscheinend einen Vertrag mit dem beschuldigten ehemaligen Chefarzt der Göttinger Uniklinik, durch welchen er neben dem Grundgehalt immer dann einen Bonus erhalten hat, wenn er eine Leber transplantiert hat. So soll der Mediziner für jede Operation zusätzlich 2000 Euro erhalten haben. Gehen wir davon aus, dass im Jahre 2010 in Göttingen 56 derartiger Operationen durchgeführt wurden, so ergibt sich daraus ein zusätzlicher Betrag von 112.000 Euro.[316]

Allerdings wurden die Bonuszahlungen auf die Höchstzahl von 60 Lebertransplantationen begrenzt. Daraus ergibt sich eine maximale variable Vergütung von jährlich 120.000 Euro. Spiegeln wir dies an den tatsächlich stattgefundenen Transplantationen wider, so hat sich der Chefarzt genau daran gehalten. Bis Ende 2009 gab es insgesamt 59 Lebertransplantationen in Göttingen, ein Jahr später waren dies 58. Da die Boni nur für zwei Jahre galten, nahm die Zahl derartiger Operationen bis Ende November auf 31 ab.

---

315   Bericht 2014/2015 der Überwachungskommission gem. § 11 Abs. 3. S. 4 TPG und der Prüfungskommission gem. § 12 Abs. 5 S. 4 TPG.
316   http://www.rp-online.de/leben/gesundheit/medizin/so-teuer-ist-eine-transplantation-aid-1.2942852 [abgerufen am 11.1.2018].

In diesem Monat wurden die Manipulationen aufgedeckt und die Arbeit von Dr. O. endete.[317] Die Unregelmäßigkeiten gingen aber noch weiter: Nach den Richtlinien der Lebertransplantation müssen die Patienten auch einen gewissen Zeitraum vor der Operation abstinent gelebt haben. Auch dagegen wurde in Göttingen Verstoßen. Bei einer Patientin wurde noch kurz vor der Operation Wodka, abgefüllt in einer Mineralwasserflasche, gefunden. Das Zentrum in Hannover hatte die Transplantation bei dieser Patientin abgelehnt. In Göttingen war dies kein Problem.[318]

Aber nach den gesamten Unregelmäßigkeiten gab es durchaus massive Veränderungen. Dazu gehören, dass Kontrollen, die vorher nur anlassbezogen durchgeführt wurden, nun regelmäßig, also einmal im Jahr, stattfinden. Natürlich werden die Ergebnisse auch veröffentlicht. Viel wichtiger ist aber, dass kein Arzt mehr alleine über die Meldung zur Transplantation und deren Dringlichkeit entscheiden kann. Vielmehr ist dafür jetzt ein Gremium von unterschiedlichen Kollegen beteiligt.[319]

Die sogenannte interdisziplinäre und organspezifische Transplantationskonferenz entscheidet über die Aufnahme von Patientinnen und Patienten auf die Warteliste, über die Führung der Warteliste und über die Abmeldung einer Patientin bzw. eines Patienten von dieser Liste. Die Konferenz besteht aus mindestens drei Personen. Der medizinische Vertreter steht dabei in keiner Verbindung zur Transplantationsmedizin, diese Person ist direkt dem ärztlichen Direktor der Klinik unterstellt.[320]

Was waren die weiteren Konsequenzen? Mit der Manipulation der Daten ging auch eine gefälschte Erhebung und Dokumentation sowie die Übermittlung eines unrichtigen Gesundheitszustands einher. Solche Urkundendelikte sind nun strafbar. Ein Verstoß gegen dieses transplantationsgesetzliche Verbot wird je nach Schwere mit einer Freiheitsstrafe von bis zu zwei Jahren oder mit

---

317   https://www.aerztezeitung.de/praxis_wirtschaft/recht/article/853493/tx-prozess-goettingen-jede-leber-1500-euro.html [abgerufen am 20.2.2018].
318   https://www.aerztezeitung.de/praxis_wirtschaft/recht/article/853501/tx-prozess-wodka-transplantation.html [abgerufen am 20.2.2018].
319   http://www.tagesspiegel.de/politik/gesundheit-bahr-will-strengere-kontrollen-bei-organspenden/7061622.html, [abgerufen am 11.1.2018].
320   https://www.organpaten.de/vertrauen/ma%C3 %9Fnahmen [abgerufen am 11.1.2018].

einer Geldstrafe geahndet. Zudem werden die Richtlinien der Bundesärztekammer einer Begründungspflicht unterworfen und unter den Vorbehalt der Genehmigung durch das Bundesministerium für Gesundheit gestellt. Dadurch wird erreicht, dass die Richtlinien transparent und überprüfbar sind.[321]

Die jüngsten Unregelmäßigkeiten gibt es wieder bei der Lebertransplantation. Diesmal ist die Geschichte aber überhaupt nicht mehr nachvollziehbar, da dem Universitätsklinikum Essen vorgeworfen wird, in den Jahren 2012 bis 2015 Transplantationen durchgeführt zu haben, wo dies medizinisch nicht induziert war. Der Anfangsverdacht hat sich aus dem Bericht der Prüfungs- und Überwachungskommission ergeben, auch hier ging es wieder um die Fälschung von Krankendaten gegenüber Eurotransplant. Der Klinikdirektor wurde festgenommen.[322] Sollte sich dieser Verdacht bestätigen, finden wir hier eine neue Dimension von Kriminalität. Wenn in Göttingen Bonuszahlungen geflossen sind, wenn transplantiert wurde, so ist dies eine Stufe. Die nächste wird aber erreicht, wenn Menschen transplantiert werden, bei denen dies nicht notwendig ist. Gleichzeitig wird dabei aber auch ein Organ, das schon knapp ist, in einen Patienten eingesetzt, der dies überhaupt nicht benötigt hätte. Haben die wenigen Transplantationsmediziner ihrer Disziplin bisher schon massiv geschadet, so wird dies mit dem aktuellen Essener Fall nochmals getoppt. Daher ist es durchaus nachvollziehbar, dass sich die Verantwortlichen am Essener Zentrum fürchten, dass in Zukunft weniger Organe transplantiert werden können.[323] Umso erstaunlicher ist es, dass eben nicht die Konsequenz gezogen wird, dieses Zentrum zu schließen. Nur ein solcher Schritt würde eine Umkehr glaubwürdig erscheinen lassen. Auch wenn in diesem Zentrum in den vergangenen zwei Jahren rund 100 Lebertransplantationen durchgeführt wurden, und der Leiter des Programms nicht mehr verantwortlich ist, gibt es natürlich hier immer Teamarbeit. In der Bankenwelt betrachtet man bekanntlich Unternehmen, die bei einer Pleite das gesamte System ins Wanken bringen würden, als „too big to fail". Im Gesundheitsbereich und speziell in der Transplantationsmedizin scheint ähnliches zu gelten.

---

321 https://www.organpaten.de/vertrauen/ma%C3 %9Fnahmen [abgerufen am 11.1.2018].
322 https://www.aerzteblatt.de/nachrichten/97630/Direktor-der-Transplantationschirurgie-an-Uniklinik-Essen-in-Untersuchungshaft [abgerufen am 13.10.2018].
323 https://www.nrz.de/staedte/essen/furcht-vor-ausbleibenden-organspenden-am-uni-klinikum-in-essen-id6945331.html [abgerufen am 13.10.2018].

Welche Unregelmäßigkeiten gibt es bei der Hirntoddiagnostik?

Kommen wir nun zur Spenderseite, die erstaunlicher Weise kaum genauer betrachtet wird. Dr. Axel Rahmel hat schon darauf hingewiesen, dass es keine Verstöße bei der Hirntoddiagnostik gibt, wenn sich die Ärzte hier an die Regeln gehalten haben. Aber die spannende Frage ist nun, ob dies auch immer der Fall war? Die eindeutige Antwort darauf ist: Nein. Obwohl hier in vielen Meldungen berichtet wurde, dass es mehrere Fälle gegeben habe, in denen der Hirntod falsch diagnostiziert worden sei, ist am Ende des Tages nur ein solcher Fall übriggeblieben. Ganz klar: Das ist immer noch einer zu viel und wenn man sich anschaut, wie er abgelaufen ist und wie er aufgearbeitet wurde, hat sich niemand mit Ruhm bekleckert.

Dieser Fall des nicht nach den Richtlinien diagnostizierten Hirntodes ist im Klinkum in Bremenhaven Reinkenheide passiert, ein großes Krankenhaus mit Maximalversorgung und 682 Planbetten. Das Krankenhaus beschäftigt rund 1800 Mitarbeiter. Es hat außerdem eine Hauptfachabteilung für Neurochirurgie und eine Neurologie für Stroke Units.[324] In eben jenem Krankenhaus wurde eine Frau Ende des Jahres 2014 eingeliefert, die ein schweres Schädel-Hirn-Trauma erlitten hatte. Die Zustimmung zur Organentnahme lag vor. Der Körper der Toten, dies wurde auch so bestätigt, war bereits geöffnet. Dann haben die Ärzte aber die Entnahme der Organe abgebrochen. Hier fängt schon das erste Problem an. Die Verantwortlichen haben nicht konsequent aufgeklärt, warum es gerade an dieser Stelle zu einem Abbruch kam. Vielmehr haben sich die Leitung des Klinikums und die DSO gegenseitig die Schuld in die Schuhe geschoben. Die Bundesärztekammer bestätigt in einem Prüfbericht, dass beide Seiten die Abläufe nicht richtig dargestellt hätten. Im Wesentlichen hat sich wohl das Folgende ereignet: Die Ärzte haben während der Diagnostik des Hirntodes den vorgeschriebenen Apnoe-Test vorzeitig abgebrochen. Es gab die Befürchtung, dass das Herz der Patientin aufhört zu schlagen. Der Test wurde vor dem Erreichen der vorgeschriebenen Marke von 60 mm/Hg gestoppt. Hier scheint es einen Verstoß gegen das Protokoll gegeben zu haben. Der Prozess hätte daher neu gestartet werden müssen.

---

324   http://www.klinikum-bremerhaven.de [abgerufen am 15.10.2018].

Die Geschäftsstelle Transplantationsmedizin bei der Bundesärztekammer sieht das Vorgehen als richtlinienkonform an, da die Mediziner als Ersatz stattdessen eine Null-Linie des EEG genutzt haben. Das ist natürlich nicht richtlinienkonform, da die klinische Untersuchung komplett durchgeführt werden muss. Die Ärzte dürfen nicht einen Teil durch ein bildgebendes Verfahren ersetzen. Mit einer solchen Aussage stärkt die BÄK selbstverständlich nicht die Glaubwürdigkeit der Organspende. Schauen wir uns den Ablauf weiter an: Nachdem Eurotransplant informiert wurde, wechselte der verantwortliche DSO-Koordinator. Unterblieben ist hierbei ein Informationsaustausch der Kollegen, worin der nächste Fehler liegt. Zwischenzeitlich hat die DSO hier Regelungen geschaffen, durch die sich ein solches Problem nicht wiederholen soll. Dem neuen Koordinator ist nun der mangelhafte Apnoe-Test aufgefallen. Zu diesem Zeitpunkt hatten die Chirurgen mit der Operation aber schon begonnen, die sie dann aber stoppten. Es folgte die nächste nicht nachvollziehbare Geschichte: Der Anästhesist hielt Rücksprache mit seinem Oberarzt. Währenddessen hat man die Angabe des pCO_2-Wertes auf dem Protokollbogen auf 60 mm/Hg geändert. Dies ist schlicht Urkundenfälschung.[325]

Seit dieser Panne ist in Bremerhaven kein Organ mehr entnommen worden. Nach Aussagen des Klinikums liegt dies aber nicht daran, dass sich das Krankenhaus grundsätzlich von der Explantation verabschiedet hat. Vielmehr hat es bisher dazu keine Möglichkeiten mehr gegeben.[326] Klar und eindeutig scheint es aber zu sein, dass die Patientin in der Tat hirntot war. Ein Gutachten, ausgestellt von Prof. Dr. Klaus Püschel, Direktor des Instituts für Rechtsmedizin am Universitätsklinikum Hamburg-Eppendorf, hat dies ohne Zweifel ergeben. Was die Pressekommunikation des Klinikums angeht, drängt sich der Eindruck auf, die Verantwortlichen wollen primär darstellen, vollständig richtig gehandelt zu haben; die Fehler

---

325 https://www.aerztezeitung.de/politik_gesellschaft/organspende/article/904616/unstimmigkeiten-op-tote-keine-organe-viele-fragen.html [abgerufen am 15.1.2018].
326 https://www.focus.de/regional/bremerhaven/bremerhaven-bremerhaven-seit-drei-jahren-keine-organspenden-in-reinkenheide_id_8293385.html [abgerufen am 15.1.2018].

wurden an anderer Stelle begangen. Ein solches Handeln mag menschlich sein, dem Vertrauensaufbau der Organspende dient es nicht.[327]

Unabhängig davon ist aber immer wieder mal von Problemen bei der Hirntoddiagnostik berichtet worden. So hat die Süddeutsche Zeitung noch am 18.2.2014 getitelt: „Ärzte erklären Patienten oft fälschlich für hirntot."[328] Bei allen diesen Fällen müssen wir ganz klar sehen, dass es weder zu einer Öffnung des Körpers noch zu einer Explantation kam. Die entsprechende Operation ist noch nicht einmal geplant worden. Hier sind durch den Koordinator der DSO Fehler im Protokoll festgestellt worden und diese wurden berichtigt. Wenn eine Korrektur nicht möglich ist, so muss die Untersuchung nochmals durchgeführt werden. Dies passiert dann nicht, wenn die Angehörigen damit nicht einverstanden sind; sie entscheiden. Im Fokus muss stehen, dass alle Richtlinien eingehalten werden. Sind gerade in kleineren Krankenhäusern keine entsprechenden Spezialisten vorhanden, so können dies Konsiliarärzte übernehmen.[329]

Lange wurde die Forderung nach einer Beschwerdestelle erhoben. Genau deswegen wurde eine unabhängige Vertrauensstelle für die Transplantationsmedizin im November 2012 eingerichtet. Organisatorisch ist diese bei der an die Bundesärztekammer angebundene Geschäftsstelle Transplantationsmedizin angegliedert. Hier können auch anonym Hinweise auf Unregelmäßigkeiten oder Auffälligkeiten im Transplantationswesen eingereicht werden. Die Vertrauensstelle arbeitet von den Strafverfolgungsbehörden der Länder unabhängig. Im Berichtszeitraum Oktober 2015 bis Oktober 2016 sind bei der Vertrauensstelle 40 Eingaben, vier davon anonym, eingegangen.

---

327   http://www.klinikum-bremerhaven.de/presse-news/meldung/?tx_ttnews% 5Btt_news%5D=77&cHash=0b2825e328f9b9fa67e966526492192e [abgerufen am 15.1.2018].

328   http://www.sueddeutsche.de/gesundheit/falsche-todesdiagnosen-in-kranken- haeusern-aerzte-erklaeren-patienten-oft-faelschlich-fuer-hirntot-1.1891373 [abgerufen am 14.2.2018].

329   http://www.nieren-transplantation.com/fileadmin/uro-welten/ak-nierentrans- plantation/pdf/presse/5_ Interview_Breidenbach.pdf [abgerufen am 14.2.2018].

Prof. Dr. Friedhelm Beyersdorf sagt: „Nicht hochdringlich gelistete Patienten haben kaum Chancen auf eine Herztransplantation!"

Prof. Dr. Friedhelm Beyersdorf

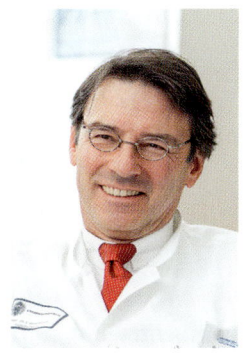

Zum Abschluss dieses Kapitels geht es mir nochmals um ein konkretes Beispiel aus der Praxis – und zwar aus der Herztransplantation. Dazu habe ich mit Professor Friedhelm Beyersdorf gesprochen. Er ist ärztlicher Direktor der Klinik für Herz- und Gefäßchirurgie des Universitäts-Herzzentrums Freiburg und Bad Krozingen. Er implantierte als erster in Deutschland ein permanentes Herzunterstützungssystem.

© Universitäts-Herzzentrum Freiburg • Bad Krozingen/Britt Schilling

HEIKO BURRACK: Wie geht es einem Patienten, der auf ein Herz wartet?

PROF. DR. FRIEDHELM BEYERSDORF: Wenn ein Patient eine Herztransplantation benötigt, ist er im Endstadium seiner Herzerkrankung angekommen. Häufig haben die Patienten zu diesem Zeitpunkt schon eine sehr lange Krankengeschichte mit zahlreichen Herzoperationen hinter sich und es bleibt keine andere Möglichkeit mehr, ihnen zu helfen, als die Herztransplantation.

Je nachdem, wie krank der Patient ist, muss dann entschieden werden, ob er auf die „normale" Warteliste kommt oder auf eine High-Urgency-Liste (HU). Um auf die HU-Liste zu kommen, gibt es eine bestimmte Anzahl an

Kriterien, die erfüllt sein müssen. Die sehr strenge Überprüfung dieser Kriterien wird bei Eurotransplant im holländischen Leiden durchgeführt, bei der immer drei Auditoren zur Entscheidungsfindung eingebunden sein müssen. Neben der HU-Liste gibt es die „normale" Liste (T-Liste). Das große Problem für unsere schwerstkranken Patienten besteht darin, dass sie auf der „normalen" Liste kaum eine Chance haben, ein Transplantat zu erhalten. Hier müssen sie im Schnitt fünf Jahre oder länger auf ein Spenderherz warten. Da die Patienten aber im Endstadium ihrer Erkrankung sind und diese Wartezeit gar nicht überleben würden, müssen sie dann ein Herzunterstützungssystem implantiert bekommen. Mit diesem Herzunterstützungssystem leben sie nicht im Krankenhaus; sie sind ganz normal zu Hause und können auch arbeiten. Problematisch bei diesen „Kunstherzen" ist das Kabel, das den Körper verlässt, weil es die Eintrittsstelle für Infektionen ist. Außerdem benötigen die Betroffenen eine starke Blutverdünnung, damit das Blut in der Maschine nicht verklumpt.

Unsere Patienten mit Herzunterstützungssystemen können aber nicht mehr auf die HU-Liste gemeldet werden, sondern warten auf der normalen Warteliste auf ihr Spenderherz, das ist ein echtes Dilemma für manche Patienten.

BURRACK: Wie funktioniert ein Herzunterstützungssystem und wie wirkt sich dies auf den Patienten aus?

BEYERSDORF: Bei den ersten auf dem Markt befindlichen Systemen dieser Art haben die Patienten noch einen Puls gespürt. Bei den Geräten der neusten Generation spüren sie diesen nicht mehr. Vielmehr haben sie hier einen konstanten Blutstrom, was durch eine Art archimedische Schraube erreicht wird. Diese ist ohne Gelenk gelagert und schleust das Blut mit einer Umdrehungszahl von bis zu 15.000 Umdrehungen pro Minute in die Hauptschlagader. Genau das ist der Grund für den fehlenden Puls bei diesen Patienten. Als eine Nebenwirkung bluten diese Patienten häufiger, zum Beispiel aus dem Darm. Das System entlastet meist nur die linke Herzkammer. Die rechte eigene Herzkammer muss also immer alleine pumpen. Wenn die rechte Herzkammer auch nicht mehr ohne Unterstützung auskommt, muss zusätzlich noch ein Rechtsherz-Unterstützungssystem eingesetzt werden.

BURRACK: Wie geht es den Patienten, die HU gelistet sind?

BEYERSDORF: Über die bessere Versorgung mit Herzunterstützungssystemen ist die Anzahl der auf Warteliste versterbenden Patienten geringer geworden.

Selbst auf der HU-Liste müssen die Patienten heute durchschnittlich sechs Monate auf ein Spenderherz warten. Wenn es in diesem Zeitraum den Patienten schlechter geht, werden die Ärzte ihnen ein Herzunterstützungssystem einsetzen. Das wollen aber viele nicht, da sie dann, wie gesagt, nicht mehr auf der HU-Liste sind. Das ist natürlich dann besonders schwierig, wenn die Patienten vier bis fünf Monate im Krankenhaus waren und in der höchsten Dringlichkeit auf ein Herz gewartet haben. Implantieren wir dann ein Kunstherz, kommen sie zwar wieder nach Hause, aber das Spiel beginnt von vorne. Genau deswegen wollen viele Patienten überhaupt kein Herzunterstützungssystem haben. Auf der Warteliste versterben insgesamt 25 bis 30 Prozent der Patienten.

BURRACK: Wie verändert sich bzw. wie ist die Lebensqualität nach der Transplantation eines Herzens?

BEYERSDORF: Die Lebensqualität wird generell nach einer Transplantation deutlich besser sein als vorher. Die Lebensqualität nach einer Transplantation hängt aber auch davon ab, wie gut es den Patienten davor ging. Waren sie schon so krank, dass zum Beispiel auch Leber und Nieren deutlich mit betroffen und geschwächt waren, geht es ihnen auch nach einer Herztransplantation nicht wirklich gut. In solchen Fällen raten wir auch deswegen von einer Transplantation ab. Diese Patienten sollten zunächst ein Herzunterstützungssystem erhalten, damit die betroffenen Organe die Chance haben, sich wieder zu erholen. Erst wenn es ihnen wieder besser gehen sollte, ist eine Transplantation sinnvoll. Wenn wir von solch extremen Fällen absehen, geht es aber den meisten Patienten nach einer Transplantation sehr gut. Sie können also ein ganz normales Leben führen.

BURRACK: Das Herz ist ja kein Muskel wie jeder andere. Viele Menschen schreiben ihm viele Emotionen zu. Wie geht es den Patienten diesbezüglich nach einer Transplantation?

BEYERSDORF: Was die psychische Annahme eines Herzens angeht, gilt auch das eben Gesagte. Den allermeisten Patienten geht es auch diesbezüglich sehr gut. Natürlich gibt es auch hier Ausnahmen. Ich gehe regelmäßig zu Patiententreffen. Ich habe einen solchen Kreis der Herztransplantierten hier in Freiburg gegründet, dort sehe und spreche ich mit den Patienten und kann das daher ganz gut beurteilen.

BURRACK: Wie verhält es sich mit der Immunsuppression nach einer Transplantation?

BEYERSDORF: Nach einer Herztransplantation nehmen die Patienten in der Regel mehrere immunsuppressive Medikamente ein. Je weiter sie sich zeitlich von der Transplantation entfernen, desto weniger müssen die Patienten davon nehmen; im Idealfall bleiben am Ende vielleicht nur wenige übrig, aber das lebenslang. Darüber hinaus müssen die Betroffenen aber auch oft viele andere Medikamente (Fettsenker, Blutdrucksenker, Nierenpräparate usw.) einnehmen.

BURRACK: Vielen Dank für das Gespräch!

Was muss sich ändern?

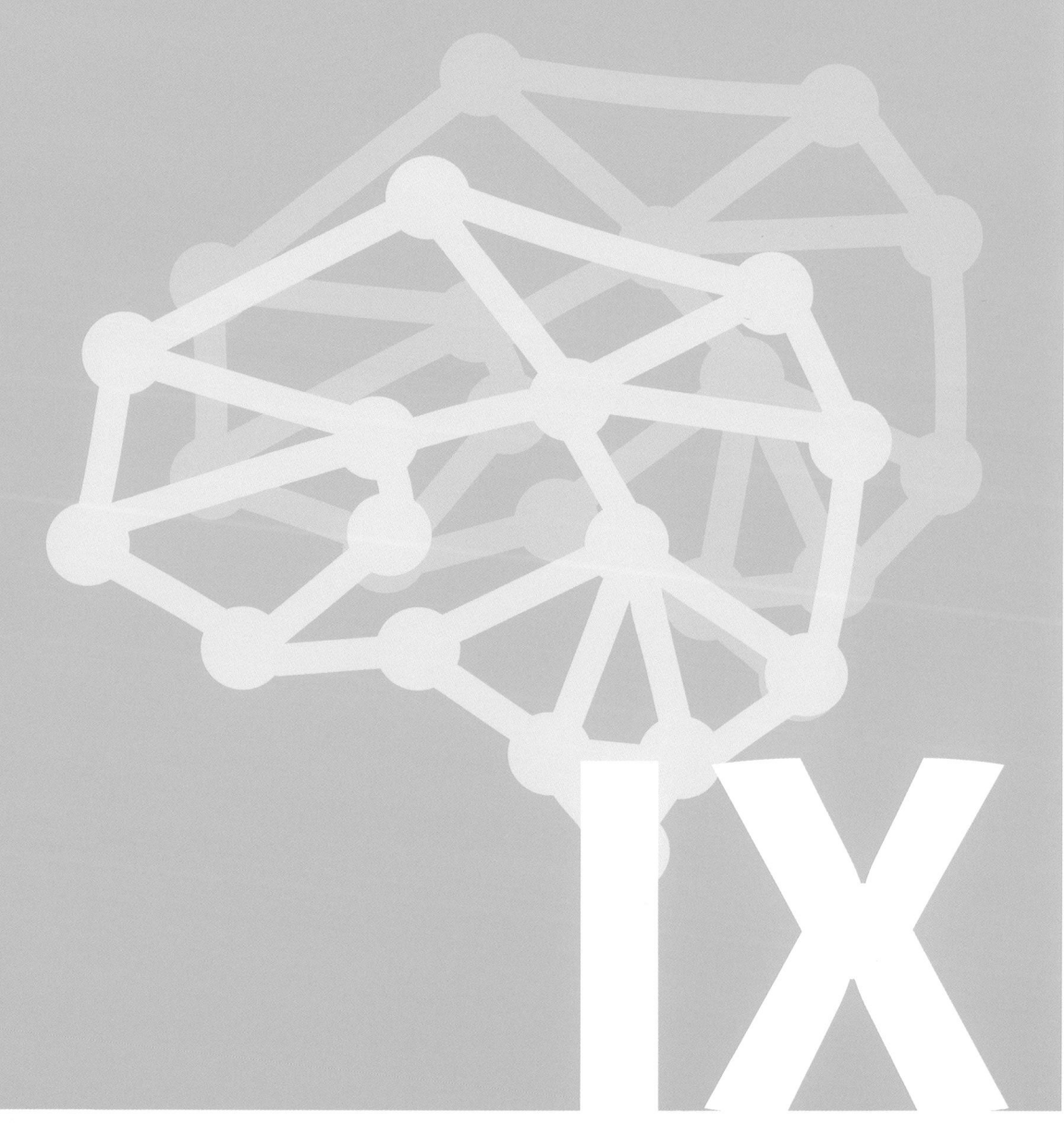

IX

Entscheiden oder widersprechen?

For the times they are a changin'
Come senators, congressmen, please heed the call
Don't stand in the doorway, don't block up the hall
For he that gets hurt will be he who has stalled
The battle outside ragin'
Will soon shake your windows and rattle your walls
For the times they are a changin'

„The times they are a changing" von Bob Dylan

Um dem beispiellosen Absturz der Organspenden zu entgegnen, gibt es unterschiedliche Schrauben, an denen wir drehen können. Die erste beschäftigt sich mit den gesetzlichen Rahmenbedingungen. Es geht um die Frage, ob sich Bürger aktiv für die Organspende entscheiden sollen oder ob sie, wenn sie nicht spenden möchten, dagegen aktiv widersprechen müssen.

In Deutschland haben wir uns dafür entschieden, dass, wenn jemand seine Organe spenden will, er dazu eine entsprechende Erklärung abgegeben haben muss. Diese sollte am besten schriftlich vorliegen. Ist sie nur geäußert oder können die Angehörigen dies aus dem Verhalten des Verstorbenen zu Lebzeiten schließen, kann dieses Einverständnis auch von den Angehörigen erklärt werden. Was für die Spende gilt, gilt ebenso für die Entscheidung, dass eine Person seine Organe nicht spenden möchte. Nach seinem Versterben geht es darum, seinen vorher dokumentierten Willen auch umzusetzen. Das gilt wieder für beide Möglichkeiten: Die Spende oder die Menschen, die genau dies nicht wollen. Die als erweiterte Zustimmungslösung bekannte Lösung heißt seit dem 1. November 2012 nun Entscheidungslösung.

INFORMATIONEN

Dies sind die Änderungen: Die Krankenkassen schreiben ihre Mitglieder einmal im Jahr an, um sie über die Organspende ausführlich zu informieren. Das Ziel besteht darin, dass sich die Mitglieder zu Lebezeiten Gedanken machen und sich entscheiden, ob bei einem etwaigen Hirntod ihre Organe gespendet werden sollen, oder ob genau das nicht passieren soll. Durch den mitgesendeten Organspendeausweis kann genau das dokumentiert werden. Insgesamt wurde diesem Thema durch weitere Kampagnen eine hohe Sichtbarkeit verliehen.[330]

Mit dem Gesetz wird auch die europäische Transplantationsrichtlinie in deutsches Recht umgesetzt. Damit sollen einheitliche Standards für die Qualität und Sicherheit der Organtransplantation in Europa erreicht werden. So werden die Anforderungen an die Entnahmekrankenhäuser und die Transplantationszentren sowie die Aufgaben der DSO, die den praktischen Ablauf von der Meldung eines potenziellen Spenders bis hin zur Übergabe der Organe für die Transplantation koordiniert, konkreter dargestellt. Die DSO wird vom GKV-Spitzenverband, der Bundesärztekammer und der Deutschen Krankenhausgesellschaft als Auftraggeber überwacht. Außerdem wird das bisherige Richterrecht der Lebendorganspender gesetzlich geregelt und klarer gefasst. So erhält der Spender Sachleistungen, die Rehabilitation, die Krankentransporte und die Entgeltfortzahlung des Arbeitgebers sind festgeschrieben. Treten Komplikationen als Spätfolge der Organspende auf, sichert die gesetzliche Unfallversicherung die Organspender ab. Weiterhin wurde der Kreis der Spenderkliniken erweitert. Dies sind eben nicht nur die Maximalversorger, sondern vielmehr alle Kliniken, die eine Intensivstation haben, die über Beatmungsplätze und einen Operationsaal verfügen. Wir

---

330 https://www.dso.de/dso-pressemitteilungen/einzelansicht/article/neureglung-zur-organspende-die-entscheidungsloesung-gilt-ab-1-november.html [abgerufen am 19.10.2017].

reden von ungefähr 1350 Häusern. Diese Krankenhäuser müssen den Hirntod potenzieller Organspender melden und ein Transplantationsbeauftragter muss ernannt werden.[331]

Die Kommunikation zum Thema Organspende wird dabei durch zwei große Institutionen bestimmt: Zum einen die DSO (Deutsche Stiftung Organspende) in Frankfurt und zum anderen die BZgA (Bundeszentrale für gesundheitliche Aufklärung) in Köln. Die Arbeitsteilung sieht dabei so aus, dass sich die DSO[332] im Wesentlichen um die Kommunikation mit den Ärzten in den Kliniken kümmert, während die BZgA in Köln die allgemeine Bevölkerung im Fokus hat.[333]

Neben der eben genannten Lösung gibt es andere Möglichkeiten zu einer Entscheidung zu kommen, ob und wann Organe transplantiert werden sollen. Die andere weitverbreitete Variante ist die Widerspruchlösung. Will jemand in einem Land mit Widerspruchslösung nach seinem Tod nicht Organspender werden, so muss er dem zu Lebzeiten aktiv widersprechen und dies natürlich am besten schriftlich. Liegt ein solcher Widerspruch nicht vor, wird dieser Mensch automatisch Organspender.[334]

 INFORMATIONEN

In den folgenden Ländern gilt die Widerspruchsregelung: Belgien, Bulgarien, Estland, Finnland, Frankreich, Griechenland, Irland, Italien, Kroatien, Lettland, Luxemburg, Norwegen, Österreich, Polen, Portugal, Schweden, Slowenien, Slowakei, Tschechien, Türkei, Ungarn, Zypern.[335] In Österreich ist dazu zum 1. Januar 1955 ein Widerspruchregister einge-

---

331 http://www.aok-gesundheitspartner.de/bund/krankenhaus/gesetzgebung/index_06894.html [abgerufen am 28.1.2018].
332 https://www.dso.de/dso/aufgaben-und-ziele.html [abgerufen am 28.1.2018].
333 https://www.bzga.de/die-bzga/aufgaben-und-ziele [abgerufen am 28.1.2018].
334 https://de.wikipedia.org/wiki/Widerspruchsregelung [abgerufen am 20.11.2017].
335 https://www.organspende-info.de/infothek/gesetze/europa-regelungen, [abgerufen am 19.10.2017].

richtet worden, das eine wirksame Dokumentation eben des Widerspruches erreichen soll. Es wird vom Österreichischen Bundesinstitut für Gesundheitswesen (ÖBIG) und der Vergiftungsinformationszentrale betrieben. Zum 31. Dezember 2014 waren 35.200 Personen dort mit ihrem Widerspruch registriert. Davon kamen 30.022 aus Österreich. Wenn wir bedenken, dass dies noch nicht einmal 0,5 % der Bevölkerung sind, wird die Inaktivität der Menschen deutlich. Ist eine Organentnahme angedacht, so muss dieses Register angefragt werden.[336]

Die Befürworter der Widerspruchlösung erhoffen sich eine höhere Zahl an Organspenden. Die meisten Länder, die eine solche Regelung haben, gewinnen hier in der Tat mehr Organe.[337] Die Stimmen der Befürworter konnten sich in Deutschland allerdings bisher nicht durchsetzen, da viele auf der anderen Seite auch ethische Bedenken gesehen haben; schließlich kann so eine große Unsicherheit entstehen, die die Spendenbereitschaft nur noch weiter sinken lässt.[338]

Die Argumente waren seinerzeit vielfältig. So wurde von Seiten der Befürworter einer Zustimmungsregelung argumentiert, dass Organspende zwar sinnvoll und nützlich ist. Diese „gute Tat" könne aber nicht per Gesetz verordnet werden. Auch wenn so anderen Menschen geholfen wird, ist dies keine Rechtfertigung dafür, in das Selbstbestimmungsrecht eines Menschen einzugreifen. Auf der anderen Seite wird gesagt, dass es nicht sein kann, dass Menschen sterben, die leben könnten. Dies lässt sich einfach lösen, wenn es eine Widerspruchslösung geben würde. Dann könnten Organe entnommen werden, wenn der Verstorbene zu Lebzeiten nicht ausdrücklich widersprochen hat und die Angehörigen keine Einwände haben. Auch für

---

336 https://www.help.gv.at/Portal.Node/hlpd/public/content/251/Seite.2510008. html [abgerufen am 24.2.2018].
337 https://www.bundestag.de/dokumente/textarchiv/2011/ 34841558_kw26_pa_gesundheit/205726 [abgerufen am 19.10.2017].
338 https://www.aerztezeitung.de/politik_gesellschaft/organspende/article/640480/ baek-widerspruchsloesung-organspende.html [abgerufen am 19.10.2017].

Ärzte würde ihre Arbeit leichter, wenn eine gesetzliche Änderung durchgeführt würde.[339] Diese Argumente wurden exemplarisch gewählt, um den Hauptkonflikt der beiden Auffassungen darzustellen.

87 % der Menschen, die die Organspende ablehnen, bevorzugen die Zustimmungsregelung. Im Gegensatz dazu sprechen sich 67 % derjenigen, die grundsätzlich für eine Organspende sind, für die Widerspruchsregelung aus.[340]

Heißt die Widerspruchlösung, dass es mehr Organspenden gibt? Diese Frage ist nicht wirklich leicht zu beantworten, da mit der Widerspruchslösung auch immer andere Änderungen verbunden waren, die das Gesamtergebnis beeinflusst haben. Es ist also nicht immer eindeutig erkennbar, worin der singuläre Einfluss der Widerspruchslösung liegt. Nach unterschiedlichen Untersuchungen wird durch die Einführung der Widerspruchslösung das Spendenaufkommen aber um 20 bis 30 % erhöht.[341] Neben der Widerspruchslösung beeinflussen andere Faktoren das Resultat. Dazu gehören auch die tödlichen Verkehrsunfälle, die Möglichkeiten überhaupt transplantieren zu können, die Höhe der Gesundheitsausgaben, die Bildung, aber auch die Religion.[342]

---

339 https://www.aerzteblatt.de/archiv/55819/Pro-und-Kontra-aus-der-DAe-Redaktion [abgerufen am 28.1.2018].

340 https://www.appinio.com/de/blog/organspende [abgerufen am 25.10.2018].

341 http://www.zeit.de/wissen/gesundheit/2018-01/organspende-deutschland-faq [abgerufen am 3.4.2018].

342 Rithalia A., McDaid, C., Suekarran, S., Myers L., Sowden A., (2009): Impact of presumed consent for organ donation on donation rates: a systematic review, PMC.

Interview mit Dr. Georg Nüßlein: „Es sind einfach zu wenige Spenderorgane, und auf Dauer werden wir unter diesen Bedingungen in Deutschland keine erfolgreiche Transplantationsmedizin halten können"

Dr. Georg Nüßlein

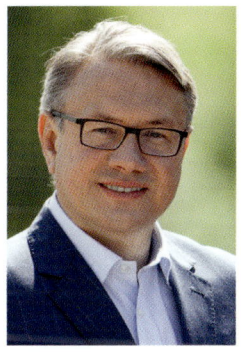

© Büro Nüßlein

Während ich das Manuskript zu diesem Buch beende, geht eine heftige Debatte durch das Land, die sich um das Für und Wider der Widerspruchlösung dreht. Angestoßen wurde diese Debatte von Dr. Georg Nüßlein. Der für die Gesundheitspolitik zuständige stellvertretende Unionsfraktionschef Georg Nüßlein fordert einen geradezu massiven Systemwechsel. Der schwäbische CSU-Politiker fordert nämlich eine doppelte Widerspruchslösung.[343,344]

HEIKO BURRACK: Wie soll die Widerspruchslösung genau ausgestaltet sein?

DR. GEORG NÜßLEIN: Im Moment denken wir über eine Lösung nach, bei der man selber einen Widerspruch formulieren kann. Wenn dieser nicht vorliegt, kann er auch von den Angehörigen ausgesprochen werden. Wie diese zweite

343 https://www.abendzeitung-muenchen.de/inhalt.wenn-man-nicht-widerspricht-cdu-mann-plant-jeder-ist-automatisch-organspender.2e03aadf-464d-43e8-8e5a-78580db84694.html [abgerufen am 10.9.2018].
344 https://georg-nuesslein.de [abgerufen am 10.9.2018].

Widerspruchsmöglichkeit konkret ausgestaltet werden soll – darüber wird noch intensiv zu diskutieren sein. Es ist sicherzustellen, dass die Widerspruchsmöglichkeit der Angehörigen rechtlich so gefasst wird, dass sie zum einen streng an den mutmaßlichen Willen des Verstorbenen gebunden ist. Zum anderen darf die heute geltende Entscheidungslösung nicht faktisch auf die Angehörigen verschoben werden und diese belasten. (Anmerkung: Das Interview hat am 10.9.2018 stattgefunden.)

BURRACK: Wie begründen Sie die Widerspruchslösung?

NÜßLEIN: Gehen wir von diesem Fundament aus, so müssen wir im nächsten Schritt unterstellen, dass jeder, der sich ein Organ in seinem eigenen Krankheitsfall wünscht, auch bereit sein sollte, seine Organe im Falle seines Hirntodes zu spenden. Spricht er sich gegen die Organspende aus, so sollte er seine Entscheidung auch entsprechend dokumentieren; er kann dann einer Organspende im Falle des Hirntodes widersprechen. Alle Menschen haben offensichtlich mit einer Spende kein Problem und stimmen dem zu.

Wie diese aktuelle Diskussion auch immer ausgeht, es besteht aus meiner Sicht kein Zweifel daran, dass wir eine schnelle Änderung benötigen. Die bisherigen Regelungen führen nicht zu ausreichend Organspenden, diese nehmen vielmehr ab. Es sind einfach zu wenige Spenderorgane, und auf Dauer werden wir unter diesen Bedingungen in Deutschland keine erfolgreiche Transplantationsmedizin halten können. Es kann auch nicht sein, dass wir ständig aus anderen Eurotransplant-Ländern Organe nach Deutschland importieren.

BURRACK: Werden auch neben der Frage der Widerspruchslösung die Defizite in den Krankenhäusern angegangen?

NÜßLEIN: Wir müssen in jedem Falle zweigleisig vorgehen. Es kann nicht sein, dass in den Kliniken aus Ressourcenknappheit nicht nach den Organen der Toten gefragt wird. Hier müssen wir helfen, und dies können wir auf dem üblichen parlamentarischen Weg tun. Der Bundesgesundheitsminister hat hier bereits gute Vorschläge gemacht. Bei der Frage der Widerspruchslösung werden wir die Diskussion und die Abstimmung offen, ohne Fraktionszwang, angehen müssen. Hier ist es schwer zu sagen, wie das Ergebnis am Ende der Beratungen aussehen wird.

BURRACK: Neben organisatorischen Fragen im Krankhaus und der Widerspruchslösung können wir auch über die Spende nach einem Kreislaufstillstand nachdenken. Wie ist Ihre Meinung hierzu?

NÜßLEIN: Nach meinem Dafürhalten haben wir mit der Widerspruchslösung und den Klinikfragen mehr als genug zu tun. Über eine Spende nach Kreislaufstillstand denkt im Moment – und auch in der Zukunft, die wir überblicken wollen – niemand nach.

BURRACK: Vielen Dank für das Gespräch!

Was heißt Non-Heart-Beating-Donor (NHBD)?

Zu den gesetzlichen Rahmenbedingungen gehört auch die Frage, wann überhaupt eine Organspende stattfinden soll. In Deutschland ist eindeutig und klar geregelt, dass eine Organspende erst nach dem Hirntod durchgeführt werden darf. In einigen Ländern, dazu gehören zum Beispiel Österreich, die Schweiz, die Niederlande, Spanien, Belgien und die USA, ist dies aber auch früher möglich. Zeigt dort das EKG über einen definierten Zeitraum, der von Land zu Land unterschiedlich ist, eine Null-Linie, ist also während dieser Zeit, keine Herzaktivität sichtbar, kann danach mit der Organentnahme begonnen werden.[345] Wie der Hirntod nach Kreislaufstillstand bestätigt wird, ist ebenfalls länderspezifisch geregelt. Hierzu kommen neben einem EEG auch Ultraschallaufnahmen in Frage. Es wurde schon mehrfach angemerkt, dass ein mehrminütiger Kreislaufstillstand unweigerlich zum Hirntod führt. Daher sind Hirntod und Kreislauftod keine Gegensätze, vielmehr unterscheiden sie sich nur in der Reihenfolge der Ereignisse. Akzeptieren wir die Spende nach Kreislaufstilstand, dann können mehr Menschen ihre Organe spenden. Damit steigt natürlich das Potenzial.[346,347] In Großbritannien wurde vom 31. März 2017 bis zum gleichen Datum des nächsten Jahres 1547 Organspenden von Toten erzielt; dies waren damit so viele wie nie zuvor. Davon waren 955 hirntot und 619 hatten einen Kreislaufstillstand.[348] Blicken wir in die USA so kommen dort 8 % der postmortalen Organspenden von Menschen mit Kreislaufstillstand. In der Schweiz sind dies 11 %. Fachleute gehen davon aus, dass sich die Anzahl der Transplantationen um 25 bis 42 % erhöhen lässt. Die Organe von Spendern mit Kreislaufstillstand starten oft verzögert, über längere Zeit

---

345 https://www.aerzteblatt.de/archiv/59810/Non-Heart-Beating-Donors-Herztote-Organspender [abgerufen am 17.10.2017].

346 Ridley u. a: UK guidance for non-heart-beating donation, In: British Journal of Anaesthesia 95 (5)/2005: S. 592–5

347 Hetz (o. J.): Organspende nach Kreislaufstillstand, Präsentation.

348 https://nhsbtdbe.blob.core.windows.net/umbraco-assets-corp/11628/transplant-activity-report-2017-2018.pdf [abgerufen am 8.8.2018].

funktionieren sie aber ebenso gut, wie die von postmortalen Spendern.[349] Es versteht sich, dass auch in diesem Falle die Organspender und deren Angehörigen mit der Spende einverstanden sein müssen.

In der Schweiz allerdings gibt es bereits die Möglichkeit der Organspende beim Stillstand des Kreislaufs und nach diagnostiziertem Hirntod. Dazu heißt es in der entsprechenden Richtlinie:[350]

3.2.2. Tod nach anhaltendem Kreislaufstillstand

Der Tod nach anhaltendem Kreislaufstillstand ist durch den irreversiblen Ausfall der Funktionen des Hirns einschliesslich des Hirnstamms definiert. Er tritt durch die anhaltende Unterbrechung der Durchblutung des Gehirns ein. Nach Feststellung des Kreislaufstillstands (fehlende Herzaktivität) mittels transthorakaler Echokardiographie (TTE) 21 im 4-Kammer-Blick in der subxiphoidalen Einstellung – oder mittels transösophagealer Echokardiographie (TEE) – und nach einer anschliessenden Wartezeit von mindestens 5 Minuten 22 ohne Durchführung von Reanimationsmassnahmen werden die nachfolgenden sechs klinischen Zeichen geprüft; diese müssen kumulativ vorhanden sein.

1. komatöser Zustand (areaktive Bewusstlosigkeit);

2. beidseits mittelweite bis weite, auf Licht nicht reagierende Pupillen;

3. Fehlen der vestibulo-okulären Reflexe (VOR);

4. Fehlen der Kornealreflexe;

5. Fehlen zerebraler Reaktionen auf schmerzhafte Reize;

6. fehlende Reflexantwort auf tracheale und pharyngeale Reize.

---

349 https://www.aerzteblatt.de/archiv/59810/Non-Heart-Beating-Donors-Herztote-Organspender [abgerufen am 8.2.2018].
350 https://www.schweiz-mitte.ch/fileadmin/documents/Richtlinien-SAMW-Feststellung-Tod-Organentnahme.pdf [abgerufen am 18.10.2018].

Der Apnoetest als Zeichen einer fehlenden Spontanatmung (siebtes klinisches Zeichen nach Ziff. 3.2.1.) erübrigt sich, da die 5-minütige beatmungsfreie Wartezeit ohne das Wiedereinsetzen der Spontanatmung einen hinreichenden Beweis für deren Abwesenheit darstellt. Die klinische Untersuchung erfolgt gemeinsam durch zwei dafür qualifizierte Fachärzte (Vier-Augen-Prinzip); einer der Untersucher darf nicht direkt in der Betreuung des Patienten involviert sein. Der behandelnde Arzt ist – sofern er nicht einer der beiden beurteilenden Fachärzte ist – in die Beurteilung einzubeziehen.

Die folgende Tabelle 9 zeigt die aktuelle Entwicklung für das Eurotransplant-Gebiet, was die Spende nach einem Kreislaufstillstand angeht.[351] Bei quasi allen Organen sehen wir einen kontinuierlichen Anstieg der Spender.

TAB. 9: SPENDE BEI KREISLAUFSTILLSTAND

	2008	2009	2010	2011	2012	2013	2014	2015	2016	2017
Niere	200	243	191	306	329	353	321	385	330	360
Niere en bloc	1	3	1	1	3	2	3	1	1	4
Ein Lungenflügel	4	4	1	2	8	10	1	3	5	6
Lungen	12	29	25	42	41	50	37	58	60	56
Leber	46	69	39	81	88	100	98	126	115	128
Leber und Niere	1		3	3			3	5	3	3
Pankreas					1			2	2	
Pankreas und Niere				4	1	2	4	9	6	8
Pankreas Inselzellen	7	2		8	12	6	5	20	6	7

351 http://statistics.eurotransplant.org/index.php?search_type=&search_organ=liver&search_region=All+ET&search_period=by+year&search_characteristic=&search_text [abgerufen am 1.2.2018].

(FORTSETZUNG)

	2008	2009	2010	2011	2012	2013	2014	2015	2016	2017
Lungen und Niere								1		
Total	271	350	260	448	482	523	472	610	528	572

Quelle: Eurotransplant.

In der Schweiz gab es im Jahre 2017 bis zum Ende des dritten Quartals insgesamt 78 DBD-Spender und 27 DCD-Spender. DBD steht dabei für „Donation after brain death", also für den Hirntod. Mit DCD kürzen wir „Donation after cardiac death" ab, also den Tod nach Kreislaufstillstand. Dieser Begriff wird wie das schon bekannte „Non-Heart-Beating-Donation" genutzt. Die durchschnittliche Wartezeit ist gestiegen und beträgt nun knapp drei Jahre (genau 1067 Tage im dritten Quartal des Jahres).[352] Wenn wir bedenken, dass wir uns in Deutschland bei Patienten mit der Blutgruppe Null eher bei zehn Jahren Wartezeit bewegen, sprechen diese Zahlen für sich.

---

352 https://www.swisstransplant.org/fileadmin/user_upload/Infos_und_Material/ Statistiken/Quartalszahlen/Kennzahlen_zur_Organspende_17_3.pdf [abgerufen am 8.8.2018].

Stefan Regenscheit über die Organspende nach Kreislaufstillstand: „Es kann mehr Empfängern mit einer Transplantation geholfen werden, da mehr Organe zur Verfügung stehen"

Stefan Regenscheit

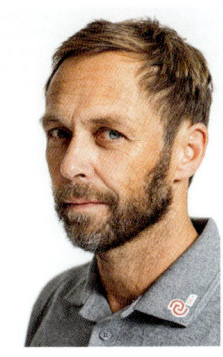

© DCA

Im folgenden Gespräch unterhalte ich mich über die Organspende nach Kreislaufstillstand mit bestätigtem Hirntod (DCD). Da die DCD in Deutschland nicht gestattet ist, spreche ich mit Stefan Regenscheit, der – nach der Arbeit auf diversen Intensivstationen – als Transplantationskoordinator tätig ist. Er arbeitet seit dem Jahre 2011 als zertifizierter European Transplant Coordinator in der Funktion eines Organspendekoordinators am Universitätsspital in Zürich.[353,354]

HEIKO BURRACK: Unter welchen Voraussetzungen wird bei Ihnen die Organspende nach Kreislaufstillstand durchgeführt?

STEFAN REGENSCHEIT: Es muss feststehen, dass dieser Patient eine infauste Prognose hat. Es besteht also keine Chance mehr auf Heilung oder Besserung. Vielmehr wird dieser Mensch mit größter Wahrscheinlichkeit sterben; wenn er überleben sollte, so wird er schwerstpflegebedürftig sein. Darüber muss es bei allen an der Behandlung beteiligten Kollegen eine

353 http://www.3sat.de/mediathek/?mode=play&obj=67064 [abgerufen am 8.8.2018].
354 https://www.swisstransplant.org/fileadmin/user_upload/Events/Wintersymposium/LenherrRenato_DCD_ SichtIntensivmediziner.pdf [abgerufen am 8.8.2018].

übereinstimmende Meinung geben. Erst wenn dieser Konsens gegeben ist, prüfen wir, ob Kontraindikationen ausgeschlossen werden können. Wenn diese nicht vorliegen, reden wir mit den Angehörigen und fragen sie nach einer Organspende. Der Staatsanwalt muss bei sogenannten außergewöhnlichen Todesfällen, darunter versteht man zum Beispiel den Verdacht auf Suizid oder einen Unfall, auch die Freigabe zur Spende erteilen. Dies gilt sowohl beim DBD als auch DCD. Natürlich muss auch bei dem sterbenden Patienten entweder eine schriftliche Einwilligung zur Organspende vorliegen, oder die Angehörigen müssen bestätigen, dass der Patient seine Organe im Todesfalle spenden wollte. Die Angehörigen willigen also stellvertretend ein. Von entscheidender Bedeutung (auch juristisch) ist unabhängig von der Zustimmung zur Organspende gerade bei DCD-Spenden, die Zustimmung zu den „vorbereitenden Maßnahmen". Dies sind im Wesentlichen die Fortsetzung der intensivmedizinischen Maßnahmen und die organevaluierenden Untersuchungen. Im Unterschied zum DBD-Spender werden diese Maßnahmen beim noch nicht Verstorbenen durchgeführt und bedürfen deshalb separater Zustimmung.

BURRACK: Worin sehen Sie die Vorteile dieser Spende?

REGENSCHEIT: 1. Es kann mehr Empfängern mit einer Transplantation geholfen werden, da mehr Organe zur Verfügung stehen. Wegen der Schädigung des Herzmuskelgewebes nach Kreislaufstillstand werden aktuell die Herzen von DCD-Spendern in der Schweiz nicht transplantiert. Bei Lungen, Lebern und Nieren kann mittels Ex-Vivo-Perfusion die Schädigung durch die warme Minderdurchblutung teilweise aufgehoben werden.

2. Selbst wenn der Hirntod nicht primär festgestellt werden kann, besteht die Möglichkeit, dem Spenderwunsch zu entsprechen.

3. Wir ermöglichen Angehörigen, den Sterbenden bis zum Herzstillstand zu begleiten. Das tiefe Bedürfnis nach Nähe kann gedeckt werden. Der Tod ist miterlebbar, die Veränderungen während des Sterbens, wie Atem-, Herz-

stillstand und Veränderung der Hautfarbe, vermitteln ein reales Todesverständnis, im Gegensatz zum schwer fassbaren beim primären Hirntod.

BURRACK: Wie ist das weitere Prozedere?

REGENSCHEIT: Liegt die Einwilligung vor, und ist es klar, dass der Patient nicht überleben wird, müssen wir zunächst abwägen, ob bei diesem Patienten der Hirntod innerhalb 48 Stunden eintreten kann. Dies ist u. a. abhängig vom Ausmaß, Art und Lokalisierung der Hirnschädigung. Soll eine DCD-Spende realisiert werden, ist ein weiterer entscheidender Aspekt die möglichst genaue Einschätzung des Zeitintervalls zwischen Therapierückzug bis Herzstillstand. Da alle Organe nach dem Therapierückzug – je länger umso mehr – geschädigt werden, ist dieses Intervall auf max. 120 Minuten begrenzt. Für Lunge, Leber und Bauchspeicheldrüse gelten kürzere warme Ischämiezeiten. Können diese Fristen nicht eingehalten werden, nehmen die Organe einen zu großen Schaden.

Bei einer DCD-Spende wird der Patient dann beatmet, kreislaufunterstützt und vollständig monitorisiert in den Operationssaal gebracht, der immer abgedunkelt ist; auch Kerzen können angezündet werden. Echte Kerzen sind wegen Explosionsgefahr streng verboten. Wir nutzen daher elektrische Teelichter. Die Angehörigen können sich dann neben den Patienten setzen und ihn selbstverständlich auch berühren. Im nächsten Schritt beginnt der Therapieabbruch. Die künstliche Beatmung wird abgesetzt und ebenso die kreislaufunterstützenden Medikamente. Die Schmerz- und Schlafmedikamente werden individuell und analog zum Therapierückzug auf der Intensivstation und nach Vorgabe des behandelnden Intensivmediziners weiter verabreicht. Der Zusammenbruch des Kreislaufes setzt meist nach wenigen Minuten ein. Bis zum Herzstillstand, der per Ultraschall dokumentiert werden muss, können noch mehrere Minuten vergehen. Die Angehörigen verabschieden sich nun letztmalig und verlassen dann in Begleitung eines Caregivers den Operationsaal. Danach beginnt eine fünfminütige No-Touchtime, in der jegliche Therapie und Maßnahmen unterbleiben. Dieser Zeitraum betrug bis November 2017 noch zehn Minuten und ist jetzt aufgrund internationaler Erfahrungen und Standards von der Schweizerischen Akademie der Medizinischen Wissenschaften um die Hälfte reduziert worden. Wir haben den Prozess mit einer Hirntoddiagnostik abzuschließen, bei der alle Hirnstammreflexe, außer dem Apnoetest, überprüft werden. Die klinische Hirntoddiagnostik wird von erfahrenen Ärzten innerhalb weniger Minuten durchgeführt. Erst danach betreten die chirurgischen Kollegen den Operationssaal, und es beginnt die Explantation.

Bei der Explantation nutzen Kritiker häufiger Wörter wie Ausschlachten und dergleichen. Ich finde dies extrem unpassend. Es ist schlicht eine sehr große Operation, bei der das gesamte Blut den Körper verlässt. Dies wird aber aufgefangen. Nur erfahrene Chirurgen führen mit größter Sorgfalt diese Eingriffe durch. Es ist unser Gebot, den Toten ebenso würdig zu behandeln, wie dies auch bei der Operation mit einem lebenden Patienten passiert.

BURRACK: Vielen Dank für das Gespräch!

Welche Rolle hat der Transplantationsbeauftragte?

Wie wird in einem Krankenhaus eigentlich die Organspende organisiert? Wer kümmert sich eigentlich darum, dass potenzielle Organspender als solche identifiziert werden und wer organisiert dann eine mögliche Spende auch tatsächlich? Heute ist dies die Aufgabe des Transplantationsbeauftragten. Bevor diese Position geschaffen wurde, wurde das Problem immer deutlicher, dass sich die Ärzte der Intensivstation nicht mehr ausreichend mit diesen Fragen beschäftigen: Die Ursachen hatten meistens zeitliche Gründe.[355] Außerdem haben andere Länder gezeigt, wie wichtig und wirkungsvoll eine entsprechende Position sein kann. Spanien wird hier immer wieder als großes Vorbild angeführt.

Mit dem überarbeiteten Transplantationsgesetz des Jahres 2012 müssen nun also alle Krankenhäuser, in denen eine Organspende möglich ist (dazu muss es eine Intensivstation geben) einen Transplantationsbeauftragten bestellen. Natürlich müssen die entsprechenden Ärzte fachlich qualifiziert sein. Auch eine Freistellung wird angesprochen. Wie dies aber genau funktionieren soll, bestimmt nicht das Bundesgesetz, vielmehr wird dies durch spezifisches Landesrecht umgesetzt.[356] Hier treten schon die ersten großen Probleme zu Tage: Landesgesetze müssen ausformuliert und beschlossen werden. Das braucht Zeit und wenn es denn geschehen ist, sagen die Vorschriften alles und nichts aus. Ein Beispiel:

Gerade in großen Krankenhäusern wird ein Transplantationsbeauftragter dann richtig gut arbeiten können, wenn er dafür freigestellt wird, sich also dieser Aufgabe ausschließlich oder zumindest teilweise vollständig widmen

---

355 https://www.pharmazeutische-zeitung.de/index.php?id=38261 [abgerufen am 11.10.2017].

356 https://www.dso.de/organspende-und-transplantation/gesetzliche-grundlagen/ausfuehrungsgesetze-der-laender.html [abgerufen am 11.10.2017].

kann. In Sachsen – und dies gilt für fast alle anderen Bundesländer – wird so oder so ähnlich formuliert, hier aber so wachsweich, dass praktisch nichts geschehen wird:

> Transplantationsbeauftragte sind für ihre Tätigkeit und ihre Fortbildung im erforderlichen Umfang freizustellen.[357]

Eine ganz ähnliche Formulierung wird in Brandenburg benutzt:

> Die Transplantationsbeauftragten sind für die Wahrnehmung ihrer Aufgaben nach dem Transplantationsgesetz sowie nach dieser Verordnung von weiteren ärztlichen oder pflegerischen Aufgaben unter Fortzahlung des Gehaltes insoweit freizustellen, wie es zur ordnungsgemäßen Durchführung dieser Aufgaben erforderlich ist. Die ärztliche Leitung des Entnahmekrankenhauses hat dafür Sorge zu tragen, dass die oder der Transplantationsbeauftragte ihre oder seine Aufgaben nach dem Transplantationsgesetz oder nach dieser Verordnung ordnungsgemäß wahrnehmen kann.[358]

Was heißt das in der Praxis? Transplantationsbeauftragte können zum Beispiel 25 % ihrer Arbeitszeit für die Transplantation nutzen. Dies heißt aber faktisch, dass der Arzt jetzt nicht 100 %, sondern 125 % zu arbeiten hat.[359]

Wie wirkungsvoll eine entsprechende Position ist, zeigt sich letztendlich an den Befugnissen der Transplatationsbeauftragten. Hier kommen erstaunliche Dinge zu Tage. So heißt es für Transplantationsbeauftragte in Brandenburg:

---

357 https://www.revosax.sachsen.de/vorschrift/1950-Saechsisches-Transplantations-ausfuehrungsgesetz#p2 [abgerufen am 13.10.2017].

358 https://bravors.brandenburg.de/verordnungen/tpgdv_2016# [abgerufen am 13.10.2017].

359 Aus einem vertraulichen Gespräch.

> [...] der jederzeitige Zutritt zu den Intensivstationen ist der oder dem Transplantationsbeauftragten zu gewähren. Soweit es für die Realisierung einer Organ- und Gewebespende erforderlich ist, ist dieser oder diesem zudem Einblick in die Krankenakten von Personen zu ermöglichen, die als Spenderin oder Spender von Organen geeignet sind.[360]

In der Bayrischen Verordnung sind die Befugnisse noch allgemeiner gehalten:

> [...] Dabei ist insbesondere sicherzustellen, dass
>
> [...] Transplantationsbeauftragte Zugang zu allen für die Organspende relevanten Bereichen des Krankenhauses haben,[361]

Die Beispiele lassen sich beliebig weiterführen. Kurz und gut: Die eigentlich gut gemeinte Idee, einen Transplantationsbeauftragen bestellen zu müssen, scheitert an der mangelnden Ausgestaltung der Landesgesetze. Die Transplantationsbeauftragen haben am Ende des Tages den gleichen Status wie er auch vielen Datenschutzbeauftragten anheftete: Es muss zwar eine Person mit einer solchen Funktion geben, aber zu sagen haben diese Menschen eigentlich nichts. Deswegen übernimmt diesen Job jemand, der gerade Zeit hat. Was ein Transplantationsbeauftragter wirklich erreicht hat, ist dann eigentlich auch nicht wichtig. Hauptsache, die Verantwortlichen haben dem Gesetz genüge getan. Für die Erfolge interessiert sich eigentlich niemand. Genauso sind auch die Ausführungen der Länder beschrieben: Ohne zwingende Freistellung zumindest in den großen Häusern, ohne eindeutige Kompetenzdarstellung, ohne wirkliche Durchgriffsrechte. Wenn dann Trans-

---

360 https://bravors.brandenburg.de/verordnungen/tpgdv_2016 [abgerufen am 13.10.2017].

361 http://www.gesetze-bayern.de/Content/Document/BayAGTTG-6 [abgerufen am 13.10.2017].

plantationsbeauftragte doch erfolgreiche Arbeit leisten, ist das einzig und alleine ihrem Eifer und ihrem Engagement zu verdanken. Weil sie mehr arbeiten und das natürlich kostenfrei, sind sie erfolgreich. Wir müssen allerdings feststellen, dass es hier auch Ausnahmen gibt, wo zum Beispiel gerade die Freistellung gut gelöst wurde. Dies ist in Bayern durchaus gelungen. Hier gibt es die allgemeine Formulierung:

> (1) Die Transplantationsbeauftragten sind so weit freizustellen, wie es zur ordnungsgemäßen Durchführung ihrer Aufgaben erforderlich ist.[362]

Für Transplantationszentren ist der Transplantationsbeauftragte vollständig freizustellen. Die Freistellung in allen anderen Entnahmekrankenhäusern richtet nach der Anzahl der Intensivbehandlungsbetten. Bei bis zu zehn Betten ist dies 0,1 des Stellenanteils. Dies steigert sich um 0,1 Stellenanteil je 10 Intensivbehandlungsbetten.

Die Schaffung einer solchen Funktion war sicherlich sinnvoll, die Ausgestaltung aber ein ebenso großer Misserfolg. Damit sich dies ändert, müssen die entsprechenden Ärzte gerade in den großen Krankenhäusern für ihre Tätigkeit freigestellt werden. Zahnlose Löwen erlegen keine Beute. Wie wichtig ein Transplantationsbeauftragter sein kann und wie gering seine Bedeutung heute ist, zeigt sich in einer Studie, in der sich die Forscher retrospektiv alle Patienten angeschaut haben, die nach einer akuten schweren Hirnschädigung – alle wurden maschinell beatmet – auf einer Intensivstation verstarben; sie wurden der Organisationszentrale Nordost der DSO in den Jahren 2001 bis 2010 gemeldet.

Von den 5988 gemeldeten Patienten wurde eine Hirntoddiagnostik bei 3023 eingeleitet und der Hirntod bei 2592 Menschen festgestellt. Alle anderen Patienten starben nach einem finalen Herzstillstand. Die Hirntoddiagnostik wurde nun aber unterschiedlich oft durchgeführt. Dies wurde von unter-

---

362 http://www.gesetze-bayern.de/Content/Document/BayAGTTG-8 [abgerufen am 24.02.2018].

schiedlichen Bedingungen beeinflusst: Lagen medizinische Kontraindikationen für eine postmortale Organspende vor, war das Patientenalter über 69 Jahre, gab es sekundäre Hirnschädigungen, oder wurde die Behandlung in einem Krankenhaus ohne neurologische und ohne neurochirurgische Fachabteilung vollzogen, wurde die Hintoddiagnostik seltener durchgeführt. Starb der Patient an einem Wochenende oder Feiertag, führten sie ebenso seltener eine Hirntoddiagnostik durch. Konsiliarärzte nutzen apparative Zusatzdiagnostik deutlich mehr als Ärzte aus dem betreffenden Krankenhaus. Diese Studie zeigt, dass zum einen Transplantationsbeauftragte alle potenziellen Hirntoten viel besser überbrücken können. Sie können aber zum anderen auch dafür sorgen, dass die geeigneten Ärzte die Hirntoddiagnostik durchführen.[363]

---

363   Hoffmann/Masuhr: Zugang zur Hirntoddiagnostik, In: Der Nervenarzt, 12/2014.

Was sich ändern muss, damit die Spendenquote steigt

Berichterstattung der Medien

Nichts ist gegen eine kritische Berichterstattung einzuwenden. Diese ist notwendig, gut und unabdingbar. Die Frage ist aber, wie Journalisten diese formulieren: Geht es um eine Verbesserung des Systems oder um die nächste heiße Geschichte. Genau diesen Eindruck habe ich allzu oft. Journalisten müssen sich darüber bewusst sein, dass ihre Geschichte das Leben von Menschen zu einem Ende bringen kann. Journalisten sollten sich darüber im Klaren sein, dass es eine Verbindung ihrer einseitig negativen Berichterstattung und der öffentlichen Meinung zum System der Organtransplantation gibt. Dies gilt speziell für besonders sensible Themenfelder wie Organhandel, Hirntod oder Fairness der Organverteilung. Dazu ein Beispiel: Im Jahre 1980 wurde zur besten Sendezeit in England über die Validität des Hirntodes berichtet. Es brauchte 15 Monate, um wieder die alten Spendenzahlen zu erreichen.[364]

Was für die negativen Effekte gilt, hat natürlich auch seine Berechtigung für die positive Seite. Bekannt ist dabei der „Nicholas Green Effect". Der sieben Jahre alte Nicholas Green aus Kalifornien verbrachte seinen Urlaub in Italien mit seiner Familie. Er wurde von Gangstern im Jahre 1994 ermordet. Da seine Eltern der Organspende zustimmten, konnten sieben Italiener Organe von ihm erhalten. Die Eltern sprachen über dieses Ereignis offen und ohne Bitterkeit und erreichten so die Herzen sehr vieler Menschen. Als Ergebnis konnte die Anzahl der Organspenden in ganz Italien verdreifacht werden.[365,366]

---

364 Organ shortage: current status and strategies for improvement of organ donation – A European
     consensus document (2017): EDQM.
365 https://nicholasgreen.org [abgerufen am 8.4.2018].
366 https://www.youtube.com/watch?v=RpxlUxt8KNM [abgerufen am 8.4.2018].

TIPP

Bekannt wurde auch der Film „Das Herz von Jenin". Dieser Dokumentarfilm erzählt die Geschichte des Palästinensers Ismail Khatib. Er wurde von israelischen Soldaten erschossen, und seine Organe an israelische Kinder gespendet. Als Ergebnis entstand unter anderem das Projekt Cinema Jenin, das sich mittlerweile zu einem der größten Social Entrepreneurship-Unternehmen des Westjordanlands gemausert hat.

Prüfung, Mindset und Finanzierung

Das Verhalten der Ärzte muss überprüft werden – und zwar regelmäßig. Eine transparente Veröffentlichung versteht sich von selbst. Nur über dieses Feedback sind Ärzte noch stärker gezwungen, sich an Protokolle und Vorschriften zu halten. Überprüft man hier nicht regelmäßig, setzt eine „Es wird schon gut gehen-Mentalität" ein. Vor diesem Hintergrund ist es sicherlich richtig, dass Kommissionen zur Prüfung eingerichtet wurden. Schwierig ist daran allerdings, dass diese Berichte mit mehrjähriger Verzögerung veröffentlicht werden. Nach fünf Jahren haben sicherlich einige Verantwortliche ihren Job gewechselt oder es hat andere Veränderungen gegeben. Hier ist es sicherlich besser und sinnvoller den zeitlichen Abstand deutlich zu verringern.

Transplantationen kommen auch deswegen nicht zustande, weil die Ärzte gerade in den Krankenhäusern daran nicht denken oder nicht denken wollen. Dies gilt gerade für kleine Kliniken, in denen eine Entnahme eine Rarität ist. Hier, also in den Kliniken, die zwar eine Intensivstation haben, aber keine neurologische, passiert dies vielleicht einmal im Jahr. Wenn ein Ereignis eine solche Ausnahme ist, warum sollen die Mediziner dann die Mühen einer Hirntoddiagnostik auf sich nehmen, die die Klinikroutine stört und Betten belegt? Hinzu kommt noch die anschließende Explantation. Ärzte von einem anderen Krankenhaus stören zusätzlich die Routine. Sie haben keinerlei sichtbaren Gewinn aus einer solchen Anstrengung, die dazu noch mit viel

Aufwand verbunden ist. Um hier mögliche Spender zu gewinnen, muss es ein Umdenken in den Köpfen der Menschen geben.

Nicht immer wird eine Explantation kostendeckend ausgeführt. Sie ist meist kostendeckend, wenn es nur um die Kosten für die reine Explantation geht. Sind aber noch weitere Untersuchungen notwendig, um die Qualität der zu spendenden Organe herauszufinden und sicherzustellen, ist dies ein defizitäres Geschäft für das Entnahmekrankenhaus. Dies muss sich ändern. Das gilt auch für die Frage, ob man einen Hirntoten noch weiter auf einem Intensivbett betreuen soll, wo doch dieses für einen anderen Patienten gebraucht wird.

Wenn der nicht vollständig freigestellte Transplantationsbeauftragte viel Arbeit und Zeit benötigt, so muss auch dies honoriert werden. Auch das passiert derzeit nicht. Aus Spanien wissen wir, dass die Arbeit des Koordinationsteams bei einer erheblichen Arbeitsbelastung anerkannt und honoriert werden muss. Dies gilt für die Bezahlung, aber auch für die Wertschätzung, die zum Beispiel die Krankenhausverwaltung der Transplantationskoordination entgegenbringt. Ein weiterer wichtiger Aspekt sind die Aufstiegsmöglichkeiten, die dem Transplantationsbeauftragten offenstehen. Auch davon kann in Deutschland im Moment keine Rede sein.

Transplantationsbeauftragter

Die Rolle des Transplantationsbeauftragten wurde in Deutschland eingeführt, weil mit den Kollegen in Spanien sehr gute Erfahrungen wurden. Allerdings ist die Rolle von Transplantationsbeauftragten in Deutschland nicht annähernd so gut ausgestattet. Genau deswegen muss der Beauftragte mehr Befugnisse bekommen und diese müssen eindeutiger definiert werden. Das gilt besonders für seine Freistellung. Die Bayrische Umsetzung geht hier den richtigen Weg, indem die Freistellung von der Anzahl der Intensivbetten abhängig gemacht wird. Dass das nicht in allen anderen Bundesländern auch passiert, ist nicht zuletzt eine Kostenfrage, da diese bei einer konsequenten Freistellung steigen könnten.

Kommt es zu einer Organspende, so ist das Prozedere standardisiert: Das Krankenhaus, in dem der mögliche Spender liegt, nimmt Kontakt mit der DSO als koordinierende Institution auf. An Hand dieser Kontaktquote können die Forscher also erkennen, ob die Aktivität der Kliniken, was die Organspende angeht, zu- oder abgenommen hat. Sehen sie hier ein Plus, so werden mehr potenzielle Organspender gemeldet. Schauen wir uns an, wie sich die Anzahl der möglichen Donatoren in den letzten Jahren entwickelt hat, kommen wir zu dem Ergebnis, dass es in den Jahren 2010 bis 2015 eine Zunahme um 13,9 % gegeben hat. Eine vergleichbare Entwicklung finden wir in anderen Ländern, wie in England oder den USA. Dem steht natürlich gegenüber, dass die Anzahl der tatsächlichen Organspender abgenommen hat. Die Abnahme der tatsächlich vorhandenen Spender liegt also nicht an der Anzahl der potenziell möglichen Spender. Wir können eine generelle Abnahme der organspendenbezogenen Kontakte in Deutschland von 2010 bis 2015 um 18,7 % beobachten. Beziehen wir die tatsächliche Zunahme der möglichen Spender mit ein, nahm die Kontaktquote sogar um 28,7 % ab. Schauen wir uns nur die Universitätskliniken an, also die Krankenhäuser, in denen besonders viele Spender möglich sind, stellt sich die Entwicklung noch dramatischer dar. Hier hat die Kontaktquote zwischen 2010 und 2015 sogar um 34,1 % abgenommen.

Werfen wir einen Blick auf die Kontaktquote in den neuen Bundesländern, so ist diese weniger stark abgefallen, als wir dies in den alten Bundesländern finden. Abschließend zitiere ich nochmals aus der Studie:

> „Betrachtet man jedoch die Anzahl an Organspenden, die hätten realisiert werden können, wenn alle möglichen Organspender konsequent gemeldet worden wären, so wird offensichtlich, dass eine Steigerung der Organspenden vor allem durch eine verbesserte Erkennung und Meldung von möglichen Organspendern erreichbar ist."[367]

Der Transplantationsbeauftragte sollte zusammen mit seinem Team für alle Fragen von Kollegen im Krankenhaus ein offenes Ohr haben und Unterstützung bei der Lösung möglicher Probleme anbieten. Die Teammitglieder sind die Problemlöser und Unterstützer für sämtliche Aspekte rund um die

---

367 Schulte u. a.: Decline in organ donation in Germany — a nationwide secondary analysis of all inpatient cases. In: Dtsch Arztebl Int 115/2018, S. 463–468.

Organspende und Transplantation. Das Team sollte im ganzen Krankenhaus bekannt sein und als Ansprechpartner für alle Probleme und Bedenken im Zusammenhang mit der Organspende zur Verfügung stehen. Es bedarf also einer Integration des Transplantationsbeauftragten in das gesamte Haus. Dazu gehören auch die Beziehungen zur Klinikleitung. Die Rolle des dazu manchmal noch unbekannten Einzelkämpfers ist total sinnvoll.

Der Transplantationsbeauftragte sollte auch über viel Erfahrung verfügen. Außerdem sollte hier eine gewisse Kontinuität vorliegen, da Erfahrung in allen Phasen des Organspendeprozesses eine wesentliche Rolle spielt. Dies gilt gerade bei der Einholung der Zustimmung zur Organspende im Angehörigengespräch.[368]

Sowohl der Transplantationsbeauftragte, aber speziell auch die Mitarbeiter der Intensivstation müssen kontinuierlich weitergebildet werden. Nur so wird erreicht, dass alle potenziellen Organspender auch erkannt werden. Eben diese Schulungen erreichen auch das oben angesprochene Mindset.

Die Fortbildungen zur Organspende und Transplantation für Krankenhausmitarbeiter dürfen allerdings nicht auf die Intensivstationen beschränkt bleiben. Diese Fortbildungsmaßnahmen sollten systematisch alle ärztlichen und nichtärztlichen Mitarbeiter der entsprechenden Abteilungen einbeziehen. Ein Schwerpunkt der Fortbildungen sollte dabei auf dem Sterbeprozess und der Trauerbegleitung von Angehörigen liegen.

Für den erfolgreichen Abschluss einer möglichen Organspende ist es wichtig, dass das Koordinationsteam volle Entscheidungsbefugnisse hat; dies muss für den gesamten Prozess gelten. Idealerweise sollte das Koordinationsteam an der Entscheidung zur Verlegung eines möglichen Spenders auf die Intensivstation beteiligt sein und befugt sein, die notwendigen Tests anzufordern, OP-Zeiten zu buchen usw. Die Aufgabenverteilung innerhalb des Koordinationsteams richtet sich nach dessen Zusammensetzung. Wenn

---

368 Nationale Organisation für Transplantation (ONT, 2011), Good Practice Richtlinien im Organspendeprozess.

das Team aus einem Arzt und einer Pflegekraft besteht, übernimmt der Arzt die klinischen Aufgaben, während sich die Pflegekraft um die logistische Abwicklung kümmert.

Der Transplantationsbeauftragte sollte regelmäßig sowohl die Patienten auf der Intensivstation, aber auch mögliche andere Patienten mit schwerer Hirnschädigung, die nicht auf der Intensivstation liegen, besuchen. Hierdurch wird die Kommunikation gefördert und den Ärzten und Pflegekräften wird so immer wieder ins Bewusstsein gerufen, dass sie einen wichtigen Beitrag zur frühzeitigen Identifizierung und Verlegung möglicher Organspender auf die Intensivstation leisten. In Deutschland liegen keinerlei Informationen vor, ob und in welcher Frequenz dies hier passiert.

Der Kreis schließt sich, wenn ein regelmäßiges Feedback zu den Organspenden an die einschlägigen Abteilungen stattfindet. Um dies zu erreichen, eignen sich Fortbildungsmaßnahmen. Neben allgemeinen Informationen zu Organspendeaktivitäten sollten hier auch besondere Informationen, wie über mögliche Spender und tatsächlich stattgefundene Organspende kommuniziert werden.

Derartige Rückmeldungen sind wichtig, damit das Personal, das außerhalb von Intensivstationen mögliche Spender meldet, sich voll in den Organspendeprozess integriert fühlt und stolz auf den eigenen aktiven Beitrag zu diesem sein kann. Es gibt verschiedene Möglichkeiten, wie dieses Feedback aussehen kann: Beispielsweise kann ein Mitarbeiter des Transplantationskoordinationsteams im Falle einer erfolgten Organspende zeitnah in einem Brief an die Station, die den Spender gemeldet, und damit die Verlegung auf die Intensivstation ausgelöst hat, über den Ausgang der Organspende informieren.[369]

Um in einem ersten Schritt das mögliche Potenzial an Organspenden zu erkennen, bietet die DSO den Transplantcheck an. Damit können die Transplantationsbeauftragen die Daten der Patienten filtern und alle Verstorbenen, die schwere Erkrankungen oder Schäden des Gehirns hatten, ermitteln, die dann möglicherweise hirntot verstorben wären bzw. sind. Es handelt sich

---

369 Ebd.

also um eine retrospektive Todesfallanalyse.[370] In einem zweiten Schritt kann der Transplantationsbeauftragte zum Beispiel in Zusammenarbeit mit dem Koordinator des DSO die Akten der potenziellen Hirntoten durchgehen. So können die Verantwortlichen besser die Kontraindikatoren, die gegen eine Organspende sprechen, überschauen, aber sie können auch erkennen, wo welche Patienten potenzielle Organspender hätten werden können.

Sinn kann auch die Organisation und Durchführung von sogenannten EFA-Seminaren sein. Die Teilnehmer lernen hier, wie Angehörigengespräche durchgeführt werden. Beispielhaft werden auch Angehörigengespräche interaktiv bearbeitet und diskutiert.[371]

Widerspruchslösung und Non-Heart-Beating-Donors

Die entsprechenden Inhalte habe ich schon intensiv dargestellt. Ob es wirklich mehr Spender bringt, wenn wir auf die Ignoranz setzen, ist noch nicht eindeutig geklärt, viele Indizien deuten aber darauf hin, dass eine Widerspruchslösung zu besseren Zahlen führt.

Ich persönlich stehe einer Widerspruchslösung durchaus kritisch gegenüber. Ich kann die Argumente, die dagegen angeführt werden, durchaus verstehen. Angeführt wird, dass eine solche Lösung ein unzulässiger Eingriff in das Selbstbestimmungsrecht der Menschen sein könnte. Mit der Widerspruchlösung handelt es sich nach den Aussagen der Kritiker nicht mehr um eine Spende; sie sprechen von einer Organabgabepflicht. Andere finden, dass es sich um eine staatliche Vorentscheidung bei der Organspende handelt.[372]

Ich glaube allerdings auch, dass wir nicht einfach so weitermachen können, wie bisher. Wir haben auch nicht mehr die Zeit, um alternative Maßnahmen auszuprobieren. Vielmehr ist es dringend notwendig, die gesamte Klaviatur der Organspende zu nutzen. Da wir zu wenige Organspenden haben und ich es sehr fragwürdig finde, aus dem Eurotransplant-Gebiet Organe zu impor-

---

370   DSO (o. J.): Unterstützungsangebote für Krankenhäuser.
371   Ebd.
372   https://www.welt.de/newsticker/news1/article182720834/Organspende-Wider-stand-gegen-Plaene-fuer-Widerspruchsloesung-bei-Organspende.html [abgerufen am 25.10.2018].

tieren, wo es bereits die Widerspruchslösung gibt, sollten wir diese Regelung hier auch einführen. Bei aller Freiwilligkeit sehe ich hier keine andere Möglichkeit. Man müsse darüber reden, warum in 22 europäischen Ländern – sie alle haben einen christlichen Kulturhintergrund – das Organspendewesen funktioniert. Nur in Deutschland ist dies nicht der Fall. Die Widerspruchslösung hat außerdem den Vorteil, dass die Angehörigen von ihrem Entscheidungszwang erlöst werden. Damit entlastet sie auch die Ärzte.[373]

Es steht auch außer Frage, dass eine Widerspruchslösung einen Eingriff in die Persönlichkeitsrechte darstellt. Dies ist allerdings nicht ganz so außergewöhnlich, wie es auf den ersten Blick erscheint. Hat jemand zum Beispiel kein schriftliches Testament ausgestellt, so treten hier gesetzliche Regelungen in Kraft. Die Persönlichkeitsrechte werden dann also hier ebenso eingeschränkt. Auch wenn eine Autopsie angeordnet wird, kann dagegen kein Einspruch erhoben werden.

Die Orientierungsdebatte im Deutschen Bundestag zur Organspende habe ich deswegen als so positiv empfunden, weil mehr als 95 % der Reden sich intensiv mit dem Thema beschäftigt haben. Dabei wurde immer wieder auf die Dringlichkeit der Organspendesituation hingewiesen und von der Notwendigkeit des Handelns durch die Politik. Neben der Widerspruchs- und Entscheidungslösung wurde auch eine Alternative ins Spiel gebracht, welche fordert, dass jedem Bürger beim Beantragen eines Personalausweises die Frage nach der Organspende gestellt wird. Ich finde das ist durchaus eine gute Option.[374]

Auch beim Thema Non-Heart-Beating-Donor wurde schon intensiv auf die inhaltliche Seite eingegangen. Aus meiner Sicht ist bei Non-Heart-Beating-Donors eindeutig eine ethische Grenzlinie überschritten. Bei der derzeitigen Hirntoddiagnostik in Deutschland können wir mit Sicherheit sagen, dass eine Person verstorben ist, wenn die entsprechenden Untersuchungen zu diesem Ergebnis kommen. Eine solche Aussage nehmen die Ärzte in Österreich und der Schweiz zwar auch an, sie überprüfen sie aber nicht, da keine

---

373 https://www.aerztezeitung.de/politik_gesellschaft/organspende/article/ 972851/organspende-kontroverse-debatte-um-widerspruchsloesung.html#comment [abgerufen am 25.10.2018].
374 Deutscher Bundestag, Stenografischer Bericht, 67. Sitzung, 28. 11 2018.

abschließende Hirntoddiagnostik inklusive des Tests auf Unwiederbringlichkeit durchgeführt wird. Auch der angenommene Zeitraum von fünf oder zehn Minuten hat etwas Willkürliches. In Deutschland sollen und müssen wir auf Nummer sicher gehen und genau dies passiert bei hiesigen vorgehen.

Hinweis

 Ich möchte eine kurze Bemerkung zur No-Touch-Phase loswerden. Betrug diese in der Schweiz erst zehn Minuten, so sind es nun fünf. In den USA haben Ärzte diesen Zeitraum noch weiter verkürzt. In einem dramatischen Fall haben sie hier nur 75 Sekunden nach dem letzten Herzschlag gewartet, bis die Organe transplantiert wurden. Diese Entwicklung ist auch darauf zurückzuführen, dass sie aufgrund dieser kurzen Zeitspannen auch das Herz als Spende gewinnen können. Wie wird hier argumentiert? Man definiert hier den Tod so, dass dieser nicht erst bei einem nicht wiederherstellbaren Stillstand des Herzkreislaufsystems zustande kommt. Das soll vielmehr schon in dem Moment passieren und eingetreten sein, wenn feststehe, dass der Blutkreislauf des Patienten nicht spontan wiedereinsetzt. Auf eine noch mögliche Wiederbelebung kann dann, zum Beispiel aufgrund einer Patientenverfügung, verzichtet werden. Definieren wir so den Tod, so ergibt sich das Problem, dass wir den Fokus zu stark auf den Empfänger und zu wenig auf den Spender legen. Dies halte ich für falsch.[375]

---

375 Gutmann, T. (2015): Donation after Circulatory Determination of Death: Regelungsoptionen, Preprints and Working Papers of the Centre for Advanced Study in Bioethics Münster 2015/78.

Was sich ändert

Was ändert sich? Gerade ist im Bundeskabinett eine Reform der Organspende beschlossen worden. Wie schon angekündigt, sollen damit die Rahmenbedingungen in den Krankenhäusern verbessert werden. Der Bundesminister hat richtig erkannt, dass hier das Problem der zu geringen Transplantationsrate liegt. Das sind die Kernpunkte des Gesetzesentwurfs:

INFORMATIONEN

Die Transplantationsbeauftragten sollen nun in Abhängigkeit mit der Zahl der Intensivbetten freigestellt werden. Findet man in einem Krankenhaus zehn Intensivbetten, so beträgt die Freistellung 0,1 Stellen. Sind mehr Intensivstationen vorhanden, muss für jede entsprechende Station mindestens ein Transplantationsbeauftragter berufen werden. Der Aufwand wird von den Krankenkassen vollständig refinanziert, die korrekte Mittelverwendung muss von den Kliniken nachgewiesen werden. Insgesamt sollen die Rechte der Transplantationsbeauftragten gestärkt werden, indem dieser hinzugezogen werden muss, wenn Patienten nach ärztlicher Beurteilung für eine Spende in Betracht kommen. Er hat ein Zugangsrecht zu Intensivstationen und ihm sind alle erforderlichen Informationen zur Auswertung des Spenderpotenzials zu Verfügung zu stellen.

Außerdem soll die Vergütung der Entnahmekrankenhäuser verbessert werden. Es soll der gesamte komplexe Prozess der Organspende refinanziert werden. Zur bestehenden Grundpauschale kommen differenzierte Pauschalen hinzu; dies gilt auch für die Nutzung der Infrastruktur des Krankenhauses. Gerade die kleinen Krankenhäuser haben nicht unbedingt das Personal, um die Hirntoddiagnostik durchführen zu können. Hier sollen flächendeckender Konsiliardienste eingeführt werden. Auch die Angehörigenbetreuung soll verbessert werden. Dies wird in einem eigenen Paragrafen präzisiert. Dies wird die Aufgabe der Koordinierungsstelle, also der DSO, sein. So sollen anonyme Schreiben zwischen dem Organempfänger und den nächsten Angehörigen des Organspenders ausgetauscht werden können.[376]

Abschließend fasst dies Dr. Kevin Schulte zusammen. Er arbeitet als Nephrologe am Universitätsklinikum Schleswig-Holstein und ist Mitautor der oben genannten Studie, die sich die Kontaktfrequenz der Entnahmekrankenhäuser mit der DSO angeschaut hat. Er sagt:

„Grundsätzlich gehen die Vorschläge in die richtige Richtung. Was ich allerdings stellenweise vermisse, ist ein datenbasiertes Vorgehen. Wir wissen einfach stellenweise immer noch zu wenig, wo konkret die Probleme bestehen. Ich nenne Ihnen zwei Beispiele: Wir gehen davon aus, dass es mehr Konsiliarärzte braucht, die den Hirntod feststellen, dies wird speziell für die C-Häuser angenommen. Aber es gibt zu wenige Informationen, wie und wo wir diese genau einsetzen müssen. Zweitens haben wir zu wenige Informationen, wie wir genau die A-, B- und C-Krankenhäuser differenziert unterstützen sollten. Es liegt auf der Hand, dass ein Kreiskrankhaus einen anderen diesbezüglichen Bedarf hat als eine universitäre Klinik. Was jeweils genau benötigt wird, ist aber zu wenig bekannt.

Eine andere Frage ist aber ebenso wichtig und im vorliegenden Gesetzesentwurf nicht geklärt: Wenn eine Uniklinik, aber auch ein B-Krankenhaus zu wenig Spenden gewinnt, was sind die Folgen?"

---

376 https://www.aerztezeitung.de/politik_gesellschaft/organspende/article/975068/bundeskabinett-neuregelungen-organspende-besiegelt.html [abgerufen am 15.9.2018].

Elmar Sprink ist herztransplantierter Ironman: „Wenn man sich wieder voll belasten kann, soll man das auch tun!"

Elmar Sprink

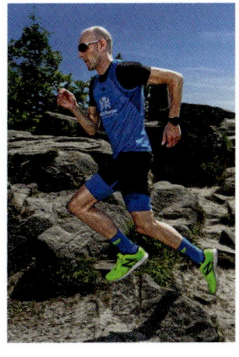

© Braun Media

Für dieses Buch habe ich schon mit einer transplantierten Sportlerin gesprochen. Ich rede von der Olympiasiegerin Franziska Liebhardt. Ich schließe dieses Buch auch mit einem Sportler:

Elmar Sprink ist 46 Jahre alt, Leistungssportler und mehrfacher Teilnehmer am Ironman. Ihn unterscheidet von anderen Athleten, dass er seit mehr als sechs Jahren herztransplantiert ist. Vor seiner Erkrankung war Elmar Sprink ambitionierter Ausdauersportler. Plötzlich und ohne jede Vorwarnung setzte sein Herz aus – und das zuhause auf dem Sofa vor dem TV. Dies war der Beginn einer langen Leidenszeit. Fast 190 Tage lag er im Bett. Die Herztransplantation rettete sein Leben – und das kurz vor knapp.[377,378]

HEIKO BURRACK: Wie wichtig ist für dich das Thema Dankbarkeit und wie macht sich dies bemerkbar? Warum treibst du so intensiv Sport?

ELMAR SPRINK: Das Thema Dankbarkeit ist für mich sehr wichtig. Ich denke sehr oft an meinen Spender. Besonders bei längeren Trainingseinheiten, bei sehr schönen Momenten im Leben oder am Ende von Rennen. Ob mein

---

377   http://www.ergon-bike.com/de/rider-sprink.html [abgerufen am 4.9.2018].
378   http://elmarsprink.de [abgerufen am 4.9.2018].

Sport intensiv ist oder nicht, ist sicherlich eine Frage der Interpretation. Einen Ironman zu beenden, wenn jemand gesund ist, mag eine Herausforderung sein, aber es ist durchaus machbar. Wenn ein Mensch nicht gerade gewinnen will, muss er nur trainieren und eine Zähigkeit haben. Ich persönlich finde Sport wichtig, da es schlicht und ergreifend gesund ist: es reduziert die Nebenwirkungen der Medikamente und hilft mir besonders psychisch. Dies gilt gleichermaßen für gesunde wie ehemals kranke Menschen. Gerade wenn ein Patient wieder Sport treiben und sich wieder ordentlich belasten kann, finde ich, dass er dies auch unbedingt nutzen soll. Ich habe auch nur wenig Verständnis für Herztransplanierte, die sich nur sehr wenig oder überhaupt nicht sportlich betätigen, wenn es ihnen erlaubt ist. Warum nutzen sie nicht ihre Möglichkeiten?

BURRACK: Hast Du Eigenschaften oder ähnliches von Deinem Spender übernommen?

SPRINK: Ich kann in keinster Weise bestätigen, mich diesbezüglich verändert zu haben. Obwohl ich viele Transplantierte kenne, habe ich solche Vorstellungen von keinem anderen gehört. Es ist aber keine Frage, dass sich ein Patient durch die Krankheit und die Transplantation verändert; dies hält auch noch lange an, auch wenn man eigentlich wieder fit ist. Ich kenne viele Herztransplantierte, die nachts aufwachen und panisch sind, weil sie glauben, keine Luft mehr zu bekommen. Wohl gemerkt: Sie sind eigentlich gesund, haben aber diese Erfahrung der massiven Atemnot während ihrer akuten und lebensbedrohlichen Krankheitsphase durchlebt.

BURRACK: Wie reagieren Menschen, wenn sie von deinen sportlichen Aktivitäten vor dem Hintergrund deiner Erkrankung erfahren?

SPRINK: Viele Menschen sind überrascht, dass so etwas möglich ist. Daher ist die Geschichte wahrscheinlich auch für Medien sehr interessant. Am Ende vom Tag ist so aber das Thema Organspende auch in der Öffentlichkeit. So kann ich durch den Sport auf die Bedeutung aufmerksam machen. Es gibt sehr wenig negative Reaktionen. Zu meinem Erstaunen beurteilen es Ärzte sogar sehr positiv.

BURRACK: Jedes Leben ist endlich, das eines transplantierten Menschen vielleicht noch ein Stück mehr. Wie gehst du damit um?

SPRINK: Ich habe auch früh von jetzt auf gleich mitbekommen, wie schnell sich das Leben ändern kann. Ich lebe jetzt intensiver und bin dankbarer für viele Dinge. Ich sehe immer die positiven Beispiele und kenne mehrere Menschen, die mit einem neuen Herz bereits 27, 28 oder sogar 33 Jahre leben. Daran orientiere ich mich. Das macht es für mich besser. Mein Rat an Menschen, die gesund sind, ist schlicht und einfach: Seid euch dessen bewusst und auch darüber, dass dies die Basis ist. Darauf kann man aufbauen und viele andere Dinge ändern. Macht das!

BURRACK: Vielen Dank für das Gespräch!

Nachtrag

Am 11. Januar 2019 hat die Deutsche Stiftung Organtransplantation die Spenderzahlen für das Jahr 2018 bekannt gegeben. Der Pressemitteilung[379] ist zu entnehmen, dass sich die Spenden erstmals seit dem Jahre 2010 wieder deutlich positiv entwickelt haben. Bundesweit gab es 955 postmortale Spenden, das sind 11,5 Spender pro 1 Million Einwohner. Vergleichen wir diese Zahlen mit dem Jahre 2017, so ist dies ein Anstieg von knapp 20 Prozent. Schauen wir ein wenig genauer und vergleichen die Bundesländer, so sind zum Beispiel in Sachsen-Anhalt im Jahre 2017 23 Organspenden zu verzeichnen und im nächsten Jahr 39. In Hessen hingegen gab es im Jahre 2018 mit 62 Spenden drei weniger als im Vorjahr. Dabei hat jeder Spender durchschnittlich drei schwerkranken Menschen geholfen. Dennoch warten immer noch 9400 Patienten auf ein Organ. Positiv angemerkt werden muss auch, dass sich die Kontakte der Krankenhäuser mit der DSO um 26 Prozent erhöht haben.

---

379 https://www.dso.de/dso-pressemitteilungen/einzelansicht/article/wieder-mehr-organspender-in-2018.html [abgerufen am 14.1.2019].

Danksagung

Kumm (Kölsches) Mädche,
rütsch nöher zo mir
Nemm mir die Angs,
dat ich mich en all dämm Wahnsinn verlier
„Nöher zo mir" von BAP[380]

Sven Schmidt hat mir den initialen Impuls für dieses Buch gegeben. Er kam auf die Idee, ein Buch zum Thema Organspende und Transplantation zu schreiben. Das Ergebnis ist dieses Buch. Im Text, aber auch im Anhang wird deutlich, dass mir viele Ärzte, aber auch Transplantierte, Angehörige von Organspendern, Eltern von erkrankten Kindern und viele Menschen mehr ihre Insights und Gedanken zur Verfügung gestellt haben. Ihnen bin ich zu großem Dank verpflichtet. Ich bedanke mich gerade für ihre Geduld, wenn sie noch eine weitere nervige Frage von mir beantwortet haben. Meiner Frau Sarah danke ich für ihre Geduld und ihren mehr als wertvollen Input. Dies gilt gerade für das Immunsystem und speziell den HLA-Komplex. Sicherlich habe ich dies immer noch nicht vollständig verstanden. Aber wen hätte ich sonst mit meinem „nicht-naturwissenschaftlichen" Denken an den Rand des Wahnsinns treiben können?

PD Dr. Rainer Claus hat tatsächlich das gesamte Manuskript durchgearbeitet, mir meine Fehler aufgezeigt und diese verbessert. Ganz großen Dank dafür. Wegen seines Engagements könnte man auf die Idee kommen, dass ich Ahnung von der Materie habe. Alle Fehler sind natürlich allein auf mich zurückzuführen. Auch Joachim Strate hat sich massiv engagiert und sich Abende lang mein Manuskript vorgenommen. Für sein ausführliches Feedback danke ich ihm. Dies gilt auch für Markus Loh, der dem Buch durch wesentliche Hinweise massiv geholfen hat.

---

380 Übersetzung unter: http://www.bap.de/start/musik/songtexte/titel/n%C3 %B6her-zo-mir, [abgerufen am 10.6.2018].

Für die Covergestaltung danke ich Werner Knopf (Geschäftsführer der KNSK Werbeagentur in Hamburg) und Christian Traut (Creative Director der KNSK Werbeagentur in Hamburg). Mehr als hilfreich waren auch Peter Brawand, Nicolaus Wortmann und Tim Wittkowski (alle BrawandRieken Communications, Hamburg) für das Erstellen der Grafiken in druckfähige Dokumente. Ebenso gilt dies für Markus Reiser und David Vysoudil (beide von der Frankfurter Agentur Buena la Vista). Für das Bauen von bestmöglichen Startrampen geht mein fettes Dankeschön an Harald Nebel und Frank Behrendt (Serviceplan, Köln) und Uwe Kohrs (Impact, Frankfurt). Ganz intensiv unterstützt haben mich auch Birgit Blome (DSO, Frankfurt) und Jürgen Hanschur (ad4biz, Mainz/Budenheim). Bedanken möchte ich mich bei meinem Lektor James Kain und der Geschäftsführerin des Verlages medhochzwei Julia Rondot.

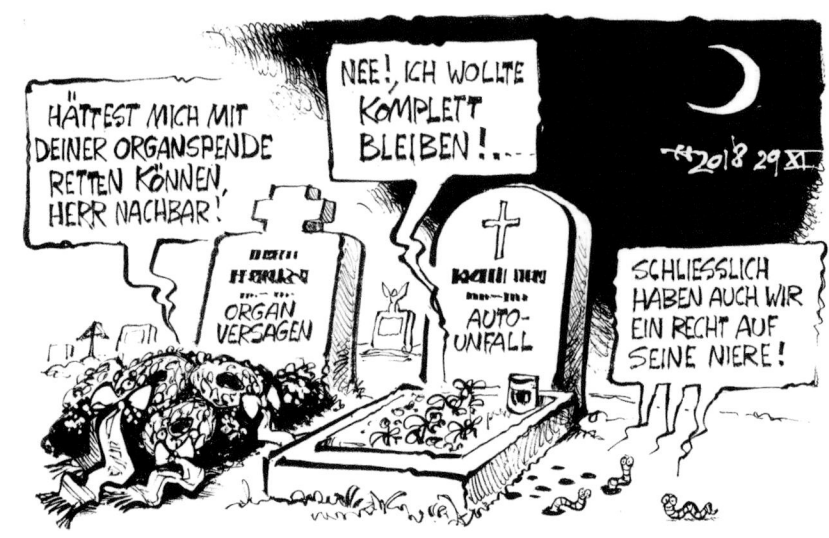

GRABGEFLÜSTER

Gesprächspartner

Viele organtransplantierte Patienten, die Eltern von wartenden und transplantierten Kindern, Angehörige von Spendern, Pflegepersonal und Ärzte haben mir ihre Zeit und ihr Wissen zur Verfügung gestellt. Ein dickes Dankeschön Ihnen allen. Beispielhaft möchte ich die folgenden nennen:

Hans Schmolke

herztransplantiert Leiter der Selbsthilfe NRW

David Wagner

Lebertransplantiert, Autor des Buches „Leben"

Franziska Liebhardt

Lungen- u. nierentranspl., Paralympicsiegerin

Elmar Sprink

Herztransplantiert, Triathlet

Harald Schocke

Seit 40 Jahren nierentransplantiert

Josef Moosmann

Lungentransplantiert

Sigrid Harner

Angehörige eines Multiorganspenders

Heiner Röschert

Angehörige eines Multiorganspenders

Petra Wipplinger

Angehörige eines Multiorganspenders

Marion Strauß

Angehörige eines Multiorganspenders

Susan Stracke

Lebertransplantiert (Lebendspende)

Sven Schmidt

Dreifach nierentransplantiert

Bisher stattgefundene Experteninterviews:

Stephan Arwinski

Koordinator
DSO, Stuttgart

Dr. Dipl.-Psych. Michael Barth

Pädiatrische Psychosomatik
Universitätsklinikum Freiburg

Dr. Manfred Beck

Ltd. Transplantationsbeauftragter
Universitätsklinikum Tübingen

Prof. Dr. Joachim Beige

Chefarzt der Abteilung Nephrologie
Klinikum St. Georg, Leipzig

Dr. Martin Bernheiden

Stellvertretender Leiter
Immungenetik
Universitätsklinikum Freiburg

Prof. Dr. Dr. h.c. Friedhelm Beyersdorf

Klinik für Herz- und Gefäßchirurgie
(Direktor)
Univers- Herzzentrum Freiburg Bad
Krozingen

PD Dr. Christopher Beynon

Funktionsoberarzt, Transplantationsbeauftragter
Neurochirurgie Universitätsklinikum
Heidelberg

PD Dr. Heiko Billing

Oberarzt Kindernephrologie,
Oberarzt
Universitätsklinikum Tübingen

Prof. Dr. Udo Boeken

Oberarzt, Leiter des Transplantationsprogramms
Universitätsklinikum Düsseldorf

PD Mag. Dr. Gerald Cohen

Abteilung für Nephrologie und
Dialyse
Medizinische Universität Wien

PD Dr. Dennis Eurich

Leitung Lebertransplantationsambulanz
Chirurgische Klinik Campus Charité Mitte, Berlin

PD Dr. Stefanie Förderreuther

Neurologischer Konsiliardienst
Ludwig-Maximilians-University
München

Prof. Dr. Paolo Fornara

Direktor Poliklinik Urologie
Universitätsklinikum Halle (Saale)

Dr. Peter Gabriel

Leiter der Rechtsmedizin
Sana Kliniken, Duisburg

Em. Prof. Dr. Roland Gärtner

Endokrinologie
Klinikum der Universität München

Prof. Dr. Jan Galle

Klinik für Nephrol. & Dialyseverfahren, Direktor
Klinikum Lüdenscheid

Prof. Dr. Peter R. Galle

Direktor der I. Medizinischen Klinik
Universitätsmedizin Mainz

Dr. Marco Gfeller

Leitender Arzt ambulante Dienste
Klinik SGM Langenthal

Prof. Dr. Jan Gummert

Klinik Thorax- & Kardiovas.-chirurgie (Direktor)
Herz- und Diabeteszentr. NRW,
Bad Oeynhausen

Prof. Dr. Klaus Hahnenkamp

Direktor der Klinik für Anästhesiologie
Universitätsklinikum Greifswald

PD Dr. Assad Haneya

Stellv. Direktor, Geschäftsführender
Oberarzt
UKSH

Prof. Dr. Axel Haverich

Ärztlicher Direktor
Medizinische Hochschule Hannover

Prof. Dr. Wolfgang Heide

Chefarzt der Klinik für Neurologie
Allgemeines Krankenhaus Celle

Rudolf Henke

Internist, MdB, Gesundheitsausschuss
CDU

Dr. Hubert Hetz

Organspendebeauftragter für Wien
AKH Wien

Prof. Dr. Christian Hugo

Leitung Nephrologie
Universitätsklinikum Dresden

Uta Jurack

Diplompsychologin
KfH für Kinder & Jugendliche, Leipzig

Prof. Dr. Markus Kamler

Leitung Thorakale Organtransplantation
Universitätsklinikum Essen

Dr. Kirsten Kappert-Gouther

Psychiaterin, MdB, Gesundheitsausschuss
Bündnis 90/ Die Grünen

Prof. Dr. Manfred Kaps

Leitung Neurologie
Universitätsklinikum Gießen

Dr. Dagmar Kemper

Oberärztin der Lungentransplantation
Deutsches Herzzentrum Berlin

Dr. Benno Kitsche

Facharzt für Innere Medizin / Neph-
rologie
KfH Kuratorium für Dialyse, Neu-
Isenburg

Prof. Dr. Günter Klaus

Kindernephrologe, Kinderrheumato-
loge
KfH-Nierenzentrum Kinder &
Jugendliche Marburg

Dr. Klaus Klemm

Klinik für Gefäßchirurgie, Ärztlicher
Direktor
Marienhospital Stuttgart

Prof. Dr. Thomas Krämer

Leiter der Rechtsmedizin
Universität Zürich

Dr. Dipl. Psych. Sylvia Kröncke

Spezialambulanz für Transplant.-
psychologie
Universitätsklinikum Hamburg-
Eppendorf (UKE)

Dr. Doris Lange

Fachärztin für Innere Medizin &
Nephrologie
Nieren- und Dialysezentrum Eichs-
feld

Prof. Dr. Sven Lehmann

Oberarzt Lungentransplantation
Herzzentrum Leipzig

PD Dr. Kai Lopau

Medizinischen Klinik und Poliklinik I,
Oberarzt
Universitätsklinikum Würzburg

Dipl.-Med. Heike Martin

Fachärztin für Innere Medizin /
Nephrologie
Nephrologische Praxis, Zwickau

Flottenarzt PD Dr. Florian Masuhr

Neurologie
Bundeswehr Krankhaus Berlin

Hilde Mattheis

MdB, Gesundheitsausschuss
SPD

Prof. Dr. Dag Moskoop

Klinikdirektor Neurochirurgie
Vivantes Klinikum Friedrichshain,
Berlin

Prof. Dr. Gerhard Anton Müller

Leiter der Klinik für Nephrologie
Universitätsklinikum Göttingen

Prof. Dr. Silvio Nadalin

Leiter des Transplantationszentrums
Universitätsklinikum Tübingen

Dr. Mathias Nebiker

Leitung Organspende, Ärztliche
Direktion
Inselspital Bern, Schweiz

Dr. Thomas Nowak

Chefarzt, Klinik für Gefäßchirurgie
Alfried Krupp Krankenhaus, Essen

Stephan Pilsinger

MdB, Gesundheitsausschuss
CSU

Prof. Dr. Przemyslaw Pisarski

Leiter der Transplantationschirurgie
Universitätsklinikum Freiburg

Dr. Axel Rahmel

Medizinischer Vorstand
DSO, Frankfurt

Stefan Regenscheit

Association Manager
Universitätsspital Zürich

Dr. Christian Roth

Chefarzt – Klinik für Neurologie
DRK-Kliniken Nordhessen

Dr. Peter Petersen

Leitender Transplantationsbeauftragter
Universitätsklinikum Tübingen

Konrad Pleul

Koordinator
DSO, Region Ost

PD Dr. med. Christina Schleicher

Geschäftsführende Ärztin
DSO, Stuttgart

Pater Klaus Schäfer

Rektor des Paulusheims
Bruchsal

Dr. Kevin Schulte

Assistenzarzt
Universitätsklinikum Schleswig-
Holstein

Dr. Karsten Schumann

Facharzt für Innere Medizin &
Nephrologie
Dialysezentrum Westfalen

Prof. Dr. Helmuth Steinmetz

Direktor der Klinik für Neurologie
Neurozentrum J. W. Goethe Universität Frankfurt

Dr. Gerold Söffker

Kardiologe, Transplantationsbeauftragter
UKE, Hamburg

Dr. phil. Katharina Tigges-Limmer

Diplom Psychologin
Herz- und Diabeteszentr. NRW,
Bad Oeynhausen

Dr. Gerhard Warneke

Facharzt für Innere Medizin &
Nephrologie
Nieren-Rheuma-Zentrum, Göttingen

Harald Weinberg

MdB, Gesundheitsausschuss
Die Linke

Dr. Thomas Weinreich

Facharzt für Innere Medizin &
Nephrologie
Nephrologisches Zentrum Villingen-
Schwenningen

PD Dr. Martin-Walter Welker

Oberarzt, Medizinische Klinik I
Universitätsklinikum Frankfurt

Prof. Dr. Heinrike Wilkens

Innere Medizin V – Pneumologie
Universitätsklinikum des Saarlandes

PD Dr. Fred Zack

Oberarzt am Institut für Rechtsmedizin
Universität Rostock

Prof. Dr. Christian Zöllner

Zentrum für Anästhesiologie und
Intensivmedizin
Universitätsklinikum Hamburg
Eppendorf

Prof. Dr. Kathrin Yen

Direktorin Institut für Rechtsmedizin
Universitätsklinikum Heidelberg